OVERDENTURES SOBRE IMPLANTES

Manual clínico e laboratorial

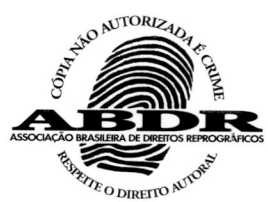

S525m   Shafie, Hamid R.
           Overdentures sobre implantes: manual clínico e laboratorial / Hamid R. Shafie ; tradução Gabriela Langeloh ; revisão técnica Waldemar Daudt Polido. – Porto Alegre : Artmed, 2009.
           264 p. : il. : color. ; 25 cm.

          ISBN 978-85-363-2070-0

          1. Odontologia. 2. Prótese dental. 3. Implantodontia. I. Título.

                                                      CDU 616.314-77

Catalogação na publicação: Renata de Souza Borges CRB-10/1922

Hamid R. Shafie, DDS, CAGS

Pós-graduado em Study of Prosthodontics da Goldman School of Dental Medicine na Boston University. Fundador do Center for Oral Implantology do Johns Hopkins University. Presidente do American Institute of Implant Dentistry, em Washington, D.C. Membro do corpo docente do Departament of Oral and Maxillofacial Surgery at Washington Hospital Center. Professor adjunto da Boston University Center for Implantology.

OVERDENTURES SOBRE IMPLANTES
Manual clínico e laboratorial

Tradução:
Gabriela Langeloh

Consultoria, supervisão e revisão técnica desta edição:
Waldemar Daudt Polido

Mestre e Doutor em Cirurgia e Traumatologia Bucomaxilofacial pela Pontifícia Universidade Católica do Rio Grande do Sul (PUCRS). Residência em Cirurgia Bucomaxilofacial, Universidade do Texas, Southwestern Medical Center at Dallas, Estados Unidos. Especialista em Implantodontia pelo Conselho Federal de Odontologia (CFO). Fellow do International Team for Implantology (ITI). Coordenador do Curso de Especialização em Implantodontia da Associação Brasileira de Odontologia (ABO/RS).

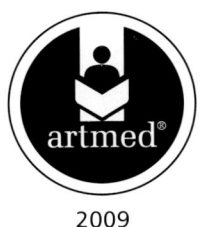

2009

Obra originalmente publicada sob o título
Clinical and laboratory manual of implant overdentures
ISBN 9780813808819

© 2007 Hamid Shafie.

All rights reserved. Authorized translation from the English language edition published by Blackwell Publishing Limited. Responsibility for the accuracy of the translation rests solely with Artmed Editora, S.A. and is not the responsibility of Blackwell Publishing Limited. No part of this book may be reproduced in any form without the written permission of the original copyright holder, Blackwell Publishing Limited.

Capa: *Mário Röhnelt*

Preparação de originais: *Carla Bigliardi*

Leitura final: *Felicitas Hermany*

Supervisão editorial: *Carla Paludo*

Editoração eletrônica: *Techbooks*

Reservados todos os direitos de publicação, em língua portuguesa, à
ARTMED® EDITORA S.A.
Av. Jerônimo de Ornelas, 670 – Santana
90040-340 – Porto Alegre – RS
Fone: (51) 3027-7000   Fax: (51) 3027-7070

É proibida a duplicação ou reprodução deste volume, no todo ou em parte, sob quaisquer formas ou por quaisquer meios (eletrônico, mecânico, gravação, fotocópia, distribuição na Web e outros), sem permissão expressa da Editora.

SÃO PAULO
Av. Angélica, 1.091 – Higienópolis
01227-100 – São Paulo – SP
Fone: (11) 3665-1100   Fax: (11) 3667-1333

SAC 0800 703-3444

IMPRESSO NO BRASIL
PRINTED IN BRAZIL

Dedico este livro à memória de minha amada filha Melody.
Escrevi a maior parte dele sentado ao lado de sua cama durante sua
luta contra um neuroblastoma.
Ela foi um exemplo de força e esperança na vida.

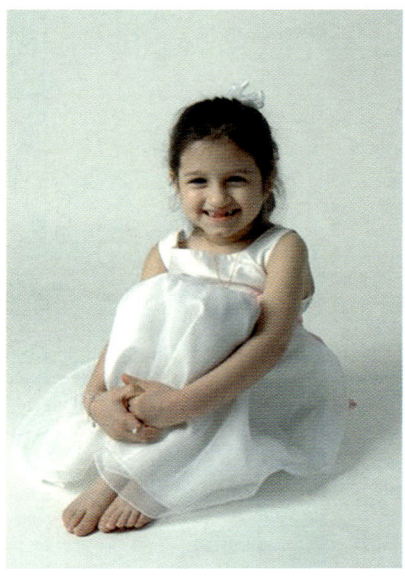

E...
aos meus pais, Mehdi e Minoo, que me deram um amor de vida,
à minha esposa, Maryam, que me deu uma vida de amor,
à minha filha, Ava, que me trouxe alegria e deu significado a tudo isso.

Agradecimentos

Minha gratidão à equipe da Blackwell Publishing por sua disposição em enfrentar essa batalha junto comigo: Antonia Seymour, vice-presidente, publicações profissionais; Dede Andersen, editora chefe; Don Kehoe, gerente de marketing; Judi Brown, editora/gerente de projetos; Martin Nielsen, executivo de desenvolvimento de negócios; e todos os demais colaboradores da Blackwell Publishing. Eles estiveram ao meu lado durante o período mais difícil da minha vida e nunca desistiram.

Meu agradecimento especial a Natalie Baratpour, ilustradora médica da Globalgraphic. Ela passou incontáveis horas trabalhando comigo para elaborar as figuras deste livro.

Gostaria de estender minha admiração especial à minha inestimável gerente administrativa, Amanda Ludwa, e ao meu amigo, Christopher "Chris" Ludwa.

Colaboradores

Andreas Charalambous, AIA, BArch
Cornell University
Diretor, FORMA Design, Inc.

Sean M. Crabtree, BBA
Presidente/CEO da Fortune Management,
    TN, Inc.

Eduard Eisenmann, DMD
Professor Assistente e Conferencista Clínico
Charite-University Medizin Berlin
Campus Benjamin Franklin,
Departamento de Dentística Restauradora
Berlin, Alemanha
Clínica Particular de Implantodontia e Prótese
Mannheim, Alemanha

James T. Ellison, CDT, BA, AAS
Diretor de Educação da ERA Academy

Roy L. Eskow, DDS
Clínica de Periodontia, Medicina Oral,
    Implantodontia e Cirurgias Regenerativas
Bethesda, Maryland

Robert N. Eskow, DMD, MScD
Professor de Clínica,
Departamento Ashman de Implantodontia,
New York University,
Faculdade de Odontologia
Clínica Particular,
Livingston, Nova Jersey

Richard J. Green, DDS, MScD
Periodontista do Hospital VA
Baltimore, Maryland
Clínica Particular de Periodontia,
    Implantodontia e Odontologia Regenerativa
Bethesda, Maryland

Paul Homoly, DDS, CSP
Presidente
Homoly Communications Institute

Amir Juzbasic, MDT
Diretor do Serviço Laboratorial
American Institute of Implant Dentistry

Frank Lauciello, DDS
Professor Associado
State University of New York, Buffalo

Dittmar May, DMD
Cirurgião Oral e Maxilofacial
Clínica de Implantodontia
Lunen, Alemanha

Neil Meredith, BDS., MSc., FDS, RCS, PhD (U.Lond.), PhD (U.Got.)
Professor Visitante
University of Bristol,
Inglaterra

George Obeid, DDS
Diretor, Departamento de Cirurgia Oral e Maxilofacial
Washington Hospital Center

George Romanos, DDS, Dr.med.dent., PhD
Professor de Clínica de Implantodontia
New York University,
Nova York, EUA
Professor Assistente de Cirurgia Oral e Implantodontia
University of Frankfurt, Alemanha

Gunther Rubeling, MDT
Chefe do Departamento SAE DENTAL VERTRIEB + Desenvolvimento, Bremerhaven
Chefe do Departamento Rübeling + Klar Dental-Labor GmbH,
Berlin, Alemanha

Wolfram Stein, MSc., PhD
Departamento de Cirurgia Oral e Maxilofacial,
University of Heidelberg, Alemanha
Grupo de Pesquisas em Cirurgia Assistida por Computador

Valerie Sternberg Smith, RDH, BS
Instrutora Clínica
Departamento Ashman de Implantodontia,
New York University,
Faculdade de Odontologia
Clínica Privada
Livingston, Nova Jersey

Kornelius Warkentin
Especialista em Soluções Arquitetônicas e Fator Humano
Centro Educacional IS2
Washington, DC

Peter Warkentin
Diretor do Patient/Doctor Interactive Interior
Centro Educacional IS2
Washington, DC

Apresentação

É extremamente gratificante encontrar uma obra tão bem elaborada e precisa como esta e uma grande honra escrever esta apresentação para Overdentures *sobre implantes: manual clínico e laboratorial*, do Dr. Shafie. Com mais de 20 milhões de americanos totalmente edêntulos, não poderia haver melhor momento para escrever e utilizar este livro. Programas de graduação estão, finalmente, percebendo que as *overdentures* sobre dois implantes são, sem dúvida, o tratamento de escolha recomendado, em vez de deixar o paciente completamente edêntulo.

A quantidade de perda óssea observada, durante as gerações passadas, pelos cirurgiões-dentistas em pacientes completamente edêntulos é assustadora. Realmente acreditávamos, e ensinávamos, que essa atrofia do osso alveolar era "normal" e contínua após as extrações. O que sabemos hoje é que dois implantes na região anterior da mandíbula irão parar essa perda óssea progressiva, preservando a crista, em vez de comprimi-la lentamente com o passar do tempo.

Dr. Shafie alia a descrição dos temas com esquemas de fácil compreensão e ilustrações que complementam o raciocínio. Este manual é muito bem organizado e elaborado, com a descrição passo a passo de cada assunto e técnica. Entre os assuntos abordados, estão as várias conexões com pilares de diferentes marcas comerciais utilizadas atualmente por profissionais de todo o mundo, bem como a discussão sobre oclusão e carga.

Além dos diferentes implantes e pilares disponíveis, a obra também descreve em detalhes a construção de barras e a melhor forma de utilizá-las em diferentes situações clínicas. Ainda há um capítulo sobre gerenciamento da clínica para ajudar o profissional a incorporar essa tecnologia à prática privada.

Overdentures *sobre implantes: manual clínico e laboratorial* deve se tornar o padrão-ouro para estudantes e profissionais de odontologia que trabalham com *overdentures*. Parabenizo o excelente trabalho elaborado pelo Dr. Shafie e por seus colaboradores.

Dennis Tarnow
Professor e Chefe do Departamento de
Implantodontia da Faculdade de
Odontologia da New York University

Prefácio

Devido ao aumento do número de pacientes totalmente edêntulos, planejar o tratamento, bem como confeccionar e instalar *overdentures* sobre implantes são competências cada vez mais importantes. Esses pacientes podem se tornar funcionais em termos dentários por meio da colocação de implantes para sustentar dentaduras completas. Assim, é uma grande injustiça permitir que as pessoas, em especial, aquelas com restrições financeiras, sejam privadas dos benefícios proporcionados por esse tratamento.

O treinamento de estudantes de odontologia em relação à implantodontia, especialmente em dentaduras completas implanto-suportadas, precisa ser revisto e complementado. Com mais de uma centena de sistemas de implantes disponíveis, conhecer as diferentes opções, nos aspectos cirúrgico e protético, é uma tarefa exaustiva.

Essa inadequação forçou muitos cirurgiões-dentistas a buscar treinamento em implantodontia em cursos de curta duração patrocinados por fabricantes de implantes. É crucial, porém, que esses profissionais obtenham, de forma científica e sem interferência comercial, informações precisas sobre todos os aspectos da implantodontia.

O Dr. Hamid R. Shafie elaborou uma obra completa e abrangente que preenche todos esses requisitos, pois aborda as circunstâncias mais comuns com as quais um cirurgião-dentista irá se deparar na confecção de *overdentures* sobre implantes. Esta obra é uma ferramenta educacional valiosa, sendo eficaz como fonte de pesquisa tanto para estudantes quanto para profissionais no tratamento de pacientes edêntulos. O Dr. Shafie utilizou sua vasta experiência para organizar um livro completo sobre como planejar o tratamento e utilizar encaixes em próteses totais removíveis sobre implantes. Parabenizo-o pelo trabalho de compilar essas informações e apresentá-las de forma tão lógica.

Zhimon Jacobson
Professor/Diretor do Centro de
Implantodontia da Faculdade Goldman de
Odontologia da Boston University

Sumário

1 Preferências e expectativas do paciente 21
Hamid R. Shafie
Overdenture sobre implantes *vs.* prótese total convencional 21
Overdenture sobre implantes *vs.* prótese fixa implanto-suportada 22
Indicações da *overdenture* sobre implantes 22
Comparação das estratégias de tratamento com *overdenture* sobre implantes 22
Estudo Breda acerca de *overdenture* sobre implantes 23
Estratégias de tratamento com *overdenture* 24
Erros comuns na confecção de *overdentures* implanto-suportadas 24
Sucesso da *overdenture* implanto--suportada 24
Leituras recomendadas 24

2 Diagnóstico e plano de tratamento 29
Hamid R. Shafie
Elaboração do diagnóstico para a *overdenture* sobre implantes 29
Benefícios da montagem diagnóstica 29
Avaliação radiográfica 30
Plano de tratamento conjunto 33
Considerações anatômicas durante o processo de diagnóstico e plano de tratamento 33
Leituras recomendadas 37

3 Guia cirúrgico e modelo diagnóstico 42
Hamid R. Shafie, Wolfram Stein e Amir Juzbasic
Classificação dos guias cirúrgicos 44
Componentes e vantagens da tecnologia med3D 45
Passos do procedimento 47
Leituras recomendadas 47

4 Princípios da seleção dos encaixes   49
Hamid R. Shafie

Tipos de encaixes quanto à resiliência   50
Critérios para seleção dos encaixes   50
Diferentes sistemas de encaixe   51
Fatores que influenciam o desenho e o nível de resiliência do sistema de encaixe   51
Considerações biomecânicas   51
Extensão distal da barra   51
Distribuição da carga em encaixes tipo botão de pressão *vs.* tipo barra   51
Biomecânica da *overdenture* maxilar   52
Leituras recomendadas   52

5 Encaixes tipo botão de pressão   56
Hamid R. Shafie e James Ellison

Considerações importantes quanto ao alinhamento dos encaixes tipo botão de pressão   56
Encaixe ERA   56
Encaixe VKS-OC rs   63
Encaixe esférico retentivo Straumann   71
Encaixe Clix® e o implante Astra   76
Leituras recomendadas   79

6 Encaixes tipo barra   82
Hamid R. Shafie e James Ellison

Materiais para barras   82
Fundamentos do arranjo das barras   83
Barra Hader   88
Barra Dolder   91
Padrão para Barra Vario Soft VSP   95
Leituras recomendadas   101

7 Erosão por descarga elétrica   104
Hamid R. Shafie, Eduard Eisenmann e Günter Rübeling

Teste de Sheffield   104
Motivos mais comuns para a má adaptação   107
Processo de erosão por descarga elétrica   107
Leituras recomendadas   121

8 Sucesso do tratamento com *overdenture* sobre implantes   123
Hamid R. Shafie

Durabilidade do implante   123
Sucesso protético   123
Fatores relacionados ao paciente   124
Fatores de risco biomecânicos para *overdenture* superior sobre implantes   124
Fatores de risco biomecânicos para *overdenture* inferior sobre implantes   125
Forma da mandíbula e seu efeito sobre a carga nos implantes-suporte   126
Leituras recomendadas   127

9 Oclusão e *overdenture* implanto-suportada   131
Hamid R. Shafie e Frank Luaciello

Diferentes padrões oclusais estabelecidos pelos dentes artificiais   131
Procedimento de montagem para oclusão balanceada utilizando dentes Physiodens   132
Pontos importantes para lembrar durante o ajuste oclusal   139
História da oclusão lingualizada (contato lingual)   142
Procedimento de montagem para oclusão lingualizada utilizando dentes Ortholingual Ivoclar   142
Obtendo equilíbrio após o processamento   147
Movimentos mandibulares excêntricos   148
Leituras recomendadas   149

10 Considerações cirúrgicas das *overdentures* sobre implantes   151
Richard Green, George Obeid, Roy Eskow e Hamid R. Shafie

Instruções pré-cirúrgicas   151
Desenho das incisões e dos retalhos   152
Cirurgia mandibular   153
Cirurgia maxilar   155
Perfuração e colocação do implante   156
Considerações sobre procedimentos durante a cirurgia   156
Técnicas de sutura utilizadas nas cirurgias para *overdentures*   157

Cuidados pós-operatórios 158
Preparo do leito para *overdentures* 159
Sistema *Split-Control* 163
Problemas relacionados à cirurgia 165
Leituras recomendadas 167

11 Sistema de implantes Straumann® 172
Hamid R. Shafie

Duas partes dos implantes Straumann 172
Diâmetros endósseos 173
Sistemas de encaixe recomendados para os implantes Straumann 174
Passos cirúrgicos do implante standard Ø 4,1 mm RN (pescoço regular) 174
Fechamento da ferida cirúrgica 178
Período de cicatrização para os implantes straumann com superfície SLA 179

12 Sistema de implantes dentários Endopore® 180
Hamid R. Shafie

Informações básicas 180
Base lógica para uso de implantes dentários curtos Endopore® 181

13 Implantes para *overdentures* 187
Hamid R. Shafie

Classificação dos implantes para *overdentures* quanto às características dos encaixes 187
Dois objetivos principais dos implantes para *overdentures* 188
Implante Maximus OS para *overdenture* 188
Implante ERA® para *overdenture* 198
Leituras recomendadas 210

14 Abordagens quanto à carga para *overdentures* inferiores sobre implantes 211
Dittmar May, George Romanos e Hamid R. Shafie

Período de cicatrização antes da carga 211
Três conceitos da carga prematura 211
Fatores críticos para determinar a estratégia de carga 211
Importantes fatores indicadores do sucesso de implantes com carga prematura 212

Vantagens dos casos de *overdentures* sobre implantes de carga imediata 212
Requisitos importantes para o protocolo de tratamento 213
Conceito SynCone® 213
Solução de problemas 221
Overdentures com pilares SynCone® e infraestrutura reforçada 222
Sequência de procedimentos 222
Leituras recomendadas 223

15 Aplicações clínicas da mensuração da estabilidade dos implantes utilizando o Osstell™ Mentor 225
Neil Meredith e Hamid R. Shafie

Estágios clínicos nos quais a mensuração do ISQ pode ser registrada 227
Condições clínicas que afetam os resultados dos implantes submetidos à carga imediata 227

16 Acompanhamento e manutenção da *overdenture* sobre implantes 229
Valerie Sternberg Smith e Roy Eskow

Características ideais dos tecidos peri-implantares 229
Consequências da falha em se obter um encaixe fácil de limpar 229
Instrumentos para o cuidado caseiro 230
Rotinas recomendadas nas reconsultas 232
Leituras recomendadas 233

17 Princípios fundamentais para a prática bem-sucedida da implantodontia 235
Sean Crabtree

Visão, equipe, sistemas, vendas, *marketing* 235
Por que o fato de confeccionar *overdentures* sobre implantes pode fazer sua clínica de prótese deslanchar 243
Criando uma marca para a clínica de implantodontia 246
Critérios para o projeto de uma clínica de implantodontia 248

ÍNDICE 253

Introdução

O edentulismo total foi observado em 5% dos adultos entre 40 e 44 anos de idade. Esse percentual aumenta gradualmente para quase 42% em idosos. Entretanto, tais percentuais são ilusórios, pois a geração do *baby boom* supera a atual população acima dos 65 anos. Poderemos observar um aumento significativo no número de pacientes completamente edêntulos quando a geração do *baby boom* alcançar a idade de 65 anos ou mais.

A maioria dos cirurgiões-dentistas ainda confecciona próteses totais convencionais removíveis para seus pacientes totalmente edêntulos. Uma das principais queixas desses pacientes é a instabilidade da prótese total inferior. Como a prótese total convencional é completamente suportada pela mucosa e transfere toda a força mastigatória para a crista óssea residual, os pacientes tendem a apresentar uma perda rápida e significativa da crista alveolar. Assim, mesmo uma prótese total convencional removível inferior, confeccionada de maneira ideal, estará instável no decorrer de alguns meses. Esse problema ajudou os fabricantes de adesivos para dentaduras a construir um mercado multimilionário. Os adesivos para dentaduras podem ser uma solução rápida para a instabilidade das próteses removíveis, mas não eliminam sua etiologia, ou seja, a perda óssea constante devido à transmissão direta das forças mastigatórias à crista alveolar residual.

Os implantes dentários mudaram o retrato da odontologia na área de próteses. Eles apresentaram grande taxa de sucesso, registrada ao longo de 35 anos de documentação. Os implantes dentários foram introduzidos nos Estados Unidos em 1984 como alternativa de tratamento para pacientes completamente edêntulos. Desde então, entretanto, a maioria dos cirurgiões-dentistas se concentrou mais na sua utilização para o tratamento de pacientes parcialmente edêntulos e menos para o tratamento de pacientes totalmente edêntulos. Provavelmente uma das principais razões para a maior atenção voltada às próteses parciais sobre implantes é a demanda significativa por tratamentos sofisticados pela geração do *baby boom*. Quando essa porção da população alcançar a idade da aposentadoria, iremos observar uma demanda significativa de *overdentures* sobre implantes.

O principal benefício recebido pelo paciente a partir de qualquer tratamento com implantes é a prevenção da progressão da perda óssea em áreas onde os dentes foram perdidos. As *overdentures* sobre implantes não apenas fornecem estabilidade para o paciente, mas também eliminam a etiologia desse problema prevenindo o avanço da perda óssea.

Todo o valor utilizado em adesivos para dentaduras e para a confecção de próteses totais convencionais removíveis ao longo de vários anos pode ser investido em opções de tratamento mais bem-sucedidas e previsíveis como as *overdentures* sobre implantes.

Uma das principais razões para a relutância dos cirurgiões-dentistas em oferecer esse tipo de tratamento é a complexidade dos sistemas de encaixe. Cerca de duzentos diferentes tipos de encaixes estão disponíveis, tornando muito difícil a escolha do melhor tipo para cada caso.

Esse livro estimula o uso de *overdentures* sobre implantes para pacientes totalmente edêntulos e fornece as informações necessárias para simplificar o procedimento:

- Uma maneira fácil de classificar os encaixes independentemente da marca comercial.
- Guia com as indicações de cada sistema de encaixe.
- Passos clínicos totalmente ilustrados com fotos coloridas e desenhos esquemáticos.
- Apresentação de planos de tratamento para potenciais candidatos a cada tipo de tratamento.
- Métodos de *marketing* internos e externos relacionados a cada modalidade de tratamento.

As *overdentures* sobre implantes devem ser o tratamento-padrão para pacientes totalmente edêntulos. Próteses totais convencionais removíveis somente devem ser oferecidas a pacientes que apresentam contraindicações médicas ou odontológicas para a colocação dos implantes ou se o paciente não possuir condições financeiras capazes de subsidiar o plano de tratamento ideal.

Preferências e Expectativas do Paciente

Hamid R. Shafie

Os resultados de alguns estudos demonstram uma fraca associação entre a satisfação do paciente com sua prótese e as qualidades clínicas da prótese avaliadas pelo cirurgião-dentista. Alguns trabalhos também mostram uma correlação muito baixa entre a satisfação do paciente e a avaliação clínica da adaptação da prótese total. Por outro lado, existe uma forte associação entre a eficiência mastigatória percebida pelo paciente e a sua satisfação com a prótese.

OVERDENTURE SOBRE IMPLANTES VS. PRÓTESE TOTAL CONVENCIONAL

Um grande problema para os pacientes totalmente edêntulos tem sido a falta de satisfação com suas próteses totais. Uma pesquisa com pacientes idosos mostrou que 66 % estavam insatisfeitos com suas próteses totais. As principais razões para essa insatisfação eram desconforto, inadaptação, falta de retenção, úlceras na mucosa e dor, especialmente nas próteses totais mandibulares. Em geral, os pacientes apresentam menor dificuldade de mastigação com as *overdentures* sobre implantes do que com as próteses totais convencionais. Uma avaliação do tempo de mastigação e da magnitude da força mastigatória mostra uma eficiência quase idêntica entre as *overdentures* sobre implantes e as próteses fixas implantosuportadas. O procedimento de implante é relativamente simples, e o tempo de tratamento é semelhante ao das próteses totais.

Os dados de diversos estudos randomizados confirmam que as *overdentures* sobre implantes apresentam melhor resultado do que as próteses totais convencionais. Entre os benefícios estão os efeitos psicológicos, como a satisfação e a qualidade de vida relacionadas à saúde bucal, bem como benefícios funcionais, como a capacidade mastigatória. Essa melhora da função pode aumentar a variedade de alimentos que o paciente edêntulo consegue ingerir e, como resultado, melhorar sua nutrição e saúde geral.

OVERDENTURE SOBRE IMPLANTES VS. PRÓTESE FIXA IMPLANTO-SUPORTADA

Criar uma estética natural, melhorar a aparência facial e compensar a perda de tecidos moles e mineralizados é muito mais fácil com as *overdentures* sobre implantes do que com próteses fixas. A maioria dos pacientes pode pagar por um tipo de *overdenture* sobre implantes, já que elas são mais acessíveis do que as próteses fixas. No caso de falha de um ou mais implantes-suporte, também é mais fácil modificar a *overdenture* existente. Uma *overdenture* de duas peças com encaixes de precisão é uma boa solução quando os implantes são colocados em uma trajetória não favorável e não podem ser utilizados para uma prótese fixa. Uma subestrutura metálica de barra fresada ajuda a criar uma via de inserção ideal e um perfeito resultado estético.

O tratamento com *overdentures* apresenta menor envolvimento clínico do que o tratamento com prótese fixa, o que é especialmente importante para os pacientes idosos com condições de saúde comprometidas. Além disso, essa opção de tratamento pode ser utilizada para pacientes cujo osso disponível esteja comprometido. A taxa de sobrevida dos implantes é comparável à taxa encontrada para próteses fixas implanto-suportadas.

INDICAÇÕES DA *OVERDENTURE* SOBRE IMPLANTES

- Suporte ósseo comprometido para a prótese total convencional
- Falta de coordenação neuromuscular
- Baixa tolerância da mucosa à base acrílica removível
- Hábitos parafuncionais que levam à instabilidade da prótese
- Reflexo de vômito ativo ou hiperativo, estimulado pela prótese total superior convencional
- Incapacidade psicológica para utilizar uma prótese removível
- Insatisfação com as próteses totais e desejo por maior estabilidade e conforto
- Defeitos congênitos orais ou maxilofaciais que necessitam de reabilitação oral
- Expectativas protéticas altas

COMPARAÇÃO DAS ESTRATÉGIAS DE TRATAMENTO COM *OVERDENTURE* SOBRE IMPLANTES

A *overdenture* sobre implantes obtém suporte e retenção a partir de um sistema de encaixes fixos aos implantes e à base da prótese. Considerando-se a natureza da distribuição da força mastigatória, existem três tipos de *overdentures* sobre implantes:

- *Overdenture sobre implantes principalmente muco-suportada*: Quando são utilizados dois encaixes pré-fabricados individuais, a *overdenture* recebe suporte principalmente da mucosa. Os encaixes fornecem retenção. Com essa modalidade de tratamento, a base da prótese deve prover máxima cobertura tecidual, semelhante à prótese total convencional. Durante a mastigação, a crista óssea residual recebe a maior parte das forças mastigatórias, o que significa que esse tipo de prótese é mais muco-suportada do que implanto-suportada.
- *Overdenture implanto-muco-suportada*: A *overdenture* implanto-muco-suportada recebe maior suporte dos implantes do que o tipo anteriormente descrito. Para confeccionar esse tipo de *overdenture*, devem ser utilizados dois implantes e um sistema de encaixe tipo barra resiliente. A base da prótese ainda deve prover a cobertura estendida da mucosa. Durante a mastigação, o sistema de encaixe e os implantes-suporte recebem a maior parte da força mastigatória. O restante das forças é transferido para a porção posterior da *overdenture* e, em última instância, absorvido pela mucosa de suporte.
- *Overdenture completamente implanto-suportada:* Um sistema de encaixe que normalmente inclui quatro ou mais implantes dá suporte completo à *overdenture* implanto-suportada. Durante a mastigação, o sistema de encaixe transfere a totalidade das forças mastigatórias

para os implantes-suporte. Com esse tipo de *overdenture*, precisa-se de mínima cobertura da mucosa e bordos reduzidos, já que a prótese é completamente sustentada pelos implantes. É necessário um mínimo de quatro implantes. Em um paciente com crista alveolar ovoide ou afilada, podem ser colocados três implantes entre os dois forames mandibulares para formar um tripé. Nesse caso, o sistema de encaixes não é resiliente, e a prótese torna-se completamente implanto-suportada.

A confecção bem-sucedida de *overdentures* principalmente muco-suportadas e/ou implanto-muco-suportadas ainda conserva os princípios básicos da confecção de próteses totais convencionais:

- Moldagem precisa do tecido subjacente
- Adaptação máxima entre a base da prótese e o rebordo alveolar residual
- Correta dimensão vertical de oclusão
- Registro preciso da relação cêntrica
- Correta seleção e montagem dos dentes artificiais

Qualquer erro clínico ou laboratorial durante a confecção de *overdentures* sobre implantes pode resultar na instabilidade da prótese, na formação de lesões e, consequentemente, na insatisfação do paciente.

A *overdenture* principalmente muco-suportada necessita da colocação de dois implantes entre os forames mandibulares. A região mais comum é a dos caninos. Entretanto, o posicionamento dos implantes na região dos laterais (aproximadamente 14 a 15 mm da linha média) também é uma opção viável. Isso possibilita a colocação de implantes mais posteriormente caso a prótese, no futuro, precise ser alterada para implanto-muco-suportada ou implanto-suportada.

Outra vantagem da colocação de implantes na região dos incisivos laterais é minimizar o movimento de charneira da prótese ao redor do eixo que passa pelos encaixes. Se os implantes são colocados na posição dos caninos, ocorre maior movimento de charneira quando o paciente tenta cortar os alimentos com os incisivos inferiores. A colocação dos implantes na região dos laterais reduz a distância anteroposterior das bordas incisais ao eixo de movimento entre os implantes. Isso faz com que a elevação da porção posterior da *overdenture* seja reduzida, afastando-a do rebordo residual, o que resulta em um aumento da estabilidade.

ESTUDO BREDA ACERCA DE *OVERDENTURE* SOBRE IMPLANTES

O Estudo Breda acerca de *Overdenture* sobre Implantes (sigla em inglês BIOS) foi delineado como ensaio clínico randomizado controlado para comparar três diferentes opções de tratamento para pacientes edêntulos utilizando o sistema de implantes Straumann. Foram selecionados 110 pacientes edêntulos com mandíbulas atróficas e apresentando problemas persistentes com próteses totais convencionais. Um terço deles recebeu *overdentures* principalmente muco-suportadas, retidas por dois implantes e dois encaixes tipo bola pré-fabricados (2IBA), um terço recebeu *overdentures* implanto-muco-suportadas sobre dois implantes e uma barra (2ISB) e um terço recebeu *overdentures* completamente implanto-suportadas sobre quatro implantes e três barras (4ITB).

Para uma *overdenture* com encaixes tipo bola, foram utilizadas duas matrizes Dolla Bona. No grupo 2ISB, foi utilizada uma barra Dolder de secção oval com matriz única. No grupo 4ITB, foram usadas três barras Dolder de secção oval e três matrizes correspondentes. Os pesquisadores relataram que o tratamento da mandíbula edêntula com quatro implantes e três encaixes tipo barra é significativamente mais caro do que o tratamento com dois encaixes individuais. No entanto, os sistemas de encaixe de múltiplas barras exigem menos gastos pós-tratamento em longo prazo. Durante o período de 96 meses que durou a pesquisa, as próteses com dois implantes e uma barra única pareceram ser as mais eficazes para os pacientes edêntulos, considerando-se sua satisfação, o desempenho clínico da prótese e a relação custo/benefício. O estudo também concluiu que os pacientes fumantes apresentam maior risco de complicações quando tratados com *overdentures* sobre implantes mandibulares.

ESTRATÉGIAS DE TRATAMENTO COM *OVERDENTURE*

Os seguintes fatores afetam o processo de tomada de decisão quanto à estratégia de tratamento com *overdentures*:

- Lesões e desconforto associados à base da prótese e seus bordos
- Quantidade óssea
- Expectativa do paciente em relação ao resultado do tratamento
- Esperadas higiene oral e colaboração do paciente
- Relações maxilomandibulares
- Distância entre os rebordos alveolares superior e inferior
- Experiência do cirurgião-dentista e do técnico em prótese dentária (TPD)
- Situação financeira do paciente

ERROS COMUNS NA CONFECÇÃO DE *OVERDENTURES* IMPLANTO-SUPORTADAS

- Plano de tratamento deficiente
- Moldagem final imprecisa
- Modelos de estudo e de trabalho distorcidos
- Estrutura inadaptada
- Escolha deficiente de material e técnica

SUCESSO DA *OVERDENTURE* IMPLANTO-SUPORTADA

A seguir, encontram-se os requisitos básicos para o sucesso da *overdenture* implanto-suportada:

- Adaptação passiva do sistema de encaixes
- Boa higiene oral
- Biocompatibilidade dos materiais selecionados
- Alta resistência biomecânica dos materiais selecionados
- Oclusão funcional e equilibrada
- Aparência estética natural
- Ausência de interferências na fonética normal

LEITURAS RECOMENDADAS

Adell, R. (1983). Clinical results of osseointegrated implants supporting fixed prosthesis in edentulous jaws. *Journal of Prosthetic Dentistry*, 50, 251–254.

Adell, R., Eriksson, B., Lekholm, U., Branemark, P. I., & Jemt, T. (1990). A long-term follow-up study of osseointegrated implants in the treatment of totally edentulous jaws. *International Journal of Oral & Maxillofacial Implants*, 5, 347–359.

Adell, R., Lekholm, U., Rockler, B., & Branemark, P. I. (1981). A 15-year study of osseointegrated implants in the edentulous jaw. *International Journal of Oral Surgery*, 10, 387–416.

Albrektsson, T., Blomberg, S., Branemark, A., & Carlsson, G. E. (1987). Edentulousness—an oral handicap. Patient reactions to treatment with jawbone-anchored prostheses. *Journal of Oral Rehabilitation*, 14, 503–511.

Allen, P. F., & McMillan, A. S. (2002). Food selection and perceptions of chewing ability following provision of implant and conventional prostheses in complete denture wears. *Clinical Oral Implant Research,* 13, 320–326.

Anttila, S. S., Knuuttila, M. L.,&Sakki, T. K. (2001). Relationship of depressive symptoms to edentulousness, dental health, and dental health behavior. *Acta Odontologica Scandinavica*, 59, 406–412.

Awad, M. A.&Feine, J. S. (1998). Measuring patient satisfaction with mandibular prostheses. *Community Dentistry and Oral Epidemiology*, 26, 400–405.

Awad, M. A., Locker, D., Korner-Bitensky, N., & Feine J. S. (2000). Measuring the effect of intraoral implant rehabilitation on the health-related quality of life in a randomized controlled clinical trial. *Journal of Dental Research*, 79, 1659–1663.

Awad, M. A., Lund, J. P., Dufresne, E., & Feine, J. S. (2003). Comparing the efficacy of mandibular implant-retained overdentures and conventional dentures among middle-aged edentulous patients: Satisfaction and functional assessment. *International Journal of Prosthodontics*, 16, 117–122.

Awad, M. A., Lund, L. P., Shapiro, S. H., et al. (2003). Oral health status and treatment satisfaction with mandibular implant overdentures and conventional dentures. A randomized clinical trial in a senior population. *International Journal of Prosthodontics*, 4, 390–396.

Axelsson, G. & Helgadottir, S. (1995). Edentulousness in Iceland in 1990. A national questionnaire survey. *Acta Odontologica Scandinavica*, 53, 279–282.

Axelsson, P., Paulander, J., & Lindhe, J. (1998). Relationship between smoking and dental status in 35-, 50-, 65-, and 75-year-old individuals. *Journal of Clinical Periodontology*, 25, 297–305.

Batenburg, R. H. K., van Oort, R. P., Reintsema, H., Brouwer, T. T., Raghoebar, G. M., & Boering, G. (1998). Mandibular overdentures supported by two Branemark, IMZ, or ITI implants. A prospective comparative preliminary study: One-year results. *Clinical Oral Implants Research*, 9, 374–383.

Berg E. (1984) The influence of some anamnestic, demographic, and clinical variables on patient acceptance of new complete dentures. *Acta Odontologica Scandinavica*, 42, 119–127.

Bergendal, T., & Engquist, B. (1998). Implant-supported overdentures: A longitudinal prospective study. *International Journal of Oral & Maxillofacial Implants*, 13, 253–262.

Bergman, B. & Carlsson, G. E. (1972). Review of 54 complete denture wearers. Patient's opinions1 year after treatment. *Acta Odontologica Scandinavica*, 30, 399–414.

Boerrigter, E. M., Geertman, M. E., Van Oort, R. P., et al. (1995). Patient satisfaction with implantretained mandibular overdentures. A comparison with new complete dentures not retained by implants—a multicentre randomized clinical trial. *British Journal of Oral & Maxillofacial Surgery*, 33, 282–288.

Boerrigter, E. M., Stegenga, B., Raghoebar, G. M., & Boering, G. (1995). Patient satisfaction and chewing ability with implant-retained mandibular overdentures: A comparison with new complete dentures with or without preprosthetic surgery. *Journal of Oral and Maxillofacial Surgery*, 53, 1167–1173.

Bosker, H. & van Dijk, L. (1989) The transmandibular implant: a 12-year follow-up study. *Journal of Oral and Maxillofacial Surgery*, 47, 442–450.

Bouma, J., Boerrigter, L. M., Van Oort, R. P., van Sonderen, E., & Boering, G. (1997). Psychosocial effects of implant-retained overdentures. *International Journal of Oral & Maxillofacial Implants*, 12, 515–522.

Bouma, J., Uitenbroek, D., Westert, G., Schaub, R. M., & van de Poel, F. (1987). Pathways to full mouth extraction. *Community Dentistry and Oral Epidemiology*, 15, 301–305.

Bouma, J., van de Poel, F., Schaub, R. M., & Uitenbroek, D. (1986). Differences in total tooth extraction between an urban and a rural area in the Netherlands. *Community Dentistry and Oral Epidemiology*, 14, 181–183.

Brodeur, J. M., Benigeri, M., Naccache, H., Olivier M., & Payette, M. (1996). Trends in the level of edentulism in Quebec between 1980 and 1993 [in French]. *Journal of the Canadian Dental Association* 62, 159–160, 162–166.

Budtz-Jorgensen, E. "Epidemiology: Dental and Prosthetic Status of Older Adults." Chapter 1 in *Prosthodontics for the Elderly: Diagnosis and Treatment*. Chicago: Quintessence Publishing, 1999.

Burns, D. R., Unger, J. W., Elswick, R. K. Jr., & Giglio, J. A. (1995). Prospective clinical evaluation of mandibular implant overdentures: Part I: Retention, stability and tissue response. *The Journal of Prosthetic Dentistry*, 73, 354–363.

Carlsson, G. E., Otterland, A., & Wennstrom, A. (1967). Patient factors in appreciation of complete dentures. *Journal of Prosthetic Dentistry*, 17, 322–328.

Centers for Disease Control and Prevention. (1999). Total tooth loss among persons aged > or = 65 years–Selected states, 1995–1997. *MMWR Morbidity and MortalityWeekly Report*, 48, 206–210.

Cune, M. S. "Overdentures on Dental Implants." (thesis, Utrecht, the Netherlands University of Utrecht, 1993).

Davis, D. M., Rogers, J. O., & Packer, M. E. (1996). The extent of maintenance required by implantretained mandibular overdentures: A 3-year report. *International Journal of Oral & Maxillofacial Implants*, 11, 767–774.

Dolan, T. A., Gilbert, G. H., Duncan, R. P., & Roerster, U. (2001) Risk indicators of edentulism, partial tooth loss and prosthetic status among black and white middle-aged and older adults. *Community Dentistry and Oral Epidemiology*, 29, 329–340.

Douglass, C. W., Shih, A., & Ostry, L. (2002). Will there be a need for complete dentures in the United States in 2020? *Journal of Prosthetic Dentistry*, 87, 5–8.

Eklund, S. A. & Burt, B. A. (1994). Risk factors for total tooth loss in the United States; Longitudinal analysis of national data. *Journal of Public Health Dentistry*, 54, 5–14.

Enquist, B., Bergedal, T., Kallus, T., & Linden, U. (1988). A retrospective multicenter evaluation of osseointegrated implants supporting overdentures. *International Journal of Oral & Maxillofacial Implants*, 3, 129–134.

Esposito, M., et al. (2001). Quality assessments of randomized controlled trials of oral implants. *International Journal of Oral & Maxillofacial Implants*, 16, 783–792.

Feine, J. S., De Grandmont, P., Boudrias, P., et al. (1994). Within-subject comparisons of implantsupported mandibular prosthesis: Choice of prosthesis. *Journal of Dental Research*, 73, 1105–1111.

Feine, J. S., Maskawai, K., de Grandmont, P., Donohue, W. B., Tanguay, R., & Lund, J. P. (1994). Within-subject comparisons of implant-supported mandibular prostheses: Evaluation of masticatory function. *Journal of Dental Research*, 73, 1646–1656.

Fontijin-Teekamp, F. A., Slafter, A. P., van't Hof, M. A., Geertman, M. A., & Kalk, W. A. (1998). Bite forces with mandibular implant-retained overdentures. *Journal of Dental Research*, 77, 1832–1839.

Garrett, N. R., Kapur, K. K., Hamada, M. O., et al. (1998). A randomized clinical trial comparing the efficacy of mandibular implant-supported overtures and conventional dentures in diabetic patients. Part II. Comparisons of masticatory performance. *Journal of Prosthetic Dentistry*, 79, 632–640.

Geertman, M. E., Boerrigter, E, M, van't Hof, M. A., et al. (1996). Two-center clinical trial of implantretained mandibular overdentures versus complete dentures—chewing ability. *Community Dentistry and Oral Epidemiology*, 24, 79–84.

Geertman, M. E., Boerrigter, E. M., van't Hof, M. A., et al. (1996). Clinical aspects of a multicenter clinical trial of implant-retained mandibular overdentures in patients with severely resorbed mandibles. *The Journal of Prosthetic Dentistry*, 75, 194–204.

Geertman, M. E., vanWaas, M. A., van't Hof, M. A., & Kalk, W. (1996). Denture satisfaction in a comparative study of implant-retained mandibular overdentures: A randomized clinical trial. *International Journal of Oral&Maxillofacial Implants*, 11, 194–200.

Gilbert, G. H., Duncan, R. P.,&Kulley, A. M. (1997). Validity of self-reported tooth counts during a telephone screening interview. *Journal of Public Health Dentistry*, 57, 176–180.

Hamasha, A. A., Hand, J. S., & Levy, S. M. (1998). Medical conditions associated with missing teeth and edentulism in the institutionalized elderly. *Special Care in Dentistry*, 18, 123–127.

Health Promotion Survey Canada. (1990). Statistics Canada. Available at: www.statcan.ca/english/sdds/3828.html. Accessed April 30, 2003.

Heydecke, G., Locker, D., Awad, M. A., Lund, J. P., Feine, J. S. (2003). Oral and general health status six months after treatment with mandibular implant overdentures and conventional dentures. A randomized clinical trial in an elderly population. *Community Dentistry and Oral Epidemiology*, 31, 161–168.

Johns, R. B., Jemt, T., Heath, M. R., Hutton, J. E., et al. (1992). A multicenter study of overdentures supported by Branemark implants. *International Journal of Oral&Maxillofacial Implants*, 7, 162–167.

Kapur, K. K. & Garrett, N. R. (1988). Requirements to clinical trials. *Journal of Dental Education*, 52, 760–764.

Kapur, K. K., Garrett, N. R., Hamada, M. O., et al. (1999). Randomized clinical trial comparing the efficacy of mandibular implant-supported overdentures and conventional dentures in diabetic patients. Part III: Comparisons of patient satisfaction. *Journal of Prosthetic Dentistry*, 82, 416–427.

Kent G. (1992). Effects of osseointegrated implants on psychological and social well-being; A literature review. *Journal of Prosthetic Dentistry*, 68, 515–518.

Krall, E. A., Dawson-Hughes, B., Garvey, A. J., & Garcia R. I. (1997). Smoking, smoking cessation, and tooth loss. *Journal of Dental Research*, 76, 1653–1659.

Langer, A., Michman, J.,&Seiferd, I. (1961). Factors influencing satisfaction with complete dentures in geriatric patients. *The Journal of Prosthetic Dentistry*, 11, 1019–1031.

Lindquist, L. W., Carlsson, G. E., & Hedegard, B. (1986). Changes in bite force and chewing efficiency after denture treatment in edentulous patients with denture adaptation difficulties. *Journal of Oral Rehabilitation*, 13, 21–29.

Marcus, S. E., Drury, T. F., Brown, L. J., & Zion, G. R. (1996). Tooth retention and tooth loss in the permanent dentition of adults: United States, 1991–1998. *Journal of Dental Research*, 75 (specno), 684–695.

Marcus, S. E., Kaste, L. M., & Brown, L. J. (1994) Prevalence and demographic correlates of tooth loss among the elderly in the United States. *Special Care in Dentistry*, 14, 123–127.

Mericske-Stern, R. (1990). Clinical evaluation of overdenture restorations supported by osseointegrated titanium implants: A retrospective study. *International Journal of Oral&Maxillofacial Implants*, 5, 375–383.

Naert, I., De Clercq, M., Theuniers, G., & Schepers, E. (1988). Overdentures supported by osseointegrated fixtures for the edentulous mandible: A 2.5-year report. *International Journal of Oral&Maxillofacial Implants*, 3, 191–196.

Osterberg, T., Carlsson, G. E., & Sundh, V. (2000). Trends and prognoses of dental status in the Swedish population: Analysis based on interviews in 1975 to 1997 by Statistics Sweden. *Acta Odontologica Scandinavica*, 58, 177–182.

Osterberg, T., Carlsson, G. E., Sundh, W., & Fyhrlund, A. (1995). Prognosis of and factors associated with dental status in the adult Swedish population. 1975–1989. *Community Dentistry and Oral Epidemiology*, 23, 232–236.

Palmqvist, S., Soderfeldt, B., & Vigild, M. (2001). Influence of dental care systems on dental status. A comparison between two countries with different systems but similar living standards. *Community Dental Health*, 18, 16–19.

Palmqvist, S., Soderfeldt, B., & Arnbjerg, D. (1992). Explanatory models for total edentulousness, presence of removable dentures, and complete dental arches in a Swedish population. *Acta Odontologica Scandinavica*, 50, 133–139.

Pietrokovski, J., Harfin, J., Mastavoy, R., & Levy, F. (1995). Oral findings in elderly nursing home residents in selected countries: Quality of satisfaction with complete dentures. *The Journal of Prosthetic Dentistry*, 73, 132–135.

Population projections for Canada, provinces and territories, 2000–2026 [catalogue no. 91-520-XPB]. Ottawa, Ontario: Statistics Canada, March 13, 2001.

Raghoebar, G. M., Meijer, H. J., Stegenga, B., van't Hof, M. A., van Oort, R. P.,&Vissink, A. (2000). Effectiveness of three treatment modalities for the edentulous mandible. A five-year randomized clinical trial. *Clinical Oral Implants Research*, 11, 195–201.

Slade, G. D. & Spencer, A. J. (1994). Development and evaluation of the oral health impact profile. *Community Dental Health*, 11, 3–11.

Slade, G. D., Locker, D., Leake, J. L., Price, S. A., & Chao, I. (1990). Differences in oral health status between institutionalized and noninstitutionalized older adults. *Community Dentistry and Oral Epidemiology*, 18, 272–276.

Slade, G. D., Offenbacher, S., Beck, J. D., Heiss, G., & Pankow, J. S. (2000). Acute-phase inflammatory response to periodontal disease in the US population. *Journal of Dental Research*, 70, 49–57.

Slagter, A. P., Olthoff, L. W., Bosman, F., & Steen W. H. (1992). Masticatory ability, denture quality, and oral conditions in edentulous subjects. *Journal of Prosthetic Dentistry*, 68, 299–307.

Steele, J. G., Treasure, E., Pitts, N. B., Morris, J., & Bradnock, G. (2000). Total tooth loss in the United Kingdom in 1998 and implications for the future. *British Dental Journal*, 89, 598–603.

Suominen-Taipale, A. L., Alanen, P., Helenius, H., Nordblad, A., & Uutela, A. (1999). Edentulism among Finnish adults of working age. 1978–1997. *Community Dentistry and Oral Epidemiology*, 27, 353–365.

Takala, L., Utriainen, P., & Alanen, P. (1994). Incidence of edentulousness, reasons for full clearance, and health status of teeth before extractions in rural Finland. *Community Dentistry and Oral Epidemiology*, 22, 254–257.

Thompson, G.W.&Kreisel, P. S. (1998). The impact of the demographics of aging and the edentulous condition on dental care services. *Journal of Prosthetic Dentistry*, 79, 56–59.

Tuominen, R., Rajala, M., & Paunio, I. (1984). The association between edentulousness and the accessibility and availability of dentists. *Community Dental Health*, 1, 201–206.

Unell, L., Soderfeldt, B., Halling, A., & Birkhed, D. (1998). Explanatory models for oral health expressed as number of remaining teeth in an adult population. *Community Dental Health*, 15, 155–161.

van Waas MA. (1990). The influence of clinical variables on patients' satisfaction with complete dentures. *Journal of Prosthetic Dentistry*, 63, 307–310.

Warren, J. J., Watkins, C. A., Cowen, H. J., Hand, J. S., Levy, S. M., & Kuthy, R. A. (2002). Tooth loss in the very old: 13–15-year incidence among elderly Iowans. *Community Dentistry and Oral Epidemiology*, 30, 29–37.

Wayler, A. H. & Chauncey, H. H. (1983). Impact of complete dentures and impaired natural detection of masticatory performance and food choice in healthy aging men. *Journal of Prosthetic Dentistry*, 49, 427–433.

WHO (World Health Organization). Oral Health Country/Area Profile Programme. Available at http://www.whocollab.od.mah.se/countriesalphab.html (accessed April 30, 2003).

Wismeijer, D., Van Waas, M. A. J., Vermeeren, J. I. J. F., Mulder, J., & Kalk, W. (1997). Patient satisfaction with implant-supported mandibular overdentures. A comparison of three treatment strategies on ITI dental implants. *Internationa Journal of Oral & Maxillofacial Surgery*, 26, 263–267.

Wismeijer, D., Van Wass, M. A. J., Vermeeren, J. I. J. F., Mulder, J., & Kalk, W. (1999). Clinical and radiological results of patients treated with three treatment modalities for overdentures on implants of the ITI-dental implant system. *Clinical Oral Implant Research*, 10, 297–306.

Wismeijer, D., Vermeeren, J. I. J. F., & van Waas, M. A. J. (1992). Patient satisfaction with overdentures supported by one-stage TPS implants. *International Journal of Oral & Maxillofacial Implants*, 7, 51–55.

Wismeijer, D., Vermeeren, J. I. J. F., & van Waas, M. A. J. (1995). 6.5 year evaluation of patient satisfaction and prosthetic aftercare in patient treatment using overdentures supported by ITI implants. *International Journal of Oral & Maxillofacial Implants*, 10, 744–749.

World Bank Group. Data and statistics. Available at http://www.worldbank.org/data/quickreference/quickref.html (accessed May 15, 2002).

Zarb, G. A. & Schmitt, A. (1990). The longitudinal clinical effectiveness of osseointegrated dental implants: The Toronto study. Part I: Surgical results. *Journal of Prosthetic Dentistry*, 63, 451–457.

2
Diagnóstico e Plano de Tratamento

Hamid R. Shafie

O diagnóstico e o planejamento são as partes mais importantes de todo o tratamento com implantes, determinando se ele será um sucesso ou um fracasso. Ignorar qualquer dos passos recomendados da fase de elaboração do plano de tratamento compromete o seu resultado final.

ELABORAÇÃO DO DIAGNÓSTICO PARA A *OVERDENTURE* SOBRE IMPLANTES

1. Realizar uma avaliação radiográfica utilizando uma radiografia panorâmica. Determinar a distorção da imagem e a altura do osso disponível.
2. Avaliar as próteses totais superior e inferior existentes para determinar a presença de estética, fonética e função satisfatórias.
3. Se a prótese atual é satisfatória, ela pode ser duplicada com acrílico incolor e utilizada para montagem diagnóstica e confecção do guia cirúrgico.
4. Obter um registro de mordida em relação cêntrica para a montagem de diagnóstico.
5. Montar as próteses duplicadas em articulador.
6. Selecionar o comprimento e o diâmetro apropriados para o sistema de implantes a ser utilizado.
7. Selecionar o número e a localização dos implantes com base no sistema de encaixes desejado.

BENEFÍCIOS DA MONTAGEM DIAGNÓSTICA

- Cria um guia cirúrgico
- Possibilita a visualização da relação entre os dentes das próteses e a posição antecipada dos implantes
- Fornece ao profissional e ao TPD uma boa idéia da posição final e da conformação final da barra
- Cria um indicador da posição final dos dentes na *overdenture*

Em pacientes que possuem linha de sorriso alta, é provável que uma *overdenture* removível corresponda muito mais às expectativas funcionais e estéticas do paciente do que uma prótese fixa implanto-suportada. Se o suporte para o lábio superior precisa ser melhorado, uma *over-*

denture implanto-suportada com bordo labial é o tratamento de escolha.

Se a relação entre a maxila e a mandíbula não é favorável, como uma Classe II ou III, ou se há espaço excessivo entre os rebordos, se dá preferência às *overdentures* implanto-suportadas, e não às próteses fixas sobre implantes.

AVALIAÇÃO RADIOGRÁFICA

Radiografia panorâmica

A radiografia panorâmica é a imagem mais comumente utilizada para avaliar os casos de *overdenture*. Essa radiografia produz uma única imagem da maxila e da mandíbula com todos os acidentes anatômicos em um plano frontal. Ela apresenta ótima relação custo/benefício e é muito prática, pois pode ser realizada na maioria das clínicas odontológicas. O cirurgião-dentista pode facilmente identificar a anatomia geral das bases ósseas e dos pontos de referência, bem como realizar uma avaliação inicial da altura vertical do osso. Qualquer patologia no interior dos ossos maxilar e mandibular pode ser detectada. O paciente é exposto a uma quantidade relativamente baixa de radiação se comparada com a radiação de uma tomografia computadorizada (TC) ou uma tomografia convencional.

Entretanto, a radiografia panorâmica apresenta inúmeras desvantagens, como sobreposição de imagens, distorção da relação especial entre os diferentes acidentes anatômicos e erros de magnificação. Além disso, não é possível visualizar pequenos detalhes anatômicos, o que é possível na TC. Em geral, essa radiografia aumenta a dimensão horizontal em cerca de 30 a 70 %, e a dimensão vertical, em 20 a 30 %.

A utilização de um gabarito diagnóstico para a tomada da radiografia panorâmica pode eliminar de forma eficaz o erro de magnificação. O gabarito diagnóstico consiste em uma base acrílica que é confeccionada sobre o modelo de estudo.

Uma ou mais esferas de referência (ERs) devem ser incorporadas no gabarito utilizando-se acrílico autopolimerizável. As ERs devem ser colocadas o mais próximo possível da posição desejada para os implantes (Figura 2.3).

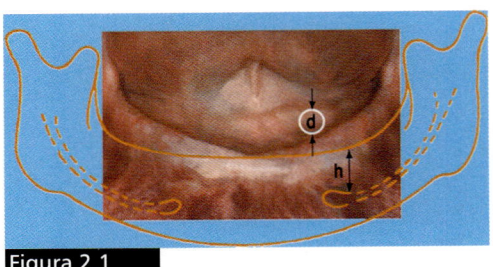

Figura 2.1

Determinando o erro de magnificação das radiografias panorâmicas

1. Medir o diâmetro das esferas de orientação antes de incorporá-las no gabarito (Figura 2.2).

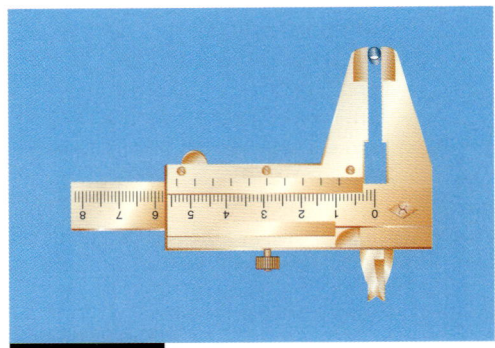

Figura 2.2

2. Incorporar as esferas de orientação no interior do gabarito acrílico utilizando acrílico autopolimerizável (Figura 2.3).

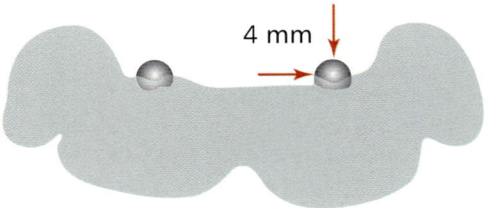

Figura 2.3

3. Posicionar o gabarito acrílico na boca do paciente (Figura 2.1).
4. Realizar a tomada radiográfica (Figura 2.4).

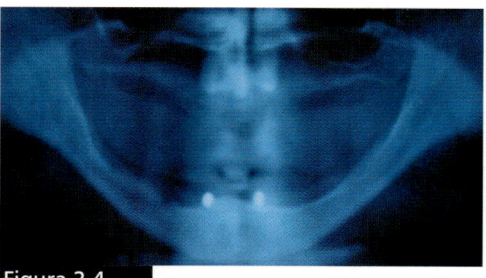

Figura 2.4

5. Medir o diâmetro das esferas de orientação como aparecem na imagem radiográfica.
6. Utilizar a seguinte fórmula para calcular a altura real do processo alveolar:

   d = Diâmetro real da esfera de orientação
   D = Diâmetro da esfera de orientação na radiografia panorâmica
   H = Altura do osso alveolar na radiografia panorâmica
   h = Altura real do osso
   Erro de Magnificação: EM = d ÷ D
   h = ME × H

Pontos de referência panorâmicos

- Crista do rebordo
- Pontos de referência bilaterais

Observe os pontos de referência e de ambos os lados na mandíbula (Figura 2.5):

- *Anterior*: Borda inferior da sínfise
- *Região dos caninos e pré-molares*: Forames mentuais
- *Posterior*: Canal do nervo alveolar inferior

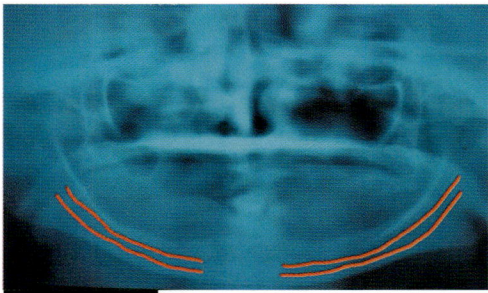

Figura 2.5

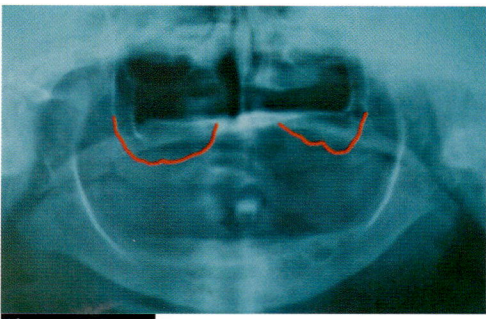

Figura 2.6

Observe os pontos de referência de ambos os lados na maxila (Figura 2.6):

- *Anterior*: Soalho da fossa nasal
- *Região dos caninos e pré-molares*: Paredes laterais da fossa nasal e borda anterior do seio maxilar
- *Posterior*: Soalho do seio maxilar

Durante a elaboração do plano de tratamento para uma *overdenture* mandibular sobre implantes, essa radiografia pode fornecer uma boa aproximação da posição dos implantes-suporte mais distais. A posição do nervo mentual, o trajeto do canal mandibular e a altura da crista alveolar exercem grande influência sobre a posição dos implantes mais distais.

O canal mandibular geralmente se estende até 3 a 4 mm à frente do forame mentual. No entanto, o nervo alveolar inferior pode fazer uma curva até 6 a 7 mm anteriormente em alguns pacientes. Recomenda-se que o centro do implante distal seja posicionado 7 mm mesialmente ao forame mentual para eliminar qualquer possibilidade de lesão do nervo. **Observe** que todas as variações anatômicas são específicas de cada paciente.

Radiografia oclusal

A imagem radiográfica oclusal é muito útil na avaliação da largura do osso na região da sínfise mandibular. Empregue técnicas apropriadas, como o posicionamento simétrico do raio central sobre o filme.

Confeccione uma base acrílica sobre o modelo inferior e cole uma esfera de orientação de

5 mm no lado da base, na região da sínfise. O paciente deve estar com essa base acrílica posicionada na boca ao realizar a tomada radiográfica. Alterações no diâmetro da esfera na radiografia ajudarão o profissional a determinar seu erro de magnificação.

Tomografia computadorizada (TC)

Como o filme radiográfico não fornece dados quanto à amplitude e à densidade óssea, os profissionais passaram a utilizar a tecnologia da TC para melhorar sua capacidade de diagnóstico e planejamento (Figura 2.7).

do. Assim, esse exame permite a medição precisa da estrutura óssea relevante à localização desejada para os implantes em todos os três planos do espaço.

A técnica para produzir imagens de TC clinicamente úteis varia dependendo do equipamento utilizado. Entretanto, independentemente do tipo de equipamento, a espessura de cada corte tem que ser de 1 mm ou menos.

A colocação de um material radiopaco, como dentes especiais de sulfato de bário, como um marcador no guia diagnóstico, auxilia na identificação do local desejado para o posicionamento do implante (Figura 2.8). Isso permite ao profissional avaliar a estrutura óssea subjacente.

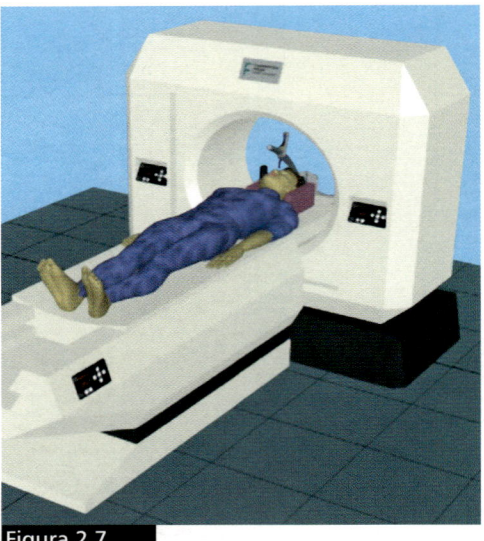

Figura 2.7

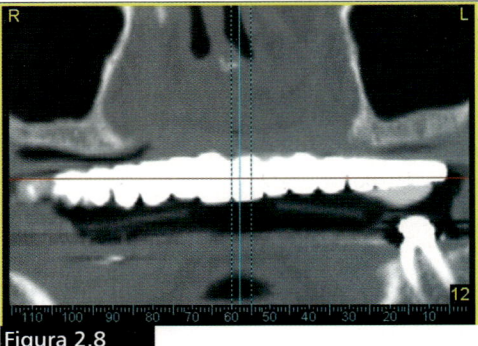

Figura 2.8

A TC cria imagens tridimensionais dos arcos edêntulos em intervalos de 1 mm da esquerda para a direita, ao longo de todo o arco dentário maxilar e mandibular. As imagens (secções transversais) são numeradas sequencialmente. O cirurgião-dentista tem à sua disposição vistas das secções transversais, vista panorâmica e vista oclusal da topografia óssea real. Essa tecnologia radiográfica resulta em ausência de erro de magnificação, e todas as imagens possuem exatamente as mesmas dimensões das estruturas anatômicas do paciente que está sendo examina-

A análise por TC dos ossos maxilares em geral é muito cara; assim, a técnica costuma ser utilizada somente quando são necessárias informações adicionais para o diagnóstico em razão da complexidade anatômica ou de outras dificuldades diagnósticas. A necessidade de avaliar de forma precisa a posição do canal mandibular, o forame mentual, o contorno da superfície lingual da mandíbula e o assoalho dos seios maxilares são as principais indicações para utilizar uma TC durante a fase de planejamento dos casos de *overdenture* sobre implantes. As vantagens do exame de TC no planejamento da posição dos implantes devem ser consideradas em relação ao custo e à quantidade de radiação a que o paciente é exposto durante sua realização.

PLANO DE TRATAMENTO CONJUNTO

A próxima fase do plano de tratamento envolve uma conferência efetiva entre toda a equipe de implante, que é composta do protesista, do cirurgião e do técnico em prótese dentária, juntamente com vários membros de apoio, como o higienista e o representante da empresa fabricante do sistema de implantes.

O fator crucial na realização de uma conferência efetiva é criar uma equipe de profissionais, cada um conhecendo e realizando muito bem o seu trabalho. Cada membro da equipe deve se comprometer em escutar, assim como compartilhar suas idéias e observações. O ideal é que a conferência de planejamento seja realizada pessoalmente, com a presença de todos. No entanto, também pode ser realizada por telefone ou via Internet.

O líder dessa equipe será o protesista. Ele inicia a comunicação com o paciente quanto à queixa principal e continua a comunicação ao longo de todo o tratamento e após. Os líderes secundários nesse processo são o cirurgião e o TPD.

CONSIDERAÇÕES ANATÔMICAS DURANTE O PROCESSO DE DIAGNÓSTICO E PLANO DE TRATAMENTO

Quantidade óssea disponível

A quantidade óssea é um dos fatores mais importantes na determinação do plano de tratamento. A altura, a largura, a extensão e a forma do osso disponível devem ser avaliadas.

ALTURA ÓSSEA A distância entre a crista do rebordo alveolar e os pontos de referência anatômicos opostos (p. ex., maxila: soalho dos seios e fossa nasal; mandíbula: canal mandibular, forames mentuais e borda inferior da sínfise) determina a altura do osso. É aconselhável deixar 2 mm entre a extremidade inferior do implante e a borda do acidente anatômico próximo. A altura do osso pode ser facilmente determinada por meio de uma radiografia panorâmica.

LARGURA ÓSSEA A distância entre as paredes bucal e lingual dos processos alveolares determina a largura do osso. Recomenda-se que pelo menos 1 mm da espessura do osso seja preservada dos lados bucal e lingual do implante. Corticais bucal e lingual muito finas ao redor do implante comprometem o aporte sanguíneo e aumentam o risco de perda óssea. A largura do osso não pode ser determinada pela radiografia panorâmica. Entretanto, a radiografia oclusal ou a TC fornecem imagens apropriadas para medir a largura óssea.

FORMA DO OSSO A forma do rebordo influencia a seleção da forma do corpo do implante pelo cirurgião-dentista (p. ex., escolha de um implante troncocônico ou cilíndrico). A forma do osso influencia a trajetória do implante, que nem sempre está alinhada com a via de inserção da *overdenture*. Esse problema pode causar a aplicação de forças destrutivas sobre os implantes-suporte. A forma do osso pode ser modificada mediante técnicas de enxerto ósseo ou alveoloplastia.

EXTENSÃO ÓSSEA A distância de um ponto do rebordo alveolar a outro ponto na direção mesiodistal determina a extensão óssea. A distância mesiodistal entre os implantes-suporte será determinada com base no desenho do sistema de encaixes.

Misch e Judy descreveram uma classificação para maxilares completamente edêntulos com base no osso disponível.

Classificação de rebordos totalmente edêntulos quanto à quantidade óssea

GRUPO A Há uma perda óssea mínima, que se traduz em menor espaço entre os rebordos. Em média, a altura do osso na porção anterior da mandíbula é maior do que 20 mm, e a largura é maior do que 5 mm (Figura 2.9). A altura do osso na região anterior da maxila em geral

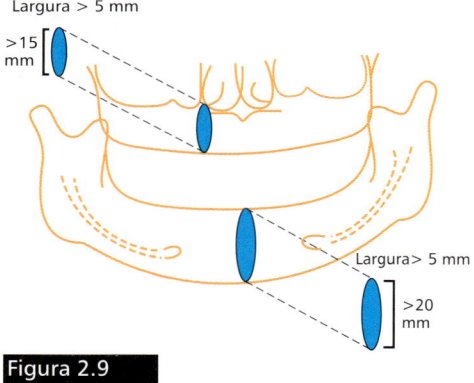

Figura 2.9

é maior do que 15 mm, e a largura óssea nessa região é de mais de 5 mm. Devido ao pequeno espaço entre os rebordos, os pacientes desse grupo não são candidatos a um sistema de encaixe tipo barra. Não há espaço suficiente para confeccionar uma barra possível de ser higienizada e uma *overdenture* com espessura suficiente em sua base. Os pacientes dessa categoria são bons candidatos a uma prótese híbrida, bem como a uma *overdenture* suportada por encaixes tipo botão de pressão.

GRUPO B A altura e a largura ósseas são menores do que no grupo A, o que significa mais espaço intermaxilar disponível. Em média, a altura do osso na região anterior da mandíbula fica entre 15 e 20 mm, e a largura, em mais de 5 mm (Figura 2.10). A altura do osso na porção anterior da maxila é de aproximadamente 12 a 15 mm, e a largura é de mais de 5 mm. Os pacientes desse grupo se qualificam para

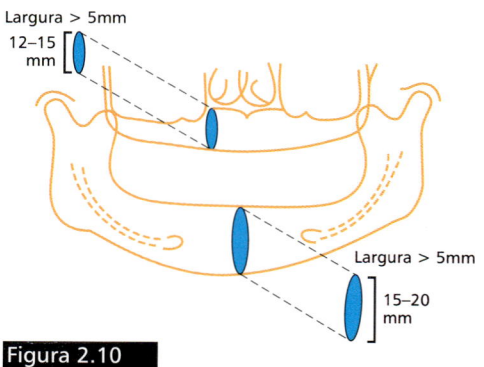

Figura 2.10

qualquer tipo de *overdenture* sobre implantes. A quantidade óssea e o espaço intermaxilar permitem que o profissional utilize qualquer tipo de encaixe.

GRUPO C Os pacientes desse grupo apresentam grave reabsorção do processo alveolar. A altura óssea na região anterior da mandíbula é de aproximadamente 10 a 15 mm, e a largura é de quase 5 mm (Figura 2.11). A altura do osso na região anterior da maxila é menor do que 10 mm, e a largura é menor do que 5 mm. Isso significa que os pacientes apresentam um amplo espaço intermaxilar. Esses pacientes geralmente não são bons candidatos a um sistema de encaixes tipo botão de pressão, já que o grande espaço intermaxilar se traduz em dentes mais longos e em base da prótese mais espessa. Esse espaço aumenta a probabilidade de deslocamento lateral da prótese quando a *overdenture* é suportada por encaixes pequenos e curtos como os do tipo botão de pressão. Os encaixes tipo barra são recomendados para esse grupo de pacientes. Entretanto, situações excepcionais obrigam ao uso de encaixes tipo botão de pressão nesses pacientes. (Consultar Capítulo 5, "Encaixes Tipo Botão de Pressão".) Em alguns casos, pode ser necessário aumento ou expansão da crista alveolar ou levantamento de seio maxilar.

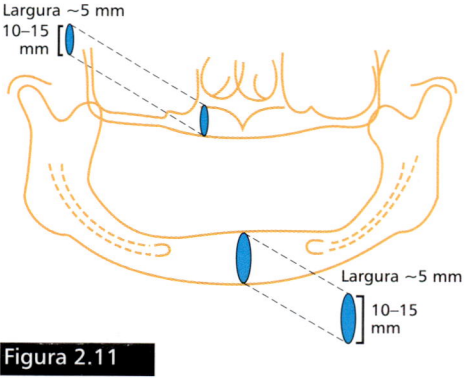

Figura 2.11

GRUPO D Os pacientes desse grupo apresentam reabsorção completa do processo alveolar, bem como de parte do osso basal. Em geral, a altura do osso na região anterior da mandíbula é menor do que 10 mm, e a largura óssea é menor

Figura 2.12 — Largura < 5 mm; < 10 mm

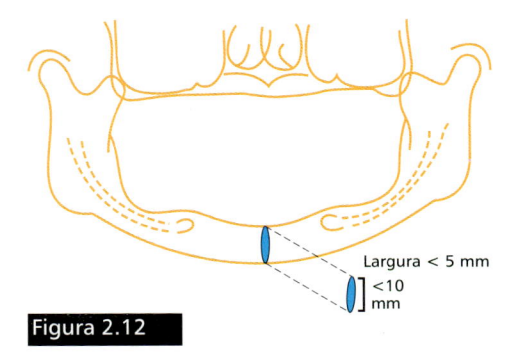

do que 5 mm (Figura 2.12). A altura e a largura ósseas da região anterior da maxila são gravemente deficientes. Qualquer tratamento com *overdentures* para pacientes desse grupo exige procedimentos avançados de enxerto ósseo para acomodar implantes maiores do que 10 mm de comprimento e 4 mm de diâmetro. A outra abordagem para suprir os pacientes desse grupo é utilizar implantes mais curtos e com área maior em vez de submeter o paciente ao procedimento de enxerto. O implante Endopore® foi desenvolvido com uma superfície porosa de titânio e um corpo troncocônico e pode ser utilizado na maioria dos pacientes do grupo D que apresentam quantidade óssea comprometida. (Ver Capítulo 12.)

Classificação dos rebordos edêntulos quanto à qualidade óssea

Existe uma correlação direta entre a estabilidade primária dos implantes e a qualidade óssea. Esse é um fator muito importante quando o planejamento para o paciente é uma *overdenture* de carga imediata.

Uma vez que a maioria dos pacientes de *overdentures* sobre implantes tem mais de 50 anos de idade, a questão da qualidade óssea tem um papel importante no prognóstico do tratamento. A maioria das pessoas desse grupo, em especial as mulheres, apresenta algum grau de osteoporose. Em geral, nos pacientes com osteoporose, pode-se observar uma redução fisiológica do osso trabecular. A forma mais precisa para determinar a qualidade óssea é avaliar o osso durante os passos cirúrgicos ou quando o profissional inicia a perfuração da osteotomia.

Misch descreveu uma classificação simples para diferentes qualidades ósseas durante a osteotomia (Figura 2.13):

- D1: Osso espesso e compacto
- D2: Osso espesso, poroso e compacto, com medula altamente trabecular
- D3: Osso fino, poroso e compacto circundando um osso reticular frouxamente estruturado
- D4: Osso fino, frouxo e reticular

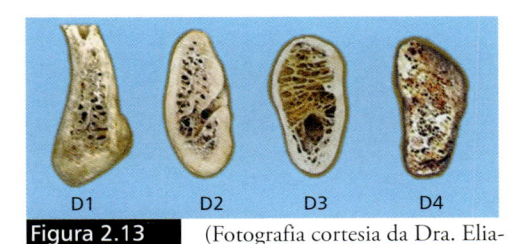

Figura 2.13 (Fotografia cortesia da Dra. Eliane dos Santos Porto Barboza).

D1: OSSO ESPESSO E COMPACTO Esse tipo de osso geralmente pode ser encontrado na região da sínfise mandibular (Figura 2.14).

Vantagens
- Boa estabilidade primária para os implantes
- Maior interface implante/osso
- Possibilidade de usar implantes mais curtos
- A *overdenture* pode sofrer carga imediata

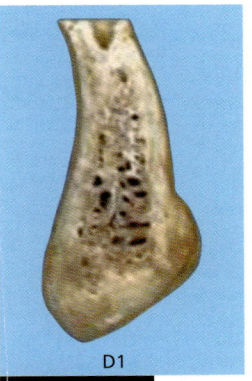

Figura 2.14 (Fotografia cortesia da Dra. Eliane dos Santos Porto Barboza).

Desvantagens

- Suprimento sanguíneo reduzido
- Preparo dificultado do leito do implante, podendo haver superaquecimento
- Necessidade de um passo extra de confecção de rosca do osso para eliminar a possibilidade de necrose por pressão

D2: OSSO ESPESSO, POROSO E COMPACTO, COM MEDULA ALTAMENTE TRABECULAR Esse tipo de osso pode ser encontrado nas regiões anterior e posterior da mandíbula, bem como na porção palatal da região anterior da maxila (Figura 2.15).

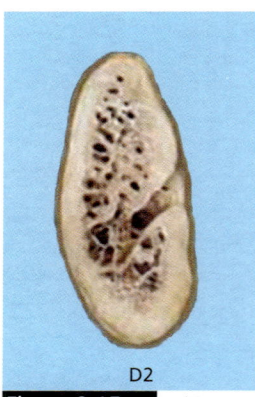

Figura 2.15 (Fotografia cortesia da Dra. Eliane dos Santos Porto Barboza).

Vantagens

- Boa estabilidade primária
- Fácil preparo do leito do implante
- A *overdenture* pode receber carga imediata
- Bom suprimento sanguíneo, o que significa um menor tempo de cicatrização e uma osseointegração mais rápida.

Desvatagens

- Não há

D3: OSSO FINO, POROSO E COMPACTO, CIRCUNDANDO UM OSSO RETICULAR FROUXAMENTE ESTRUTURADO Esse tipo de osso pode ser encontrado na porção facial da região anterior da maxila, na região posterior da maxila, na porção posterior da mandíbula e no osso que permanece após a osteoplastia do osso D2 (Figura 2.16).

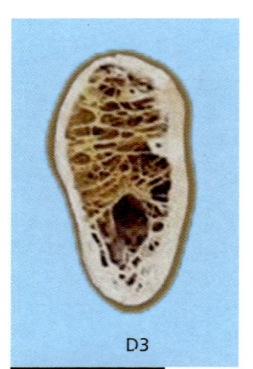

Figura 2.16 (Fotografia cortesia da Dra. Eliane dos Santos Porto Barboza).

Vantagens

- Bom suprimento sanguíneo

Desvantagens

- Possibilidade de alargamento da osteotomia, o que pode levar ao comprometimento da estabilidade primária
- Interface osso/implante reduzida

D4: OSSO FINO, FROUXO E RETICULAR Esse tipo de osso pode ser encontrado na região posterior da maxila, bem como no osso que permanece após a osteoplastia do osso D3 (Figura 2.17).

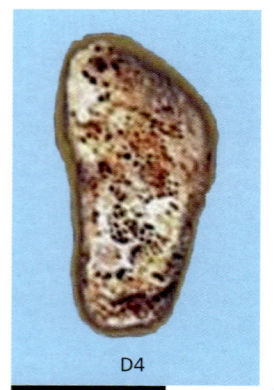

Figura 2.17 (Fotografia cortesia da Dra. Eliane dos Santos Porto Barboza).

Vantagens
- Não há

Desvantagens
- Estabilidade primária pobre
- Interface osso/implante reduzida

LEITURAS RECOMENDADAS

Abrahams, J. J. & Arjun, K. (1995). Dental implants and dental CT software programs. *Seminars in Ultrasound, CT and MRI* 16(6), 468.

Abrahams, J. J. (1993) The role of diagnostic imaging in dental implantology. *Radiologic Clinics of North America,* 31(1), 163.

Adell, R., Eriksson, B., Lekholm, U., Branemark, P. I, & Jemt, T. (1990). A long-term follow-up study of osseointegrated implants in the treatment of the totally edentulous jaws. *International Journal of Oral & Maxillofacial Implants,* 5, 347-359.

Adell, R., Lekholm, U., Rockler, B., & Branemark, P. I. (1981). A 15-year study of osseointegrated implants in the edentulous jaw. *International Journal of Oral Surgery,* 10, 387-416.

Adell, R. (1983). Clinical results of osseointegrated implants supporting fixed prosthesis in edentulous jaws. *Journal of Prosthetic Dentistry,* 50, 251-254.

Albrektsson, T., Blomberg, S., Branemark, A., & Carlsson, G. E. (1987). Edentulousness—an oral handicap. Patient reactions to treatment with jawbone-anchored prostheses. *Journal of Oral Re-habilitation,* 14, 503-511.

Balshi, T. J., Ekfeldt, A., Stenberg, T., & Vrielinck, L. (1997). Three-year evaluation of Branemark implants connected to angulated abutments. *International Journal of Oral & Maxillofacial Implants,* 12, 52.

Basten, C. H. J. (1995). The use of radioopaque templates for predictable implant placement, *Quintessence International,* 26, 609.

Batenburg, R. H. K., van Oort, R. P., Reintsema, H., Brouwer, T. T, Raghoebar, G. M., & Boering, G. (1998). Mandibular overdentures supported by two Branemark, IMZ, or ITI implants. A prospective comparative preliminary study: One-year results. *Clinical Oral Implants Research,* 9, 374-383.

Benz, O., Mouyen, F., & Razzano, M. "Radiovisiography: concept and applications." Chapter 18 in *Computers in Clinical Dentistry.* Chicago: Quintessence Publishing, 1993.

Bergendal, T. & Engquist, B. (1998). Implant-supported overdentures: A longitudinal prospective study. *International Journal of Oral & Maxillofacial Implants,* 13, 253-262.

Block, M. S. & Kent, J. N. (1995). *Endosseous Implants for Maxillofacial Reconstruction.* Philadelphia: W.B. Saunders Company, 1995.

Borrow, J. W. & Smith, J. P. (1996). Stent marker material for computer tomography-assisted implant planning, *International Journal of Periodontics & Restorative Dentistry,* 16, 61.

Bosker, H. & van Dijk, L. (1989). The transmandibular implant: a 12-year follow-up study. *Journal of Oral and Maxillofacial Surgery* 47, 442-450.

Branemark, P. -L, Zarb, G. A., & Albrektsson, T. *Tissue-Integrated Prostheses: Osseointegration in Clinical Dentistry.* Chicago: Quintessence Publishing, 1985.

Burns, D. R., Unger, J. W., Elswick, R. K. Jr., & Giglio, J. A. (1995). Prospective clinical evaluation of mandibular implant overdentures: Part I: Retention, stability and tissue response. *Journal of Prosthetic Dentistry,* 73, 354-363.

Buser, D., Mericske-Stern, R., Bernard, J. P., et al. (1997). Long-term evaluation of non-submerged ITI implants. Part 1: 8-year life table analysis of a prospective multicenter study with 2,359 implants. *Clinical Oral Implants Research,* 8, 161-172.

Carr, A.B. (1998). Successful long-term treatment outcomes in the field of osseointegrated implants: Prosthodontic determinants. *International Journal of Prosthodontics,* 11(5), 502-512.

Chan, M. E, Narhi, T. O., de Baat, C., & Kalk, W. (1998). Treatment the atrophic edentulous max-illa with implant-supported overdentures. A re-view of the literature. *International Journal of Prosthodontics,* 11, 207-215.

Cordioli, G., Majzoub, Z., & Castagna, S. (1997). Mandibular overdentures anchored to single implants: A five-year prospective study. *Journal of Prosthetic Dentistry,* 78, 159-165.

Cune, M. S. "Overdentures on Dental Implants." (thesis, Utrecht, the Netherlands University of Utrecht, 1993).

Davis, D. M., Rogers, J. O., & Packer, M. E. (1996). The extent of maintenance required by implant-retained mandibular overdentures: A 3-year report. *International Journal of Oral & Maxillofacial Implants,* 11, 767-774.

Dharmar S. (1997). Locating the mandibular canal in panoramic radiographs, *International Journal of Oral & Maxillofacial Implants, 12,* 113.

Duchmanton, N. A., Austin, B. W., Lechner, S. K., & Klineberg, I. J. (1994). Imaging for predictable maxillary implants. *International Journal of Prosthodontics, 7,* 77.

Dudic, A. & Mericske-Stern, R. (2002). Retention mechanism and prosthetic complications of implant-supported mandibular overdentures: Long-term results. *Clinical Implant Dentistry and Related Research, 4,* 212-219.

Duyck, J., Van Oosterwyck, H., Vander Sloten, J., Cooman, M., Puers, R., & Naert, I. (1999). In vivo forces on implants supporting a mandibular over-denture: influence of attachment system. *Clinical Oral Investigations, 99,* 201-207.

Emmott, L. F. (1999). Digital radiography. *Dentistry Today,* May, 106.

Emmott, L. F. (1999). Digital radiography, how to buy a system in an evolving market. *Dental Economics,* May, 50.

Enquist, B., Bergedal, T., Kallus, T., & Linden, U. (1988). A retrospective multicenter evaluation of osseointegrated implants supporting overdentures. *International Journal of Oral & Maxillofacial Implants, 3,* 129-134.

Esposito, M., et al. (2001). Quality assessments of randomized controlled trials of oral implants. *International Journal of Oral & Maxillofacial Implants, 16,* 783-792.

Farman, A. G., Farag, A. (1993). Teleradiology for dentistry. *Dental Clinics of North America, 37,* 69.

Farman, A. G., Farman, T. T. (1999). RadioVisioGraphy: a sensor to rival direct exposure intra-oral x-ray film. *International Journal of Computerized Dentistry, 2,* 183.

Farman, A. G., Mouyen, F. "Evaluation of the new RadioVisioGraphy: concept and application." Chapter 18 in *Computers in Clinical Dentistry.* Chicago: Quintessence Publishing, 1993.

Feine, J. S., Awad, M. A., & Lund, J. P. (1998). The impact of patient preference on the design and interpretation of clinical trials. *Community Dentistry and Oral Epidemiology, 26,* 70-74.

Feine, J. S., de Grandomont, P., Boudrias, P., et al. (1994). Within subject comparisons of implant-supported mandibular prosthesis: Choice of prosthesis. *Journal of Dental Research, 73,* 1105-1111.

Fontijin-Teekamp, F. A., Slafter, A. P., van't Hof, M. A., Geertman, M. A., & Kalk, W. A. (1998). Bite forces with mandibular implant-retained overdentures. *Journal of Dental Research 77,* 1832-1839.

Fredholm, U., Bolin, A., & Andersson, L. (1993). Pre-implant radiographic assessment of available maxillary bone support. Comparison of tomographic and panoramic technique, *Swedish Dental Journal, 17,103.*

Frost, H. M. (1999). Changing views about "Osteoporosis" (a 1998 overview). *Osteoporosis International, 10,* 345-352.

Fugazzotto, P. A. (1997). Success and failure rates of osseointegrated implants in function in regenerated bone for 6 to 51 months: a preliminary report, *International Journal of Oral & Maxillofacial Implants, 12,* 17.

Garrett, N. R., Kapur, K. K., Hamada, M. O., et al. (1998). A randomized cliniçai trial comparing the efficacy of mandibular implant-supported overdentures and conventional dentures in diabetic patients. Part II. Comparisons of masticatory performance. *Journal of Prosthetic Dentistry, 79,* 632-640.

Geertman, M. E., Boerrigter, E. M., van't Hof, M. A., et al. (1996). Clinical aspects of a multicenter clinical trial of implant-retained mandibular overdentures in patients with severely resorbed mandibles. *Journal of Prosthetic Dentistry, 75,* 194-204.

Glantz, P. O. & Nilner, K. (1997). Biomechanical aspects on overdenture treatment. *Journal of Dentistry,* 25(supplement 1), 21-24.

Gotfredsen, K. & Holm, B. (2001). Implant-supported mandibular overdentures retained with ball or bar attachments: A randomized prospective 5-year study. *International Journal of Prosthodontics, 13,* 125-130.

Higginbottom, F. L. & Wilson, T. G. (1997). Three-dimensional templates for placement of root-form dental implants: a technical note., *International Journal of Oral & Maxillofacial Implants, 12,* 52.

I.D.T. Seminar, Atlanta, Georgia, Dec 3-5, 1992.

Jaffin, R. A. & Berman, C.L. (1990) The excessive loss of Branemark fixtures in type IV bone, *Journal of Periodontology, 61,* 300.

Jeffcoat, M., Jeffcoat, R. L., Reddy, M. S., & Berlan, L. (1991). Planning interactive implant treatment with 3-D computed tomography, *Journal of the American Dental Association, 122,* 40.

Johns, R. B., Jemt, T., Heath, M. R., Hutton, J. E., et al. (1992). A multicenter study of overdentures supported by Branemark implants.

International Journal of Oral & Maxillofacial Implants, 7, 162-167.

Kapur, K. K. & Garrett, N. R. (1988). Requirements for clinical trials. *Journal of Dental Education*, 52, 760-764.

Kiener, R, Oetterli, M., Mericske, E., & Mericske-Stern. (2001). Effectiveness of maxillary overdentures support by implants: Maintenance and prosthetic complications. *International Journal of Prosthodontics* 14, 133-140.

Klein, M., Cranin, A. N., & Sirakian, A. (1993). A computerized tomography (CT) scan appliance for optimal presurgical and preprosthetic planning of the implant patient, *Practical Periodontics & Aesthetic Dentistry*, 5(6), 39.

Klinge, B., Peterson, A., & Maly, P. (1989). Location of the mandibular canal: comparison of macro-scopic findings, conventional radiography, and computer tomography, *International Journal of Oral & Maxillofacial Implants*, 4, 327.

Kohavi, D. & Bar-Ziv, J. (1996). A typical incisive nerve: clinical report. *Implant Dentistry*, 5, 281.

Kraut, R. A. (1991). Selecting the precise implant site, *Journal of the American Dental Association*, 122, 50.

Kraut, R. A. (1994). Interactive radiologic diagnosis and case planning for implants, *Dental Implantology Update* 5(7), 49.

Kraut, R. A. "Radiologic planning for dental implants." In *Endosseous Implants for Maxillofacial Reconstruction*. Philadelphia: W.B. Saunders, 1995.

Kraut, R. A. (1993). Effective uses of radiographs for implant placements—panographs, cephalograms, CT scans. Interview in *Dental Implantology Update*, 4(4), 29.

Kraut, R. A. (1992). Utilization of 3D/dental software for precise implant site selection: clinical reports. *Implant Dentistry*, 1(2), 134.

Krennmair, G. & Ulm C. (2001). The symphyseal single tooth implant for anchorage of a mandibular complete denture in geriatric patients: A clinical report. *International Journal of Oral & Maxillofacial Implants*, 12, 589-594.

Kutsch, V. (1999). Digital radiography: how can digital radiography fit into your practice. *Dental Economics*, 12, 56.

Lam, E. W. N., Ruprecht, A., & Yang, J. (1995). Comparison of two-dimensional orthoradially re-formatted computed tomography and panoramic radiography for dental implant treatment planning. *Journal of Prosthetic Dentistry*, 74, 42.

Lima-Verde, M. A. R., Morgano, M. (1993). A dual-purpose stent for the implant supported prosthesis. *Journal of Prosthetic Dentistry*, 69, 276.

Maher, W. P. (1991). Topographic, microscopic, radiographic, and computerized morphometric studies of the human adult edentate mandible for oral implantologists. *Clinical Anatomy*, 4, 327.

Makkonen, T. A., Holmberg, S., Niemi, L., Olsson, C., Tammisalo, T., & Peltola, J. (1997). A 5-year prospective clinical study of Astra Tech dental implants supporting fixed bridges or overdentures in the edentulous mandible. *Clinical Oral Implants Research*, 8, 469-475.

Marino, J. E., et al. (1995). Fabrication of an implant radiologic-surgical stent for the partially edentulous patient. *Quintessence International*, 26:111.

McGivney, G. P., et al. (1986). A comparison of computer-assisted tomography and data-gathering modalities in prosthodontics, *International Journal of Oral & Maxillofacial Implants*, 1, 55.

Meijer, H. J. A., Batenburg, H. K., Raghoebar, G. M. (2001). Influence of patient age on the success rate of dental implant supporting an overdenture in an edentulous mandible: A 3-year prospective study. *International Journal of Oral & Maxillofacial Implants*. 16, 522-526.

Menicucci, G., Lorenzetti, M., Pera, P., & Preti, G. (1998). Mandibular implant-retained overdenture: Finite element analysis of two anchorage systems. *International Journal of Oral & Maxillofacial Implants*, 13, 369-376.

Mericske-Stern, R. (1998). Three-dimensional force measurements with mandibular overdentures connected implants by ball-shaped retentive anchors. A clinical study. *International Journal of Oral & Maxillofacial Implants*, 13, 36.

Mericske-Stern, R. (1998). Treatment outcomes with implant-supported overdentures. Clinical considerations. *Journal of Prosthetic Dentistry*, 79, 66-73.

Mericske-Stern, R., Piotti, M., & Sirtes, G. (1996). 3-D in force measurements on mandibular implants supporting overdentures. A comparative study. *Clinical Oral Implants Research*, 7, 387-396.

Mericske-Stern, R., Venetz, E., Fahrlander, E, & Burgin. (2000). In vivo force measurements on maxillary implant supporting a fixed prosthesis or an overdenture pilot study. *Journal of Prosthetic Dentistry*, 84, 535-547.

Mericske-Stern, R. & Zarb, G. A. (1993). Overdentures: An alternative implant methodology for edentulous patients. *International Journal of Prosthodontics, 6,* 203-208.

Mericske-Stern, R. (1990). Clinical evaluation of overdenture restorations supported by osseointegrated titanium implants: A retrospective study. *International Journal of Oral & Maxillofacial Implants, 5,* 375-383.

Naert, I, De Clercq, M., Theuniers, G., & Schepers, E. (1988). Overdentures supported by osseointegrated fixtures for the edentulous mandible: A 2.5-year report. *International Journal of Oral & Maxillofacial Implants, 3,* 191-196.

Naert, L, Gizni, S., & van Steenberghe, D. (1998). Rigidly splinted implants in the resorbed maxilla to retain a hinging overdenture: a series of clinical reports for up to 4 years. *Journal of Prosthetic Dentistry, 79,* 156-164.

Narhi, T. O., Ettinger, R. L., & Lam, E. W. (1997). Radiographic findings, ridge resorption, and subjective complaints of complete denture patients. *International Journal of Prosthodontics, 10,* 183-189.

Oetterli, J., Kiener, R, & Mericske-Stern, R. (2001). A longitudinal study on mandibular implants supporting an overdenture: The influence of retention mechanism and anatomic-prosthetic variables on peri-implant parameters. *International Journal of Prosthodontics, 14,* 536-542.

Payne, A. G. T. & Solmons, Y. F. (2000). The prosthodontic maintenance requirements of mandibular muscosa-implant-supported overdentures: A review of literature. *International Journal of Prosthodontics, 13,* 238-245.

Quirynen, M., et al. (1990). The CT scan standard reconstruction technique for reliable jaw bone volume determination. *International Journal of Oral & Maxillofacial Implants, 5,* 384.

Quirynen, M., Peeters, W., Naert, L, Coucke, W., van Steenberghe, D. (2001). Peri-implant health around screw shaped CP titanium machined implants in partially edentulous patients with or without ongoing periodontitis. *Clinical Oral Implants Research, 12,* 589-594.

Raghoebar, G. M., Meijer, H. J. A., Stegenga, B., van't Hof, M. A., van Oort, R. R, & Vissink A. (2000). Effectiveness of three treatment modalities for the edentulous mandible. *Clinical Oral Implants Research, 11,* 195-201.

Reddy, M. S., Mayfield-Donahoo, T, Vanderven, F. J. J., & Jeffcoat, M. K. (1994). A comparison of the diagnostic advantages of panoramic radiography and computed tomography scanning for placement of root-form dental implants. *Clinical Oral Implants Research, 5,* 229-238.

Scarfe, W. C., Farman, A. G., Brand, J. W., & Kelly, M. S. (1997). Tissue radiation dosages using the RadioVisioGraphy-S with and without niobium filtration. *Australian Dental Journal, 42,* 335.

Scher, E. L. C. (1994). Use of the incisive canal as a recipient site for root form implants: preliminary clinical reports. *Implant Dentistry, 3,* 38.

Shimura, M., et al. (1990). Presurgical evaluation for dental implants using a reformatting program of computed tomography: maxilla/mandible shape pattern analysis (MSPA). *International Journal of Oral &Maxillofacial Implants, 5,* 175.

Smith, J. P. & Borrow, J. W. (1991). Reformatted CT imaging for implant planning. *Oral and Maxillofacial Surgery Clinics of North America, 3,* 805.

Spencer, M. D. (1999). Digital radiography: the value of digital radiography. *Dental Economics, 12,* 54.

Stellino, G., Morgano, S. M., & Imbelloni, A. (1995). A dual-purpose, implant stent made from a provisional fixed partial denture. *Journal of Prosthetic Dentistry,* 74(2), 212.

Tan, K. B. C. (1995). The use of multiplanar reformatted computerized tomography in the surgical-prosthodontic planning of implant placement. *Annals of Academy of Medicine Singapore, 24,* 68.

Tang, L., Lund, J. P., Tache, R., Clokie, C. M., Feine, J. S. (1997). A within-subject comparison of mandibular long-bar and hybrid implant-supported prostheses: Psychometric evaluation and patient preference. *Journal of Dental Research, 76,* 1675-1683.

Todd, A. D., Gher, M. E., Quintero, G., Richardson, A. C. (1993). Interpretation of linear and computer tomograms in the assessment of implant recipient sites. *Journal of Periodontology, 64,* 1243.

Wakoh, M., et al. (1994). Radiation exposures with the RadioVisioGraphy-S and conventional intraoral radiographic films. *Oral Radiology,* (Japan) 10, 33.

Vandre, R. H., Pajac, Farman, T. T, Farman, A. G. (1997). Technical comparison of six digital intraoral x-ray sensors. *Dentomaxillofacial Radiology,* 26,282.

Verstreken, K. et al. (1996). Computer-assisted planning of oral implant-surgery: a three-dimensional approach. *International Journal of Oral & Maxillofacial Implants,* 11, 806.

Weinberg, L. A. (1993). CT scan as a radiologic data base for optimum implant orientation. *Journal of Prosthetic Dentistry,* 69, 381.

Wismeijer, D., Van Waas, M. A, J., Vermeeren, J. I. J. E, Mulder, J., & Kalk, W. (1999). Clinical and radiological results of patients treatment with three treatment modalities for overdentures on implants of the ITI-dental implant system. *Clinical Oral Implants Research,* 10, 297-306.

Wismeijer, D., Van Waas, M. A. J., Vermeeren, J. I. J. F, Mulder, J., & Kalk W. (1997). Patient satisfaction with implant-supported mandibular overdentures. A comparison of three treatment strategies on ITI-dental implants. *International Journal of Oral and Maxillofacial Surgery,* 26, 263-267.

Wismeijer, D., Vermeeren, J. I. J. E, van Waas, M. A. J. (1995). A 6.5-year evaluation of patient satisfaction and prosthetic aftercare in patient treatment using overdentures supported by ITI-implants. *International Journal of Oral & Maxillofacial Implants,* 10, 744-749.

Wismeijer, D., Vermeeren, J. I. J. R, van Waas, M. A. J. (1992). Patient satisfaction with overdentures supported by one-stage TPS implants. *International Journal of Oral & Maxillofacial Implants,* 7, 51-55.

Zarb, G. A. & Schmitt, A. (1990). The longitudinal clinical effectiveness of osseointegrated dental implants: The Toronto study. Part I: Surgical results. *Journal of Prosthetic Dentistry,* 63, 451-457.

3
Guia Cirúrgico e Modelo Diagnóstico

Hamid R. Shafie
Wolfram Stein
Amir Juzbasic

Alguns profissionais acreditam que a utilização de um guia cirúrgico para pacientes candidatos a *overdenture* é desnecessária. No entanto, a distribuição inadequada dos implantes nesses pacientes pode comprometer o desenho dos encaixes e a retenção da prótese, levando a dificuldades na sua confecção e na manutenção da boa higiene oral ao redor dos implantes e do sistema de encaixes (Figuras 3.1 e 3.2).

Como o tratamento com implantes é guiado pela prótese, o TPD deve desenhar e fazer o guia cirúrgico, e o guia deve ditar a posição dos implantes com base no sistema de encaixes planejado para o caso.

No entanto, ao colocar dois implantes e dois encaixes tipo botão de pressão na região anterior da mandíbula, o uso do guia cirúrgico pode ser substituído pelo emprego de um paralelômetro (Figura 3.3).

Se o desenho da *overdenture* inclui um sistema de encaixes tipo barra, é necessário o uso de um guia cirúrgico, pois a extensão da barra e sua relação sagital com o rebordo alveolar têm efeito direto sobre as propriedades mecânicas do

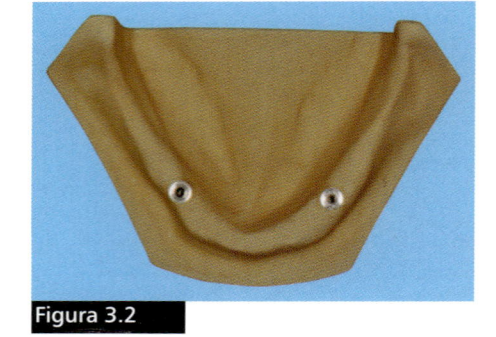

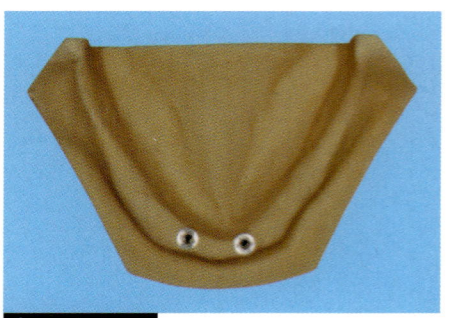

Figura 3.2

Figura 3.1

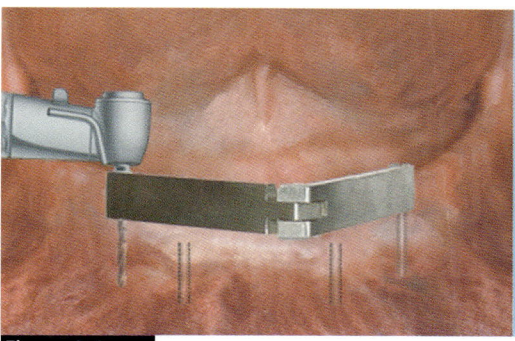

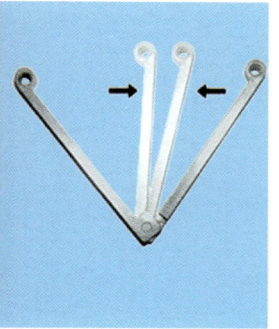

Figura 3.3

sistema de encaixes, bem como no prognóstico do tratamento em longo prazo.

Quando o tratamento do paciente exige uma *overdenture* rígida, não resiliente, fixa, mas destacável (prótese híbrida), é necessária a utilização de um guia cirúrgico preciso. Nessa situação, a distribuição dos implantes irá determinar a distância anteroposterior (distância AP) e a extensão do *cantilever* distal.

O guia cirúrgico é feito de acrílico e, em geral, é a duplicata da dentadura provisória do paciente (Figuras 3.4 e 3.5).

Deve-se evitar duplicar uma prótese total deficiente. Como regra, a prótese provisória deve preencher todos os pré-requisitos para servir como guia de uma nova prótese corretamente confeccionada.

Marca-se a localização dos implantes no guia cirúrgico e utiliza-se uma fresadora para fazer perfurações paralelas no acrílico (Figuras 3.6, 3.7 e 3.8).

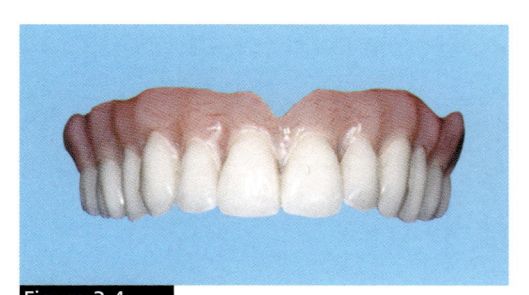

Figura 3.4

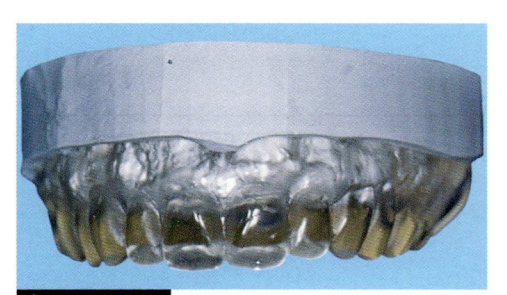

Figura 3.5

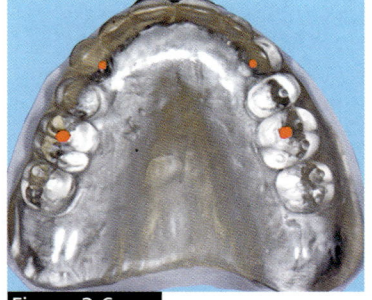

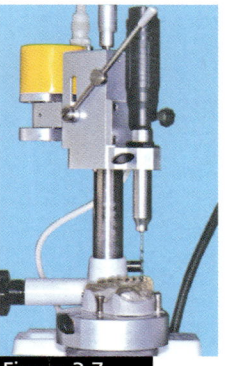

Figura 3.6

Figura 3.7

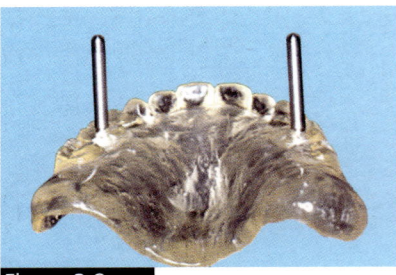

Figura 3.8

Recomenda-se a utilização de uma broca piloto de 3 mm para realizar as perfurações no acrílico; assim, quando o cirurgião iniciar o preparo da osteotomia com uma broca piloto de 2 mm, ela não entrará em contato com o acrílico. A broca deve passar pelas perfurações de maneira passiva. Do contrário, qualquer contato entre a broca e o acrílico poderia jogar partículas de acrílico para o interior do leito cirúrgico. A situação ideal é utilizar cilindros de titânio ou de aço inoxidável de 2,5 ou 3 mm inseridos no guia cirúrgico (Figura 3.9). Esses cilindros permitem que o cirurgião passe a broca piloto através dos tubos metálicos, e não diretamente pelas perfurações no acrílico. Esses cilindros devem ser instalados no acrílico respeitando as trajetórias corretas.

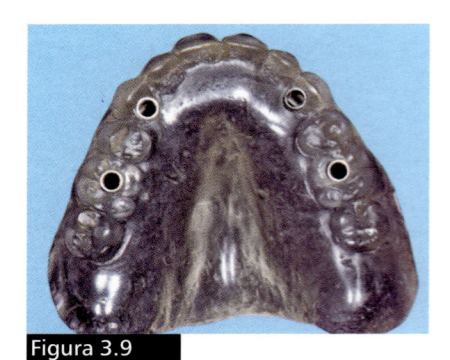

Figura 3.9

CLASSIFICAÇÃO DOS GUIAS CIRÚRGICOS

Os guias cirúrgicos são classificados com base em sua relação com os tecidos subjacentes, de acordo com a descrição a seguir.

Apoiados na gengiva

Tipicamente, o guia cirúrgico deve ser utilizado antes de realizar o retalho, já que o retalho afastado não permite que o guia se adapte perfeitamente sobre o leito cirúrgico. Esse tipo de guia é ideal para a técnica que utiliza o *punch* para biópsia (cirurgia sem retalho), bem como para a técnica com retalho com mínima deflexão (Figura 3.10).

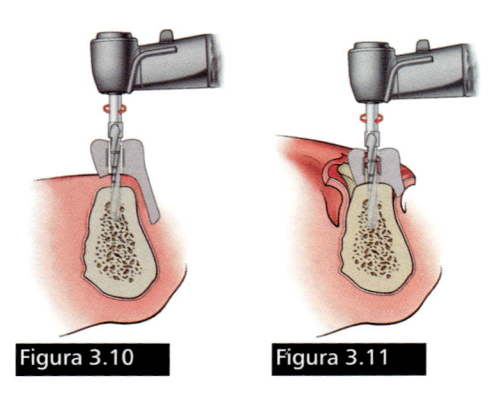

Figura 3.10   Figura 3.11

Apoiados no osso

Como o guia cirúrgico se encaixa perfeitamente sobre o osso, recomenda-se a realização de uma incisão de maior extensão sobre o rebordo e os retalhos completamente afastados (Figura 3.11). Devido à grande deflexão dos retalhos, as complicações pós-operatórias como a dor e o edema são maximizadas.

Podem ser confeccionados guias cirúrgicos mais precisos e sofisticados com base nos dados anatômicos obtidos por meio de uma TC (Figura 3.12).

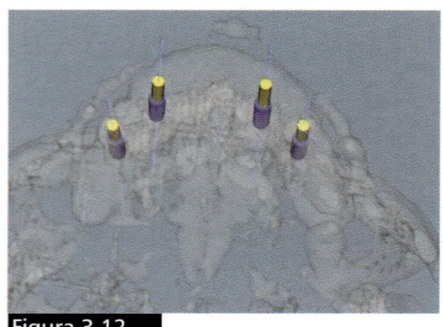

Figura 3.12

Existem muitas tecnologias diferentes para fabricar um guia cirúrgico por meio da TC. Algumas delas exigem que os moldes, modelos e dados da TC sejam enviados para um laboratório centralizado. A empresa med3D introduziu uma tecnologia que não necessita de laboratório centralizado. Qualquer laboratório de prótese pode fabricar um guia cirúrgico por meio dos dados da TC.

A tecnologia *Implant 3D* da med3D apresenta as seguintes vantagens:

- Visualização 2D e 3D em tempo real
- Transferência precisa dos dados do plano de tratamento para o guia cirúrgico
- Possibilidade de ler os dados da TC diretamente do CD-ROM (não é preciso uma central de processamento)
- Cinemática paralela do dispositivo de posicionamento, o que possibilita alta precisão e estabilidade
- Checagem fácil e rápida da calibração para cada paciente

COMPONENTES E VANTAGENS DA TECNOLOGIA MED3D

Software de planejamento Implant 3D

O *software* de planejamento 3D torna possível ao cirurgião-dentista analisar a TC em um formato DICOM-3 (Figura 3.13). Os arquivos DICOM são gravados em um CD-ROM pelo radiologista e enviados ao profissional.

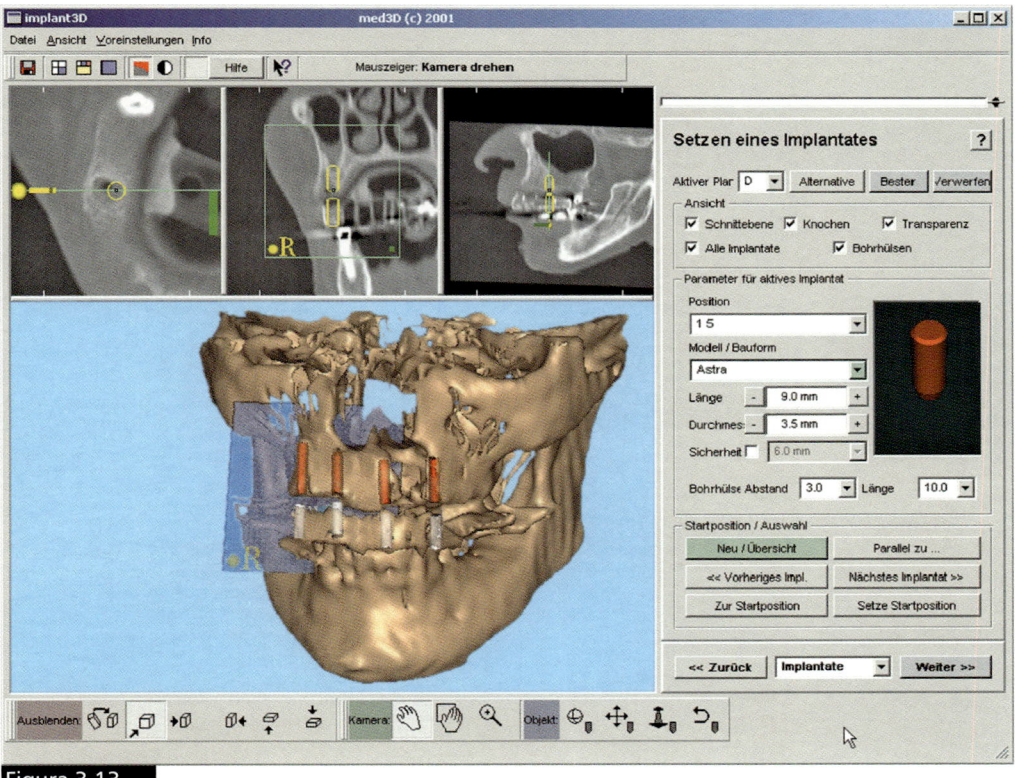

Figura 3.13

Durante o processo de obtenção da TC, recomenda-se que o paciente utilize um gabarito (modelo) com dentes com cobertura de sulfato de bário (radiopacos) (Ivoclar) (Figuras 3.14 e 3.15). Os limites dos dentes serão visíveis nas imagens da TC, fornecendo um ponto de referência extra ao cirurgião-dentista durante o processo de análise (Figura 3.16).

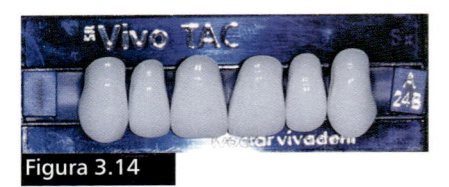

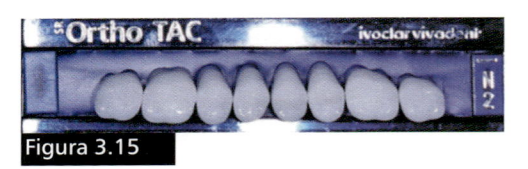

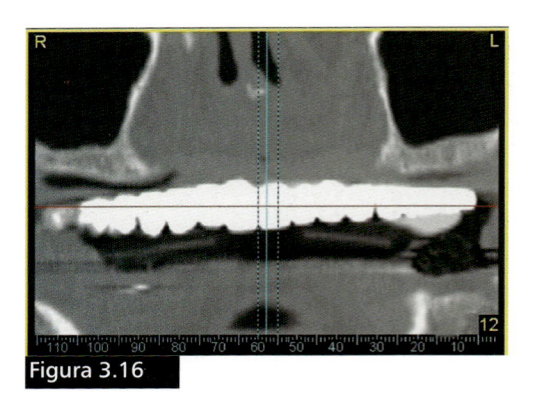

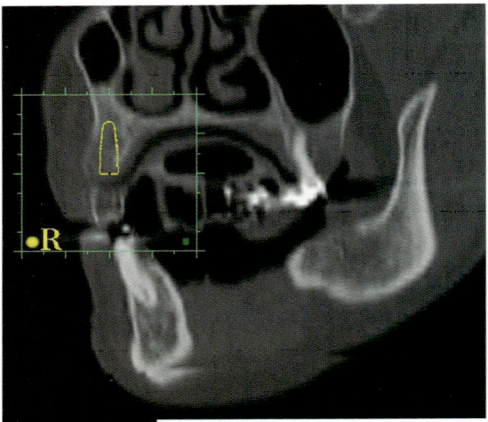

Figura 3.14

Figura 3.15

Figura 3.17

Figura 3.16

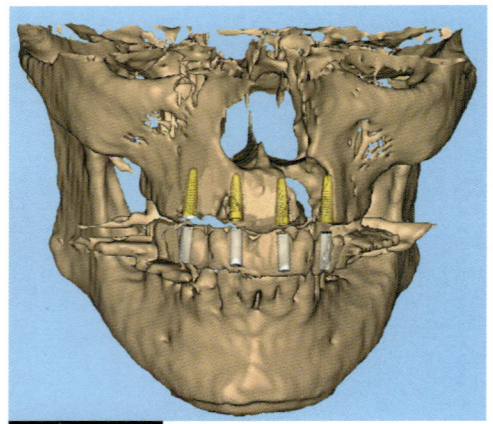

Figura 3.18

A dimensão e a geometria exatas do sistema mais popular de implantes foram incorporadas no *software* de planejamento da med3D – o *Implant 3D*. Isso permite ao profissional a possibilidade de desenvolver o plano de tratamento para o paciente com base na forma e dimensão reais do sistema de implantes selecionado (Figuras 3.17 e 3.18).

A maioria dos *softwares* para planejamento com base em TC possibilita que o cirurgião-dentista movimente apenas uma simulação de implante sobre as imagens do exame. No entanto, com o *software* da med3D, o cirurgião-dentista pode mover os ossos enquanto mantém o implante fixo em posição. A possibilidade de observar os dados a partir do "ponto de vista do implante" fornece uma excelente visão geral do osso ao redor do implante. O *software* permite que o cirurgião-dentista movimente o implante de forma livre e interativa em tempo real por meio das imagens de TC e o visualize em cortes 2D e em imagens 3D. Essa possibilidade permite que ele explore diferentes alternativas de tratamento.

Depois da seleção da posição, do comprimento, do diâmetro e do tipo de produto a serem utilizados para cada implante, é gerado um plano de perfurações para o dispositivo de posicionamento.

Autômato estacionário ou dispositivo de posicionamento X1

A George Schick Dental Company e a med3D desenvolveram um dispositivo posicionador para a colocação dos tubos de titânio no guia cirúrgico acrílico. Esse dispositivo transfere as posições ideais, mas virtuais, dos implantes do *software* de planejamento para o guia cirúrgico.

O aparelho possui uma estrutura paralela que fornece excelente força mecânica e precisão na transferência dos dados para o guia cirúrgico (Figura 3.19).

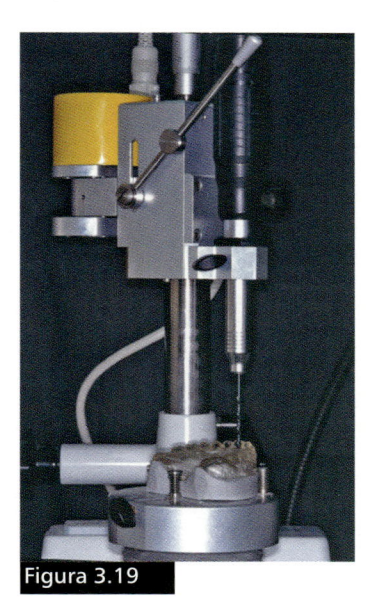

Figura 3.19

PASSOS DO PROCEDIMENTO

1. Utilizar o *software* para gerar uma impressão que mostre os detalhes do plano de perfuração.
2. Enviar por e-mail ou fax o plano de perfuração para o laboratório de prótese que possui o dispositivo de posicionamento. Esse plano descreve a posição de cada implante, bem como o comprimento apropriado para cada uma das seis pernas do dispositivo de posicionamento. O comprimento de cada perna é ajustável e individualizado para cada paciente com base nos dados gerados pelo *software*.
3. Iniciar a perfuração do guia cirúrgico acrílico utilizando a fresadora já montada acoplada ao dispositivo de posicionamento.
4. Inserir um porta-tubos para manter o tubo de titânio em posição enquanto ele é colado permanentemente ao guia acrílico com cola instantânea ou acrílico autopolimerizável.

Observação: Para o procedimento cirúrgico, é necessário apenas o guia cirúrgico pronto; o *software* e o dispositivo de posicionamento não são necessários durante a cirurgia.

LEITURAS RECOMENDADAS

Barteaux, L., Daelemans, P., & Malevez, C. (2004). A surgical stent for the Branemark Novum bone reduction procedure. *Clinical Implant Dentistry& Related Research*, 6(4), 210–21.

Chiche, G. J., Block, M. S., & Pinault, A. (1989). Implant surgical template for partially edentulous patients. *International Journal of Oral&Maxillofacial Implants*, 4, 289.

Cowan, P.W. (1990). Surgical templates for the placement of osseointegrated implants. *Quintessence International*, 21, 391.

Di Giacomo, G. A., Cury, P. R., de Araujo, N. S., SendykW. R.,&Sendyk, C. L. (2005). Clinical application of stereolithographic surgical guides for implant placement: preliminary results. *Journal of Periodontology*, Apr, 76(4), 503–7.

Fortin, T., Bosson, J. L., Coudert, J. L., & Isidori, M. (2003). Reliability of preoperative planning of an image-guided system for oral implant placement based on 3-dimensional images: an in vivo study. *International Journal of Oral&Maxillofacial Implants*, Nov–Dec, 18(6), 886–93.

Fortin, T., Champleboux, G., Lormee, J., Coudert, J. L. (2000). Precise dental implant placement in bone using surgical guides in conjunction with medical imaging techniques. *Journal of Oral Implantology*, 26(4), 300–3.

Fortin, T., Coudert, J. L., Champleboux, G., Sautot, P., & Lavallee, S. (1995). Computer-assisted dental implant surgery using computed tomography. *Journal of Image Guided Surgery*, 1(1), 53–8.

Fortin, T., Isidori, M., Blanchet, E., Perriat, M., Bouchet, H., & Coudert, J. L. (2004). An imageguided system-drilled surgical template and trephine guide pin to make treatment of completely edentulous patients easier: a clinical report on immediate loading. *Clinical Implant Dentistry & Related Research*, 6(2), 111–9.

Johnson, C. M., Lewandowski, J. A., & McKinney, J. F. (1988). A surgical template for aligned placement of the osseointegrated implant. *Journal of Prosthetic Dentistry*, 59, 684.

Kitai, N., Yasuda, Y., & Takada, K. (2002). A stent fabricated on a selectively colored stereolithographic model for placement of orthodontic mini-implants. *International Journal of Adult Orthodontics and Orthognathic Surgery*, 17(4), 264–6.

Kopp, K. C., Koslow, A. H., & Abdo, O. S. (2003). Predictable implant placement with a diagnostic/surgical template and advanced radiographic imaging. *Journal of Prosthetic Dentistry*, Jun, 89(6), 611–5.

Morea, C., Dominquez, G. C., Wuo Ado, V., & Toramano, A. (2005). Surgical guide for optimal positioning of mini-implants. *Journal of Clinical Orthodontics*, 39(5), 317–21.

Ng, F. C., Ho, K. H., & Wexler, A. (2005). Computerassisted navigational surgery enhances safety in dental implantology. Annals of the Academy of Medicine, Singapore. Jun, 34(5), 383–8.

Owings, J. R., Jr. (2003). Virtual imaging guiding implant surgery. *Compendium of Continuing Education in Dentistry*, May, 24(5), 333–6, 338, 340 passim, quiz 344.

Sarment, D. P., Sukovic, P., & Clinthorne, N. (2003). Accuracy of implant placement with a stereolithographic surgical guide. *International Journal of Oral & Maxillofacial Implants*, Jul–Aug, 18(4), 571–7.

Spiekermann, H., Donath, K., Hassell, T., Jovanovic, S., & Richter, J. *Color Atlas of Dental Medicine: Implantology*. Special diagnosis for implant patients (pp. 118–119). New York: Thieme Medical Publishers, Inc, 1995.

Tardieu, P. B., Vrielinck, L., & Escolano, E. (2003). Computer-assisted implant placement. A case report: treatment of the mandible. *International Journal of Oral & Maxillofacial Implants*, Jul–Aug, 18(4), 599–604.

ated}

4
Princípios da Seleção dos Encaixes

Hamid R. Shafie

Um dos assuntos que mais confunde os cirurgiões-dentistas é a escolha do sistema de encaixe mais apropriado para cada caso de *overdenture* sobre implantes. Em geral são feitas muitas perguntas quanto à seleção dos encaixes certos. Primeiramente, qual encaixe se deve usar? Qual seria melhor, botão ou barra? Dependendo das respostas a tais questões, seguem-se mais interrogações. Por exemplo, qual tipo de barra ou botão será melhor para este caso em particular?

Conhecer as propriedades mecânicas e as características de distribuição de carga dos diferentes encaixes é a maneira mais fácil de determinar qual deles utilizar. A maioria dos encaixes existentes apresenta diferentes níveis de resiliência. A resiliência dos encaixes está associada ao movimento entre o pilar e a prótese em uma ou mais direções predeterminadas. Quanto maior o número de direções ou planos nos quais a prótese se move, menos estresse é colocado sobre o implante, transferindo, por sua vez, mais forças para o rebordo residual. Assim, o encaixe é mais resiliente.

Os vários movimentos permitidos pelos encaixes resilientes
- *Movimento Vertical:* A prótese pode mover-se inteiramente de encontro à mucosa. Esse tipo de movimento resulta na distribuição das cargas e do suporte por toda a extensão anterior e posterior do rebordo alveolar. Tipicamente, o movimento é interrompido pela estrutura de suporte do rebordo alveolar; isto é, tão logo a prótese entra em contato com o rebordo e ultrapassa a resiliência do tecido mole, ela para.
- *Movimento de Charneira (ou dobradiça):* O movimento de charneira é aquele no qual a prótese revolve ao redor de um eixo constituído pelos encaixes mais posteriores de cada lado do arco.
- *Movimento de Rotação:* Os movimentos de rotação permitem que a prótese rote ao redor de um eixo orientado anteroposteriormente. Sempre que as forças mastigatórias são aplicadas de um lado da prótese, ela rota ao redor da crista do rebordo, e o lado oposto rota para cima e para o centro do arco.
- *Translação e Giro ou Movimento de Cauda de Peixe:* Nesse tipo de movimento, a prótese move-se em uma direção anteroposterior ou bucolingual, sem qualquer rotação. A prótese, por sua vez, revolve ao redor de um eixo vertical.
- *Combinação dos Movimentos Anteriores*

TIPOS DE ENCAIXES QUANTO À RESILIÊNCIA

Encaixes rígidos, não resilientes

Não ocorrem movimentos entre o pilar e o implante. Quando se utiliza um sistema de encaixes rígido não resiliente, o implante recebe 100 % das forças mastigatórias, não havendo alívio para os implantes-suporte.

Esse tipo de encaixe é recomendado quando é possível realizar um número suficiente de implantes. Uma *overdenture* parafusada híbrida é um exemplo de encaixe rígido não resiliente.

Encaixes resilientes estritamente verticais

Esse tipo de encaixe fornece 5 a 10 % de alívio aos implantes-suporte, e a prótese pode se mover para cima e para baixo sem nenhum movimento lateral, de inclinação ou rotatório. Em outras palavras, o encaixe impede qualquer movimento de inclinação ou rotação.

Encaixes resilientes de Charneira

Esse tipo de encaixe resiste a quaisquer forças de inclinação, rotação e deslizamento. Os encaixes resilientes de charneira fornecem 30 a 35 % de alívio da carga para os implantes-suporte. Sempre que se utiliza um encaixe que possibilita resiliência em charneira, os componentes verticais das forças mastigatórias são divididos entre os encaixes e a porção posterior do rebordo residual – o sulco bucal e o trígono retromolar. Uma barra de Hader ou qualquer outro tipo de barra de secção circular pode disponibilizar esse tipo de resiliência. (Ver Figuras 6.23 a 6.27.)

Encaixes resilientes combinados

Os encaixes desse tipo permitem movimentos irrestritos verticais e de charneira. Eles transferem uniformemente o componente vertical das forças mastigatórias por toda a extensão do rebordo residual. Sempre que se utiliza esse tipo de encaixe, aumenta-se o suporte tecidual da prótese durante a mastigação. Não importa em que local a força é aplicada sobre a *overdenture*, o rebordo recebe o componente vertical dessa força. Esse tipo de encaixe oferece 45 a 55 % de alívio da carga sobre os implantes-suporte. A barra Dolder (com secção oval) é um encaixe resiliente combinado (Figura 6.30).

Encaixes resilientes de rotação

Esse tipo de encaixe permite os movimentos verticais, de charneira e de rotação. São utilizados para que a prótese possa se movimentar verticalmente e em charneira, ao mesmo tempo em que rota ao redor do plano sagital. Os encaixes resilientes de rotação transferem os componentes vertical e horizontal das forças mastigatórias para o rebordo residual. Os movimentos da prótese são determinados pela localização, direção e magnitude das forças que foram aplicadas a ela. Em geral esse tipo de encaixe oferece 75 a 85 % de alívio da carga para os implantes-suporte. Alguns dos encaixes tipo botão de pressão (encaixes pré-fabricados individuais) oferecem resiliência de rotação. (Ver Capítulo 5.)

Encaixes resilientes universais

Esses encaixes permitem os movimentos verticais, de charneira, de translação e de rotação. Basicamente, observam-se todos os tipos de movimento; o encaixe oferece resistência apenas a movimentos afastados da mucosa. Esse tipo de encaixe oferece 95 % de alívio da carga para os implantes-suporte. Os encaixes magnéticos são o melhor exemplo de encaixes resilientes universais.

CRITÉRIOS PARA SELEÇÃO DOS ENCAIXES

- Osso disponível
- Expectativas do paciente quanto à prótese
- Possibilidade financeira do paciente de pagar pelo tratamento
- Preferência pessoal e experiência clínica do cirurgião-dentista
- Experiência e conhecimento do TPD

Pacientes que apresentam reabsorção avançada da crista alveolar são bons candidatos a encaixes tipo barra ou telescópicos. Esses encaixes oferecem uma quantidade razoável de estabilidade horizontal.

Os pacientes que apresentam mínima reabsorção da crista alveolar são bons candidatos a encaixes tipo botão de pressão ou magnéticos. Os magnetos promovem menor retenção quando comparados aos outros encaixes, perdendo sua capacidade de retenção inicial muito rapidamente. Os encaixes tipo botão de pressão são ideais para pacientes que possuem crista alveolar estreita, pois nesses casos a barra poderia interferir no espaço da língua.

DIFERENTES SISTEMAS DE ENCAIXE

- Barra e clipe
- Botão de pressão
- Magnetos
- Casquetes telescópicos (rígidos ou não rígidos)

Os casquetes telescópicos rígidos transferem a maior parte das forças mastigatórias para os implantes-suporte. Isso faz com que aumente o risco de fadiga dos implantes ou de seus componentes. Sistemas de encaixe rígidos ou minimamente resilientes transferem mínima carga para a parte posterior da crista alveolar; assim, o paciente apresenta a menor reabsorção do osso alveolar.

FATORES QUE INFLUENCIAM O DESENHO E O NÍVEL DE RESILIÊNCIA DO SISTEMA DE ENCAIXE

- Forma do arco
- Distribuição dos implantes no arco
- Comprimento dos implantes e quantidade de interface implante/osso
- Distância entre o implante mais anterior e o mais posterior

CONSIDERAÇÕES BIOMECÂNICAS

Uma hipótese sugeriu que a barra que conecta os implantes deve ser paralela ao eixo de charneira; essa regra foi seguida por muitos cirurgiões-dentistas, mas nenhum estudo sustentava essa idéia. Um estudo longitudinal (de 5 a 15 anos) analisou a influência da colocação da barra paralelamente ao eixo de charneira sobre os parâmetros peri-implantares, incluindo o nível de encaixe clínico. O resultado do tipo de retenção, unida ou não, também foi avaliado. Não foi encontrada correlação significativa. (Ver Capítulo 6.)

EXTENSÃO DISTAL DA BARRA

As extensões distais fornecem um alto nível de estabilidade contra forças laterais, particularmente na mandíbula, e podem proteger o tecido suscetível à sustentação da prótese das forças das cargas mastigatórias. Elas não devem se estender além da posição do primeiro pré-molar na prótese inferior e não podem compensar um segmento central curto. Quando são utilizadas extensões distais, os efeitos de melhor distribuição de forças pelos implantes unidos desaparecem. Nessa situação, os padrões de força são semelhantes àqueles que ocorrem em implantes não unidos.

DISTRIBUIÇÃO DA CARGA EM ENCAIXES TIPO BOTÃO DE PRESSÃO VS. TIPO BARRA

O estudo *in vivo* realizado por Menicucci e colegas demonstrou que os encaixes tipo bola deviam ser preferidos, pois fornecem uma melhor distribuição da carga pela região posterior do osso mandibular.

Stern e colegas, por meio de uma série de medições de força em três dimensões em dois implantes Strauman infraforaminais em pacientes completamente edêntulos, não demonstraram diferenças significativas entre os diferentes sistemas de encaixe e mecanismos de retenção.

BIOMECÂNICA DA *OVERDENTURE* MAXILAR

Um estudo piloto realizado por Stern e colegas comparou várias medições *in vivo* de implantes maxilares, sustentando uma *overdenture* fixa ou uma *overdenture* com conexão tipo barra rígida. Foram encontradas magnitudes e padrões de força comparáveis. Isso sugere que uma barra rígida com uma *overdenture* conectada comporta-se de maneira semelhante a uma *overdenture* fixa sob condições de carga.

LEITURAS RECOMENDADAS

Academy of Prosthodontics. (1999). *The Glossary of Prosthodontic Terms* (7th edition). *Journal of Prosthetic Dentistry*, 81, 41–110.

Adell, R., Lekholm, U., Rockler, B., et al. (1986). Marginal tissue reactions at osseointegrated titanium fixtures. Part 1. A 3-year longitudinal prospective study. *International Journal of Oral & Maxillofacial Surgery*, 1, 39–52.

Albrektsson T. & Zarb, G. A. (1998). Determinants of correct clinical reporting. *International Journal of Prosthodontics*, 11, 517–521.

Arvidson, K., Bystedt, H., Frykholm, A., et al. (1992). A 3-year clinical study of Astra dental implants in the treatment of edentulous mandibles. *International Journal of Oral & Maxillofacial Implants*, 7, 321–329.

Burns, D. R., Unger, J. W., Elswick, R. K. Jr., & Giglio, J. A. (1995). Prospective clinical evaluation of mandibular implant overdentures: Part II. Patient satisfaction and preference. *Journal of Prosthetic Dentistry*, 73, 364–369.

Carr, A. B. (1998). Successful long-term treatment outcomes in the field of osseointegrated implants: Prosthodontic determinants. *International Journal of Prosthodontics*, 11, 502–512.

Cochran, D. L. (1999). A comparison of endosseous dental implant surfaces. *Journal of Periodontology*, 70, 1523–1539.

Cochran, D. L. (2001). The scientific basis for and clinical experiences with Straumann implants including the ITI Dental Implant System: A consensus report. *Clinical Oral Implants Research*, 11(Supplement 1), 33–58.

Cox, J. F. & Zarb, G. A. (1987). The longitudinal clinical efficacy of osseointegrated dental implants. A 3-year report. *International Journal of Oral & Maxillofacial Implants*, 2, 91–100.

Davis, D. (1990). The role of implants in the treatment of edentulous patients. *International Journal of Prosthodontics*, 3, 42–50.

Davis, D. M. & Packer, M. E. (1999). Mandibular overdentures stabilized by Astra Tech implants with either ball attachments or magnets: 5-year results. *International Journal of Prosthodontics*, 12, 222–229.

de Grandmont, P., Feine, J. S., Tache, R., et al. (1994). Within-subject comparisons of implant-supported mandibular prostheses: Psychometric evaluation. *Journal of Dental Research*, 73, 1096–1104.

Engquist, B., Bergendall, T., Kallus, T., & Linden, U. (1988). A retrospective multicenter evaluation of osseointegrated implants supporting overdentures. *International Journal of Oral & Maxillofacial Implants*, 3, 129–134.

Ericsson, I., Randow, K., Nilner, K., & Peterson, A. (2000). Early functional loading of Branemark implants. 5-year clinical follow-up study. *Clinical Implant Dentistry and Related Research*, 2, 70–77.

Espositio, M., Coulthard, P., Worthington, H. V., Jokstad, A. (2000). Quality assessment of randomized controlled trials of oral implants. *International Journal of Oral & Maxillofacial Implants*, 16, 783–792.

Fourmousis, I. & Bragger, U. (1999). "Radiographic interpretation of peri-implant structures." In *Proceedings of the 3rd European Workshop on Periodontology-Implant Dentistry*, ed. Lang, N. P., Karring, T., & Lindhe, J. Chicago: Quintessence Publishing, 228–241.

Friberg, B., Sennerby, L., Linden, B., Grondahl, U. K., & Lekholm, U. (1999). Stability measurements of one-stage Branemark implants during healing in mandibles. A clinical resonance frequency analysis study. *International Journal of Oral & Maxillofacial Surgery*, 28, 266–272.

Glantz, P. O., & Nilner, K. (1997). Biomechanical aspects on overdenture treatment, *Journal of Dental Research*, 25(supplement I), 21–32.

Gotfredsen, K., Holm, B. (2000). Implant-supported mandibular overdentures retained with ball or bar attachments: A randomized prospective 5-year study. *International Journal of Prosthodontics*, 13, 125–130.

Heckmann, S. M., Winter, W., Meyer, M., Weber, H., & Wichmann, M. G. (2001). Overdenture attachment selection and the loading of implant and denture-bearing area. Part 2: A methodical study of implant and denture-bearing area. Part 2: A methodical study using five types of attachment. *Clinical Oral Implants Research*, 12, 640–647.

Heckmann, S., Farmand, M., & Wahl, G. (1993). Erste Erfahrungen mit Resilienzteleskopen bei der prothetetischen Versorgung enossaler Implantate. *Zeitschrif Zahnartzl Implantol*, 188–193.

Helkimo, M. (1979). Epidemiological surveys of dysfunction of the masticatory system. In *Temporomandibular Joint Function and Dysfunction*, ed. Zarb, G. A. & Carlsson, G. E. Munksgaard, Copenhagen: 175–192.

Hooghe, M. & Naert, I. (1997). Implant-supported overdentures: The Leuven experience. *Journal of Dentistry*, 25, 25–35.

Jemt, T., Chai, J., Harnett, J., et al. (1996). A 5-year prospective multicenter follow-up report on overdentures supported by osseointegrated implants. *International Journal of Oral&Maxillofacial Implants*, 11, 291–298.

Lekholm, U. & Zarb, G. A. (1985). Patient selection and preparation. In *Tissue Integrated Prostheses: Osseointegration in Clinical Dentistry*, ed. Branemark, P. I., Zarb, G. A., & Albrektsson, T. Chicago: Quintessence Publishing, 199–210.

Meijer, H. J. A., Kuper, J. H., Starmans, F. J. M., & Bosman, F. (1992). Stress distribution around dental implants: Influence of superstructure, length of implants, height of mandible. *Journal of Prosthetic Dentistry*, 68, 96–101.

Menicucci, G., Lorenzetti, M., Pera, P., & Preti, G. (1998). Mandibular implant-retained overdenture: Finite element analysis of two anchorage systems. *International Journal of Oral & Maxillofacial Implants*, 13, 369–376.

Mericske-Stern, R. (1988). Three-dimensional force measurements with mandibular overdentures connecting implants by ball-shaped retentive anchors. A clinical study. *International Journal of Oral & Maxillofacial Implants*, 13, 36–45.

Mericske-Stern, R. (1990). Clinical evaluation of overdenture restorations supported by osseointegrated titanium implants: A retrospective study. *International Journal of Oral&Maxillofacial Implants*, 5, 375–383.

Mericske-Stern, R. (1998). Treatment outcomes with implant-supported overdentures: Clinical considerations. *Journal of Prosthetic Dentistry*, 79, 66–73.

Mericske-Stern, R. (2003) Implant overdentures: The standard of care for edentulous patients. UK: Quintessence, 83–97.

Mericske-Stern, R., Piotti, M., & Sirtes, G. (1996). 3-D force measurements on mandibular implants supporting overdentures. A comparative study. *Clinical Oral Implant Research*, 7, 387–396.

Mericske-Stern, R., Venetz, E., & Fahrlander, F. (2000). In vivo force measurements on maxillary implants supporting a fixed prosthesis or an overdenture. Pilot study. *The Journal of Prosthetic Dentistry*, 84, 535–547.

Naert, I., De Clerq, M., Theuniers, G., & Schepers, E. (1988). Overdentures supported by osseointegrated fixtures for the edentulous mandible: A 2.5 year report. *International Journal of Oral&Maxillofacial Implants*, 3, 191–196.

Naert, I., Gizani, S., Vuylskeke, M., & van Steenberghe, D. (1999). A 5-year prospective randomized clinical trial on the influence of splinted and unsplinted oral implants retaining a mandibular overdenture: Prosthetic aspects and patient satisfaction. *Journal of Oral Rehabilitation*, 26, 195–202.

Naert, I., Gizani, S., Vuylsteke, M., & van Steenberghe, D. (1997). A randomized clinical trial on the influence of splinted and unsplinted oral implants in the mandibular overdenture therapy: A 3-year report. *Clinical Oral Investigations*, 1, 81–88.

Naert, I., Gizani, S., Vuylsteke, M., & van Steenberghe, D. (1998). A 5-year randomized clinical trial on the influence of splinted and unsplinted oral implants in the mandibular overdenture therapy. Part 1: Peri-implant outcome. *Clinical Oral Implants Research*, 9, 170–177.

Naert, I., Hooghe, M., Quirynen, M., & van Steenberghe D. (1997). The reliability of implantretained hinging overdentures for the fully edentulous mandible. An up to 9-year longitudinal study. *Clinical Oral Investigations*, 1, 119–124.

Naert, I., Quirynen, M., Hooghe, M., & van Steenberghe D. (1994). A comparative prospective study of splinted and unsplinted Branemark implants in mandibular overdenture therapy: A preliminary report. *Journal of Prosthetic Dentistry*, 72, 144–151.

Naert, I., Quirynen, M., van Steenberghe, D., Duchateau L.,&Darius, P. (1990). A comparative study between Branemark and IMZ implants supporting overdentures: Prosthetic considerations. In *Tissue Integration in Oral Orthopaedic and Maxillofacial Reconstruction*, ed. Laney, W. R. & Tolman, D. E. Chicago: Quintessence Publishing, 179–193.

Oetterli, M., Kiener, P., &Mericske-Stern, R. (2001). A longitudinal study on mandibular implants supporting an overdenture: The influence of retention mechanism and anatomic-prosthetic variables on peri-implant parameters. *The International Journal of Prosthodontics*, 14, 536–542.

Payne, A. G. T., Solomons Y. F., Lownie, J. F. (1999). Standardization of radiographs for mandibular implant-supported overdentures: Review and innovation. *Clinical Oral Implants Research*, 10, 307–319.

Payne, A. G. T., Solomons, Y. F., Lownie, J. F., & Tawse-Smith, A. (2001). Inter-abutment and periabutment mucosal enlargement with mandibular implant overdentures. *Clinical Oral Implants Research*, 13, 179–187.

Payne, A. G. T., Tawse-Smith, A., Duncan, W. J., Kumara, R., (2002). Conventional and early loading of unsplinted ITI implants supporting mandibular ovedentures: Two-year results of a prospective randomized clinical trial. *Clinical Oral Implants Research*, 13, 603–609.

Payne, A. G. T., Tawse-Smith, A., Duncan, W., &Kumara, R. (2002). Early loading of unsplinted ITI implants supporting mandibular overdentures: Two-year results of a randomized controlled trial. *Clinical Oral Implants Research*, 13, 603–609.

Payne, A. G. T., Tawse-Smith, A., Kumara, R., Thomson, W. M. (2001). One-year prospective evaluation of the early loading of unsplinted conical Branemark fixtures with mandibular overdentures: A preliminary report. *Clinical Implant Dentistry and Related Research*, 3, 9–18.

Petropoulous, V., Smith,W., &Kousvelati, E. (1997). Comparison of retention and release periods for implant overdentures attachments. *International Journal of Oral & Maxillofacial Implants*, 12, 176–185.

Quirynen, M., Naert, I., van Steenberghe, D., & Nys L. (1992). A study of 589 consecutive implants supporting complete fixed prostheses. Part 1: Periodontal aspects. *Journal of Prosthetic Dentistry*, 68, 655–663.

Quirynen, M., Naert, I., van Steenberghe, D., et al. (1990). Periodontal aspects of Branemark and IMZ implants supporting overdentures: A comparative study. In *Tissue Integration in Oral Orthopaedic and Maxillofacial Reconstruction*, ed. Laney, W. R. & Tolman, D. E. Chicago: Quintessence Publishing, 80–92.

Quirynen, M., van Steenberghe, D., Jacobs, R., et al. (1991). The reliability of pocket probing around screw-type implants. *Clinical Oral Implants Research*, 2, 186–192.

Schmitt, A. & Zarb, G. A. (1998). The notion of implant-supported overdentures. *Journal of Prosthetic Dentistry*, 79, 60–65.

Spiekermann H. Implantology. In *Color Atlas of Dental Medicine*, ed. Rateitschak, K. H. &Wolf, H. F. New York: Thieme Medical Publishers, 1995.

Sul,Y. T., Johansson, C. B., Jeong,Y.,Wennerberg, A., & Albrektsson, T. (2002). Resonance frequency and removal torque analysis of implants with turned and anodized surface oxides. *Clinical Oral Implants Research*, 13, 252–259.

Szmukler-Moncler, S., Piattelli, A., Favero, G. A., & Dubruille, J. H. (2000). Considerations preliminary to the application of early and immediate loading protocols in dental implantology. *Clinical Oral Implants Research*, 11, 12–25.

Tawse-Smith, A., Duncan,W., Payne, A. G. T., Thomson, W. M.,&Wennstrom, J. L. (2002). Effectiveness of electric toothbrushes in peri-implant maintenance of mandibular implant overdentures. *Journal of Clinical Periodontology*, 29, 275–280.

Tawse-Smith, A., Payne, A. G. T, Kumara, R., & Thomson, W. M. (2002). Early loading on unsplinted implants supporting mandibular overdentures using a one-stage operative procedure with two different implant systems: A 2-year report. *Clinical Implant Dentistry and Related Research*, 4, 33–42.

Tawse-Smith, A., Payne, A. G. T., Kumara, R., Thomson, W. M. (2001). A one-stage operative procedure using 2 different implant systems: A prospective study on implant overdentures in the edentulous mandible. *Clinical Implant Dentistry and Related Research*, 3, 185–193.

van Kampen, F. M. C, van der Bilt, A., Cune, M. S., & Bosman, F. (2002). The influence of various attachment types in mandibular implant-retained overdentures on maximum bite force and EMG. *Journal of Dental Research*, 81, 170–173.

van Steenberghe, D., Quirynen, M., Calberson, L., & Demanet M. (1987). Prospective evaluation of the fate of 697 consecutive intra-oral fixtures ad modum Branemark in the rehabilitation of edentulism. *Journal of Head and Neck Pathology*, 6, 52–58.

Versteegh, P. A., van Beek, G. J., Slagter, A. P., & Ottervanger, J. P. (1995). Clinical evaluation of mandibular overdentures supported by osseointegrated implants. *International Journal of Oral & Maxillofacial Implants*, 10, 595–603.

Watson, G., Payne, A. G. T., Purton, D. G., & Thomson, W.G. (2002). Mandibular implant overdentures: Comparative evaluation of the prosthodontic maintenance during the first year of service using three different systems. *International Journal of Prosthodontics*, 15, 259–266.

Wismeijer, D., van Waas, M. A. J., Mulder, J., Vermeeren, J. I. J. F., & Kalk,W. (1999). Clinical and radiological results of patients treated with three treatment modalities for overdentures on implants of the ITI Dental Implant System. *Clinical Oral Implants Research*, 10, 297–306.

Zarb, G. A. (1982). Oral motor patterns and their relation to oral prostheses. *Journal of Prosthetic Dentistry*, 47, 472–478.

Zarb, G. A. (1983). The edentulous milieu. *Journal of Prosthetic Dentistry*, 49, 825–831.

5
Encaixes Tipo Botão de Pressão

Hamid R. Shafie
James Ellison

Os encaixes tipo botão de pressão estão no mercado há várias décadas. Eles são muito simples de utilizar e fornecem retenção e estabilidade razoáveis para as *overdentures* sobre implantes.

CONSIDERAÇÕES IMPORTANTES QUANTO AO ALINHAMENTO DOS ENCAIXES TIPO BOTÃO DE PRESSÃO

- *Relação entre os encaixes:* É importante que os encaixes tipo botão de pressão estejam paralelos entre si. Alguns encaixes de junção universal (bola e soquete) podem apresentar falta de paralelismo de até 5 a 7 graus entre si e ainda funcionar adequadamente.
- *Relação entre os encaixes e a via de inserção:* Os encaixes não devem interferir na via de inserção da *overdenture*.
- *Altura dos encaixes:* Alcançar o alinhamento ideal é muito mais difícil com os encaixes mais altos do que com os mais baixos.

ENCAIXE ERA

O encaixe ERA é um encaixe tipo botão de pressão resiliente que fornece resiliência de charneira e vertical (Figura 5.1). O componente fixo desse encaixe é feito de liga de titânio com a fêmea recoberta com nitrito de titânio para reduzir o desgaste do encaixe. O componente fêmea apresenta-se em diferentes alturas de acordo com a espessura gengi-

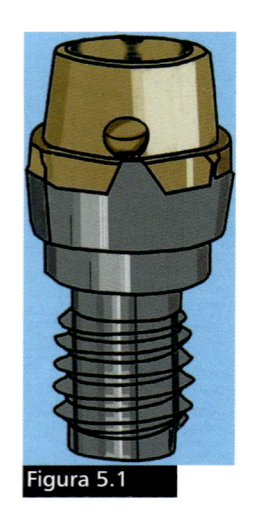

Figura 5.1

val: 2 mm, 3 mm e 5 mm. O componente macho, em *nylon*, é capturado no acrílico da prótese total. Seis códigos de cores dos machos correspondem a seis níveis de retenção. São eles – do menos retentivo para o mais retentivo – branco, laranja, azul, cinza, amarelo e vermelho (Figuras 5.2 e 5.3).

Uma jaqueta metálica opcional aloja esses componentes de *nylon*, e esse suporte é preparado acoplando-se o macho de cor preta. O macho preto é levemente mais alto (0,4 mm) do que os machos finais. Diferentemente dos outros encaixes resilientes que possuem um espaçador separado que se encaixa entre o macho e a fêmea durante o processamento, o ERA possui um espaçador construído dentro do macho preto. Assim, quando o macho preto é processado no interior da prótese, removido com o auxílio de instrumentos especiais e substituído por um dos machos finais, existe um espaço vazio de 0,4 mm entre o macho e a fêmea. Esse procedimento cria uma resiliência vertical verdadeira e permite uma função de charneira. A altura total do macho é de 3 mm e sua largura é de 4,3 mm. A versão micro apresenta altura de somente 2 mm e largura de 3,4 mm.

O macho do encaixe (Figuras 5.4 e 5.5) acomoda quatro diferentes trajetórias de implantes: uma peça única com trajetória de zero grau, uma peça dupla com trajetória de 5 graus, uma peça dupla com trajetória de 11 graus e uma peça dupla com trajetória de 17 graus. O macho está disponível para uso com diferentes sistemas de implante.

A fêmea do componente de peça única com zero grau é rosqueada diretamente no implan-

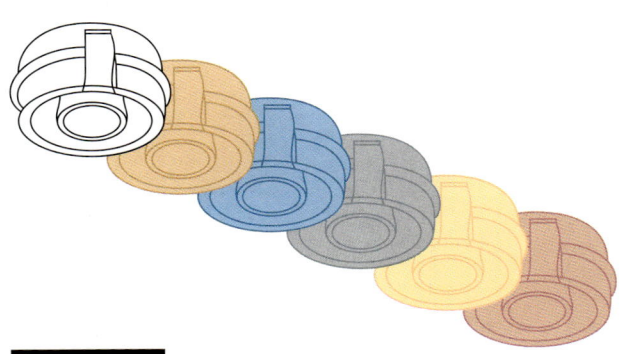

Figura 5.2

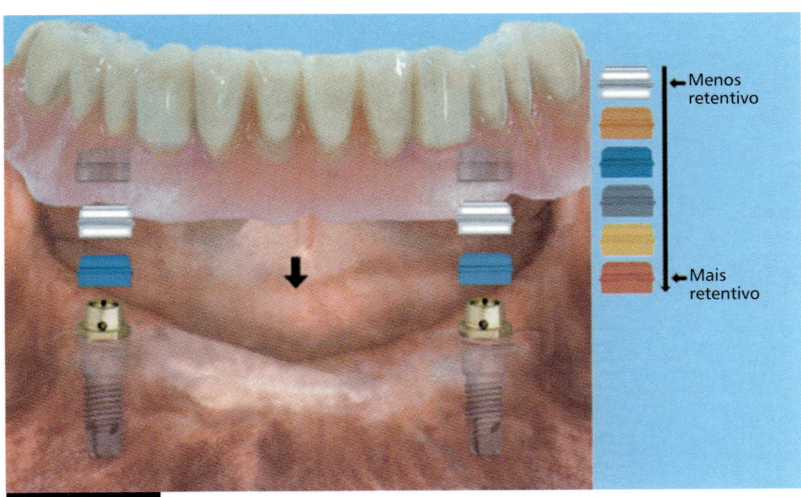

Figura 5.3

Figura 5.4

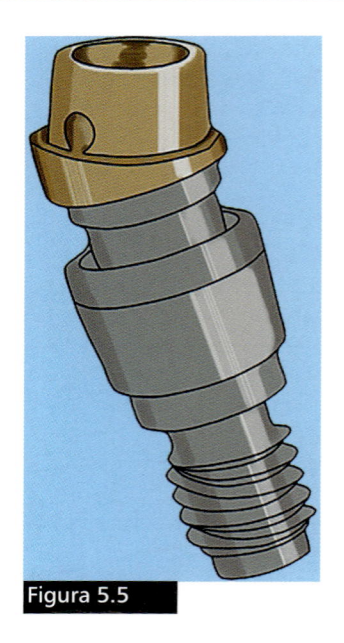

Figura 5.5

te. A do componente de peça dupla angulado possui um pilar que constitui uma base polida e um componente fêmea com cobertura de nitrito de titânio. O pilar base é rosqueado diretamente no implante, e a fêmea angulada é cimentada ao pilar com cimento resinoso ou cimento de ionômero de vidro resinoso.

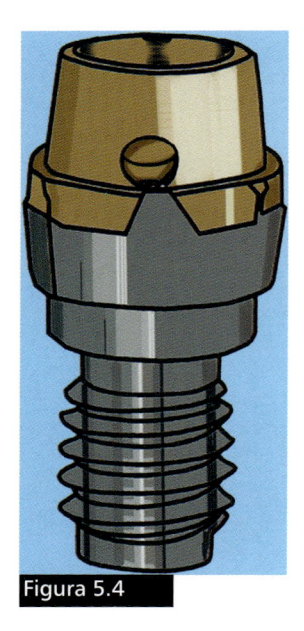

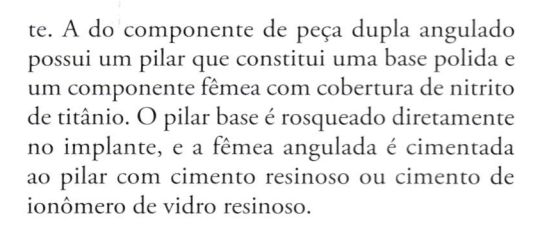

Procedimento para utilização no consultório

1. Selecionar o pilar ERA apropriado de acordo com o sistema de implante utilizado para o paciente.
2. Medir a espessura do tecido mole e selecionar o pilar com altura correta. Quando o pilar estiver completamente apertado no implante, os orifícios laterais de drenagem devem estar acima ou no nível da superfície do tecido.
3. Os pilares ERA devem estar paralelos na boca. A trajetória dos implantes e a relação entre eles determinará a escolha entre os pilares fêmea de peça única com zero grau e os pilares de peça dupla com angulações de 5, 11 ou 17 graus. Existem dois métodos para determinar a angulação entre a trajetória dos implantes-suporte que ajudam o cirurgião-dentista a definir a angulação correta dos pilares ERA:
   - Usando alinhadores manuais plásticos ERA: parafusar completamente o alinhador da fêmea de peça única com zero grau no implante utilizando apenas a pressão dos dedos (Figuras 5.6, 5.7, 5.8, 5.9 e 5.10).

   Repetir esse passo em todos os implantes-suporte. A seguir, observe a trajetória de cada implante. Se pelo menos um implante estiver posicionado na via de inserção correta da *overdenture*, utilize esse implante como guia para tornar os outros pilares paralelos a ele ou dentro de pelo menos 5 graus de tolerância fora de paralelismo (Figura 5.11). Se nenhum dos implantes estiver posicionado na via de inserção correta, realize uma moldagem de captura e confeccione um modelo mestre. Após, utilize um medidor para deter-

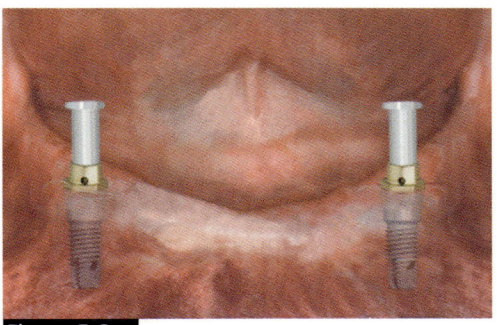

Figura 5.6

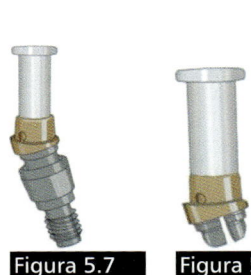

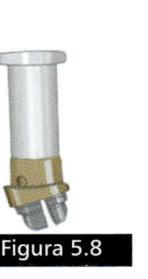

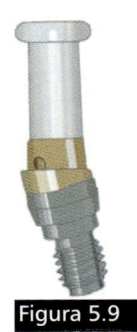

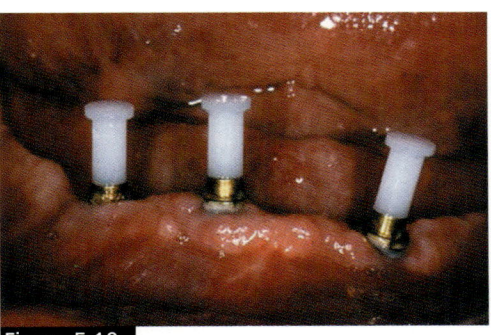

Figura 5.7

Figura 5.8

Figura 5.9

Figura 5.10

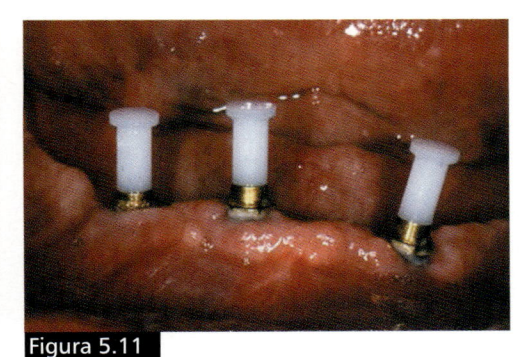

Figura 5.11

minar a discrepância entre as trajetórias dos implantes-suporte.

- *Usando o Kit de postes para Correção de Angulação ERA:* existem quatro postes metálicos de alinhamentos diferentes (0, 5, 11 e 17 graus) que podem ser utilizados para determinar a discrepância entre a trajetória dos implantes-suporte. Os postes são fabricados em titânio polido. Esses postes podem ser inseridos nas roscas da maioria dos sistemas de implante. Eles não possuem padrão de rosca, apenas um pino liso que desliza no interior do orifício do parafuso do implante. Após a inserção do poste no implante, girar manualmente até que ele atinja a trajetória ideal alinhada com a via de inserção da *overdenture*. Selecionar o pilar fêmea com angulação apropriada para cada implante, checando a marca a *laser* em cada poste.

4. Após selecionar o pilar fêmea adequado, utilizar uma peça de colocação de pilar ERA e uma chave de torque de 20 Ncm para atarraxar e apertar os pilares de zero grau, bem como as bases dos pilares fêmea angulados de peça dupla. Ao utilizar os pilares ERA, marcar a relação apropriada entre as duas peças com uma caneta marcadora permanente após apertar a peça inferior com um torque de 20 Ncm (Figura 5.12).

Para colocar a peça superior (a parte dourada de nitrito de titânio), coloque um guia plástico na fêmea de angulação selecionada. A retenção da fêmea angulada na base foi desenvolvida para segurar leve o suficiente para permanecer em posição durante a orientação de alinhamento. Utilizar um cimento forte (Fuji Plus, GC ou ERA Lock Cement) para unir as

Figura 5.12

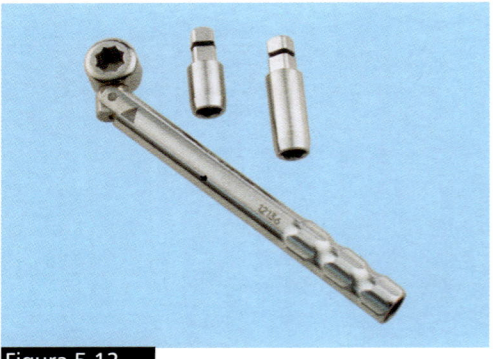

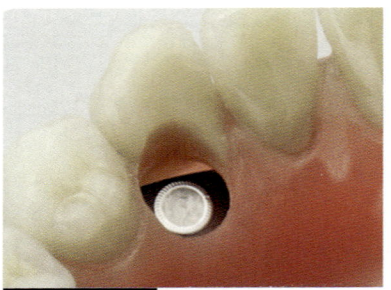

Figura 5.15

duas peças de acordo com a marcação feita com caneta.
5. Utilizar uma broca carbide grande de laboratório para fazer um orifício na base da prótese, justamente acima de cada encaixe ERA (Figura 5.13). Continuar o orifício em direção ao flanco lingual e criar uma janela (Figura 5.14). Esse orifício deve ser grande o suficiente para inserir uma jaqueta metálica pré-carregada sobre o pilar fêmea sem que haja contato entre a jaqueta metálica e a base da prótese (Figura 5.15).
6. Selecionar um macho preto, que já vem colocado (pré-carregado) na jaqueta metálica, e posicionar sobre cada pilar fêmea (Figura 5.16). Bloquear qualquer superfície ainda exposta dos pilares ou qualquer retenção potencial com pequenos pedaços de borracha de dique, cera utilidade ou resina para isolamento (Figura 5.17).

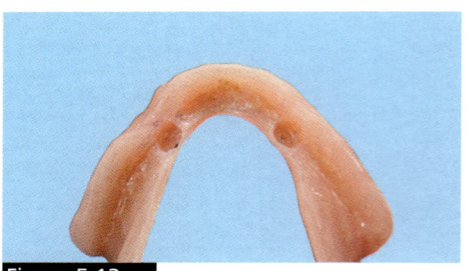

Figura 5.13

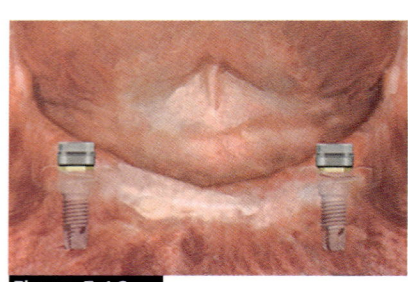

Figura 5.16

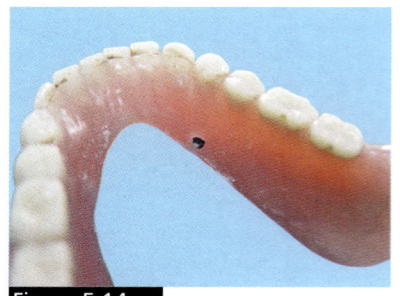

Figura 5.14

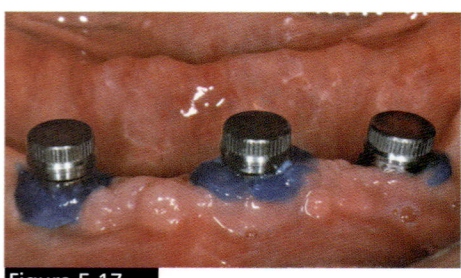

Figura 5.17

Figura 5.18

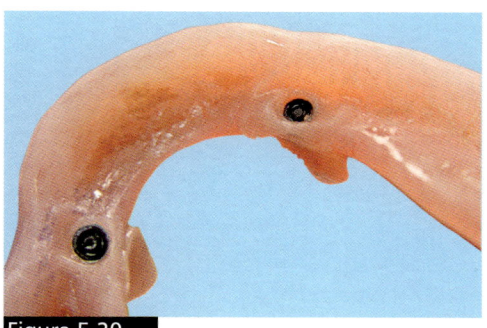

Figura 5.20

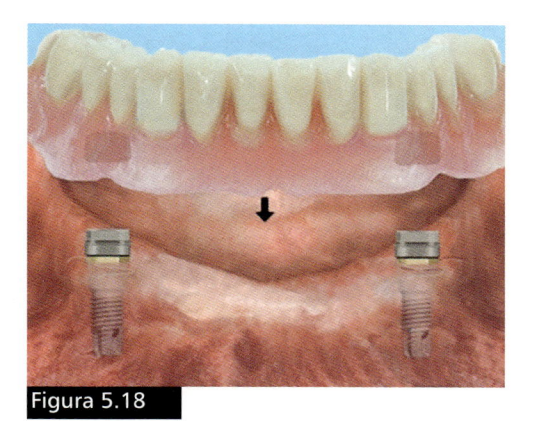

7. Posicionar a prótese e verificar se não há contato entre o encaixe e a base da prótese (Figura 5.18). Se houver interferência, aliviar a base da prótese com uma broca.
8. Aplicar acrílico autopolimerizável ao redor e sobre cada jaqueta metálica, bem como no interior dos orifícios da base da prótese (Figura 5.19). Assegure-se de que a retenção externa na superfície da jaqueta metálica está completamente coberta pelo acrílico. Posicionar a prótese na boca do paciente sobre os encaixes e guiá-lo em máxima intercuspidação, mas sem permitir que ele feche firmemente a boca. Isso pode provocar posicionamento incorreto dos machos em relação às fêmeas.

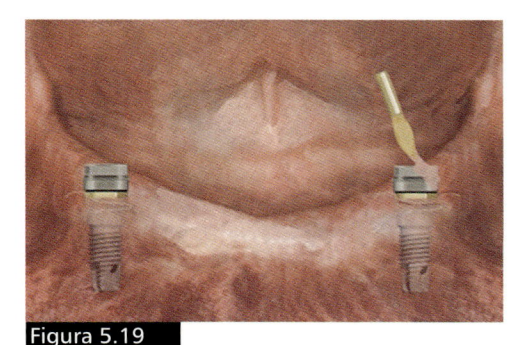

Figura 5.19

9. Após a polimerização do acrílico, remover a *overdenture*, preencher qualquer espaço remanescente com acrílico e finalizar e polir a prótese (Figura 5.20).

10. Substituir cada encaixe macho preto de *nylon* por um macho final branco (Figuras 5.21 e 5.22). Como o macho final é 0,4 mm mais baixo do que o macho preto, cria-se resiliência vertical para a prótese. Se o paciente desejar retenção adicional, troque o macho branco pelo laranja. Utilize os componentes machos azul, cinza, amarelo ou vermelho de acordo com a necessidade.

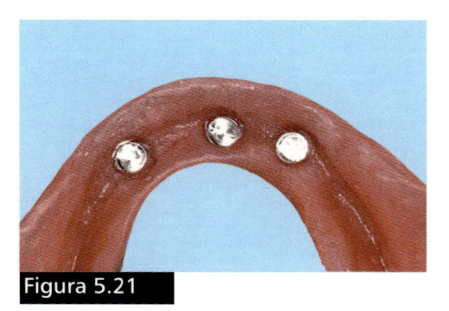

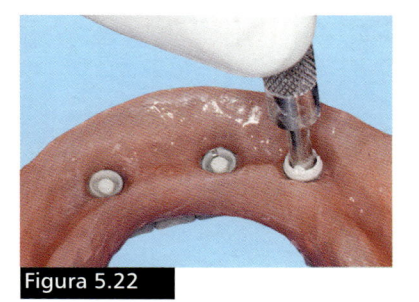

Figura 5.21

Figura 5.22

11. Verificar a oclusão e realizar os ajustes oclusais necessários (Figura 5.23).

Figura 5.23

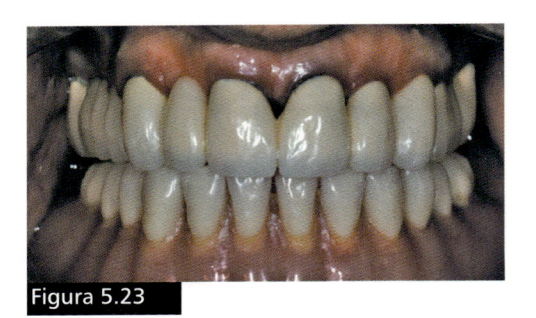

Substituindo o componente macho ERA

Observação: É necessário que o profissional possua o *kit* de instrumentos (broca de corte central e colocador) para a substituição dos machos ERA.

1. Utilizar uma broca de corte central e peça de mão de baixa rotação para remover o macho de dentro da jaqueta metálica (Figuras 5.24 e 5.25). Esse passo deve ser realizado em baixa rotação. Utilizar um ciclo de corte curto com movimentos para dentro e para fora. Pressionar durante aproximadamente 1 segundo por vez. Checar se o núcleo foi removido. O núcleo permanece no interior da broca e pode ser ejetado deslizando-se uma lâmina fina ao longo da ranhura na ponta ativa da broca.

2. Utilizar uma sonda para forçar o anel remanescente para dentro do espaço criado pela remoção do núcleo e então retirá-lo (Figura 5.26).

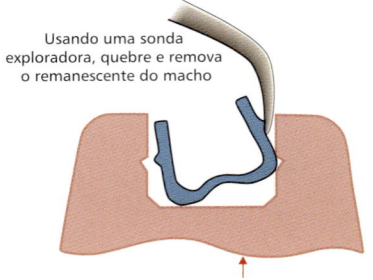

Usando uma sonda exploradora, quebre e remova o remanescente do macho

Secção transversal da base da prótese
Figura 5.26

3. Posicionar um novo componente macho no colocador (Figura 5.27). Empurrar firmemente o novo macho para dentro da jaqueta metálica até que ele se encaixe em posição segura (Figura 5.28).

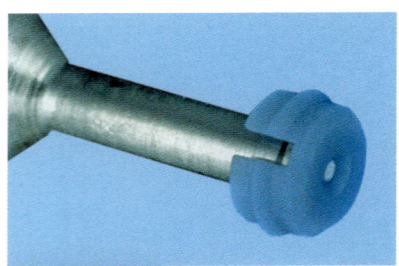

Figura 5.27

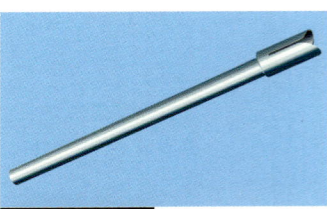

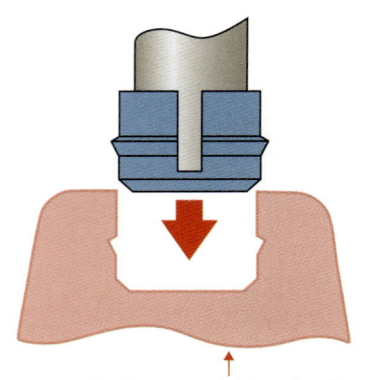

Figura 5.24

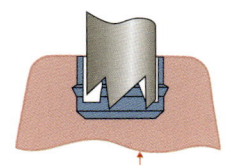

Secção transversal da base da prótese
Figura 5.25

Secção transversal da base da prótese
Figura 5.28

ENCAIXE VKS-OC RS

O pilar encaixe tipo botão de pressão Ball-Snap-OC rs Vario foi desenvolvido para *overdentures* sobre implantes implanto-muco-suportadas (Figuras 5.29, 5.30, 5.31, 5.32, 5.33, 5.34 e 5.35).

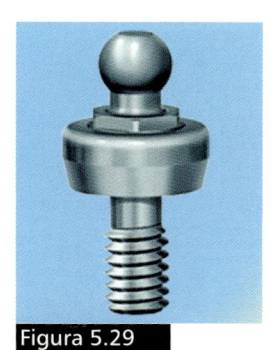

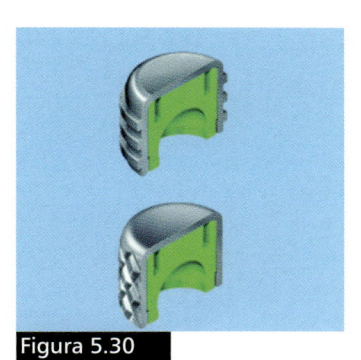

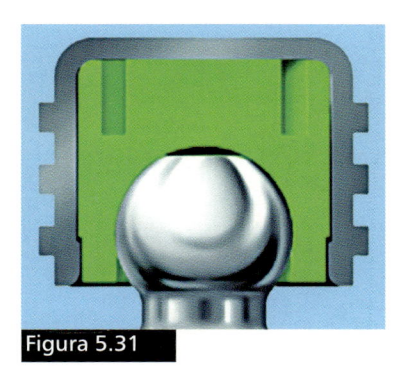

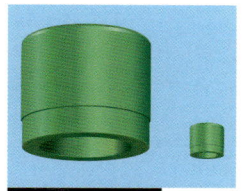

Figura 5.29

Figura 5.30

Figura 5.31

Figura 5.32

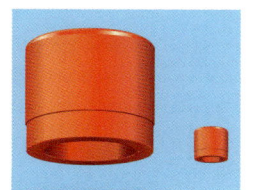

Figura 5.33

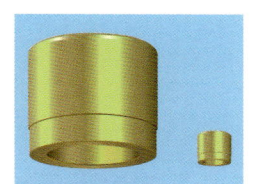

Figura 5.34

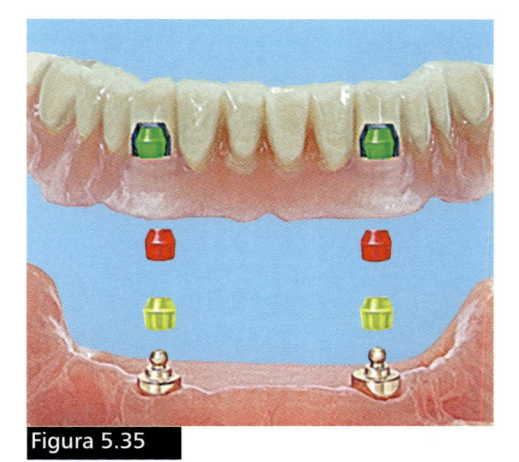

Figura 5.35

Esse encaixe tipo bola está disponível para os seguintes implantes:

- Branemark 3,75 mm, 4 mm e 5mm
- 3i de hexágono externo 4 mm, 5 mm e 6 mm

O encaixe VKS-OC rs é fabricado em três alturas diferentes de colarinho gengival:

- 2 mm
- 4 mm
- 6 mm

Observação: Como regra, a altura do pescoço do encaixe deve ser de aproximadamente 1 mm a mais do que a espessura gengival.

A parte macho (bola) desse sistema de encaixe será rosqueada no implante, e as matrizes das fêmeas serão fixadas dentro do acrílico da base da prótese.

Diferentes tipos de matrizes/clipes

Rígidos:

- *Verde:* Baixa retenção (Figura 5.36)

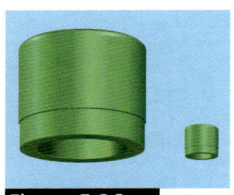

Figura 5.36

- *Amarelo:* Retenção média (Figura 5.37)

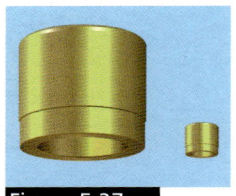

Figura 5.37

- *Vermelho:* Retenção forte (Figura 5.38)

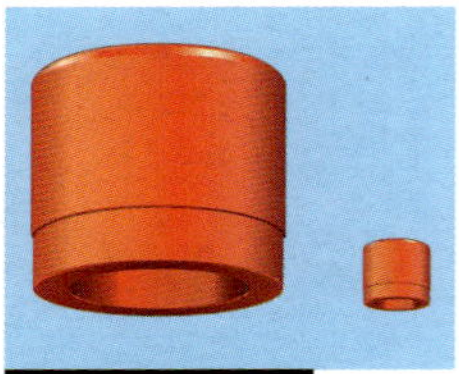

Figura 5.38

Esse sistema de encaixes pode ser utilizado das seguintes formas:

- Alojado no acrílico da base da prótese (Figura 5.39)
- Fundido no interior da armação de cromo-cobalto (Figura 5.40)

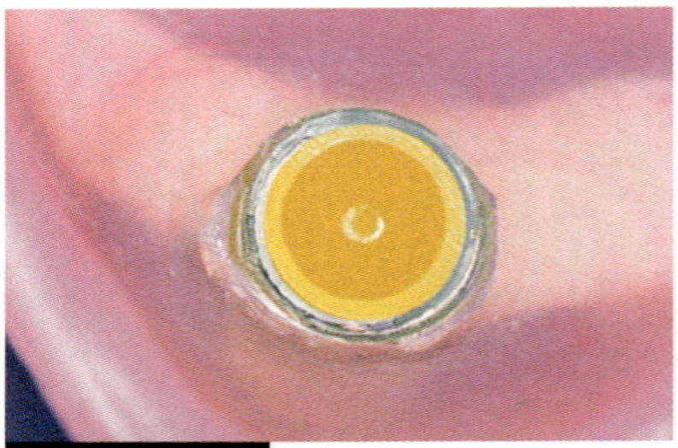

Figura 5.39

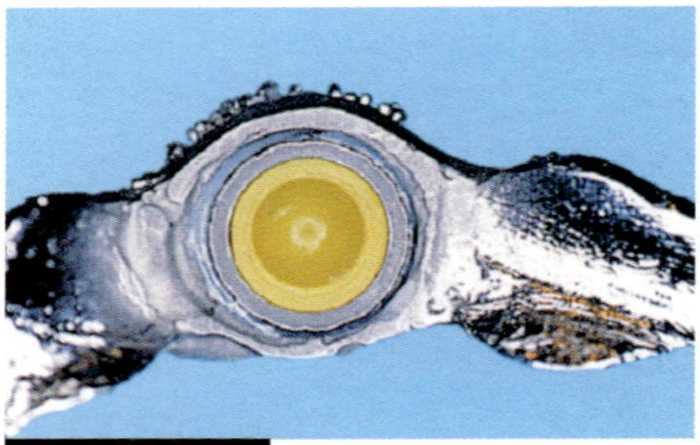

Figura 5.40

Procedimentos clínicos e laboratoriais para os encaixes VKS-OC rs alojados no acrílico da base da prótese

Passos clínicos

1. Após expor os implantes quatro semanas depois, o paciente deve comparecer à consulta de seleção dos encaixes. Considere os seguintes fatores ao selecionar os pilares tipo bola VKS-OC rs:
   - Marca do implante
   - Diâmetro do implante
   - Espessura da gengiva

   Remover os cicatrizadores, medir a espessura da gengiva e determinar a altura do pescoço do pilar tipo bola.

2. Substituir os cicatrizadores pelos pilares tipo bola designados (Figura 5.41) e utilizar uma chave de torque de 30 Ncm (item # 460 0001 0) para apertar todos os pilares.

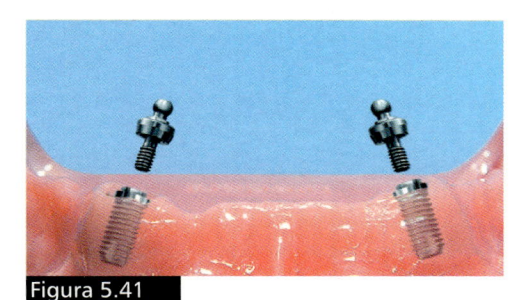

Figura 5.41

3. Colocar matrizes de transferência sobre os pilares dos encaixes (Figura 5.42). Deve ocorrer um leve estalido. A seguir, realizar uma moldagem de captura com material de moldagem rígido. Depois que o molde é removido do paciente, as matrizes devem permanecer no interior do material de moldagem (Figura 5.43). Pequenas retenções nas matrizes de transferências asseguram sua estabilidade no interior do molde.

Figura 5.42

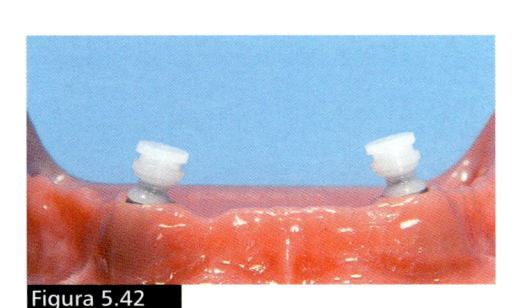

Figura 5.43

Passos laboratoriais

1. Inserir os análogos nas matrizes que estão aprisionadas no molde e vazar com gesso de muito baixa ou nenhuma expansão (Figuras 5.44 e 5.45).

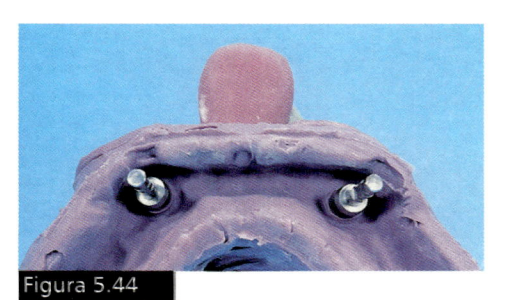

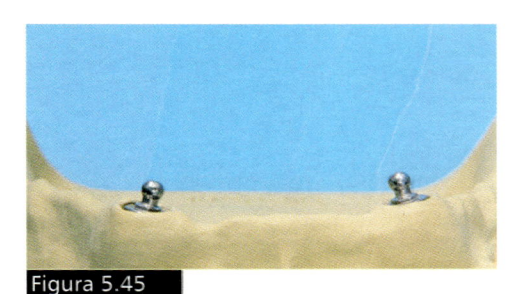

Figura 5.44

Figura 5.45

2. Após confeccionar o modelo de trabalho, prender os pinos guia de eixo (item # 460 0010 2) sobre os pilares tipo bola de laboratório (Figuras 5.46 e 5.47) e, a seguir, utilizar o dispositivo para medir a angulação para determinar a discrepância entre as trajetórias dos pilares dos encaixes (Figuras 5.48 e 5.49). O sistema VSK-OC pode acomodar uma discrepância máxima de 15 graus entre a trajetória dos pilares

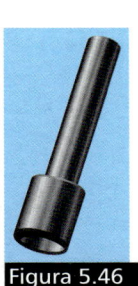

Figura 5.46

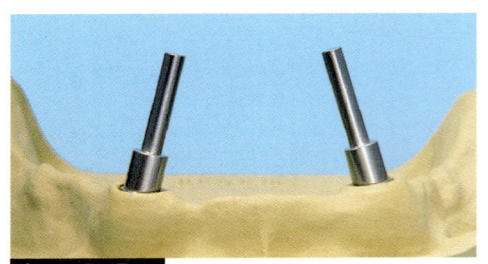

4. Encaixar as matrizes sobre os pilares dos encaixes e alterar sua posição manualmente até que estejam paralelos entre si e sigam a via de inserção da *overdenture* (Figuras 5.51 e 5.52). Para uma maior precisão, utilizar mandril e conferente paralelizador (item # 360 0116 0) (Figura 5.53). A recolocação das matrizes sobre os análogos dos pilares no modelo de modo a compensar as discrepâncias na trajetória dos pilares deixará uma fenda e um degrau entre a matriz e o análogo, os quais devem ser bloqueados com gesso (Figura 5.54).

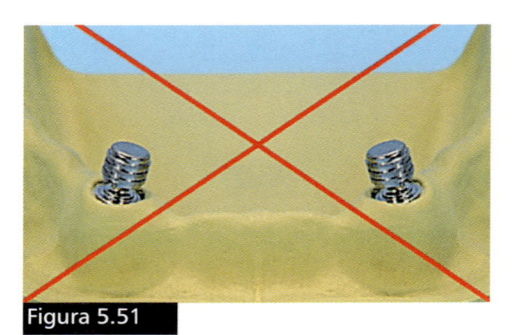

Figura 5.47

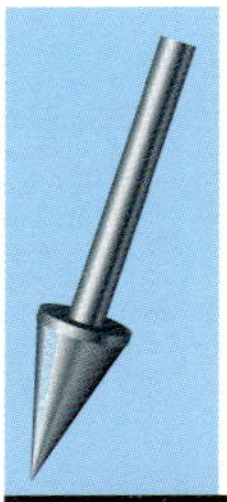

Figura 5.48

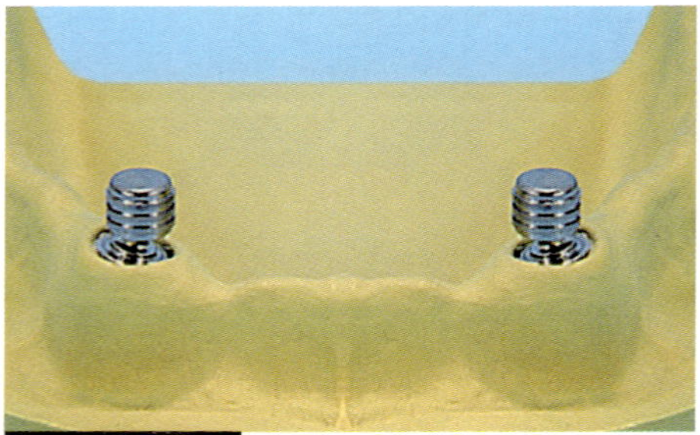

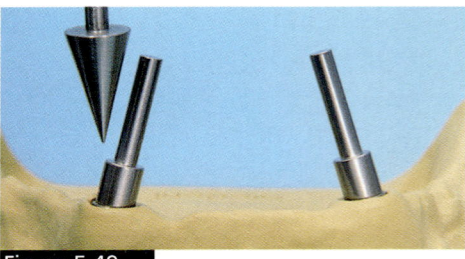

Figura 5.49

dos encaixes e a via de inserção da *overdenture*.

3. Utilizar o instrumento para inserção de matriz (item # 360 0116 1) e inserir uma matriz amarela no encaixe metálico do instrumento (Figura 5.50).

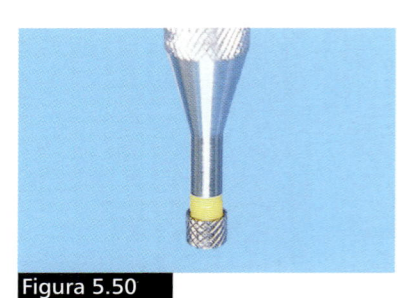

Figura 5.50

Figura 5.51

Figura 5.52

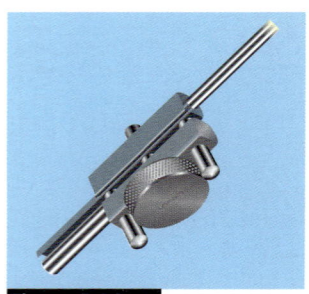

Figura 5.53

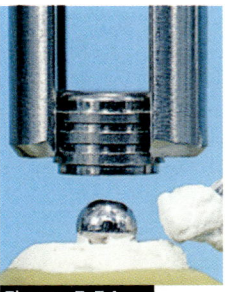

Overdentures sobre implantes: manual clínico e laboratorial **67**

Figura 5.54

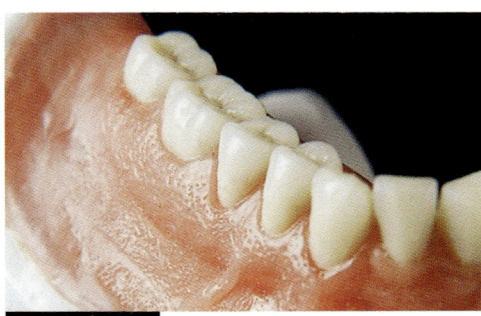

Figura 5.57

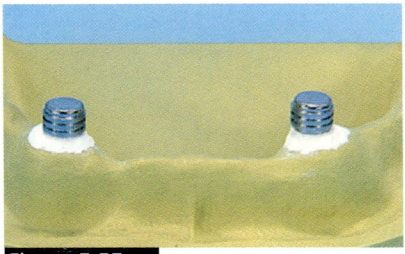

Figura 5.55

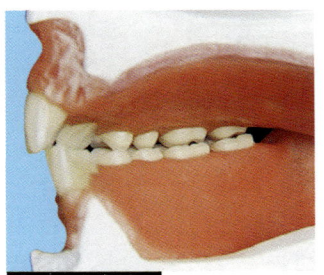

Figura 5.58

O gesso deve assegurar completamente a posição e a orientação das matrizes. Bloquear quaisquer retenções sob as matrizes (Figura 5.55).

5. Confeccionar uma base acrílica sobre o modelo de trabalho. As matrizes devem ficar completamente alojadas nessa base de acrílico (Figura 5.56).

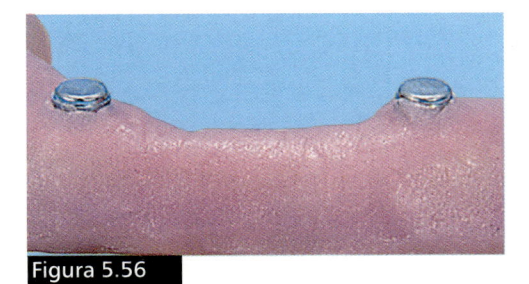

Figura 5.56

6. Confeccionar o rolete de cera para registro de mordida sobre a placa base.
7. Após a obtenção do registro das relações maxilomandibulares, montar os dentes com base no esquema oclusal lingualizado (Figuras 5.57 e 5.58).

8. Após fazer a prova dos dentes e verificar a posição de relação cêntrica, remover as matrizes e suas jaquetas metálicas da base acrílica. Inserir as matrizes novamente sobre os análogos no modelo de trabalho.
9. Processar a prótese total utilizando uma técnica de mufla ou qualquer outra técnica preferida (Figura 5.59). Após completar essa fase do processamento, a jaqueta metálica estará completamente presa na base acrílica (Figura 5.60).

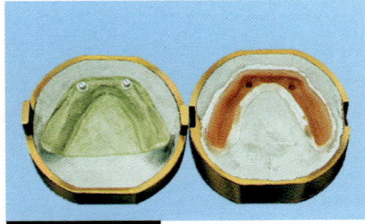

Figura 5.59

10. Realizar o acabamento e o polimento da *overdenture*. As matrizes plásticas podem ser removidas utilizando-se os alicates de matriz (item # 310 0000 6).

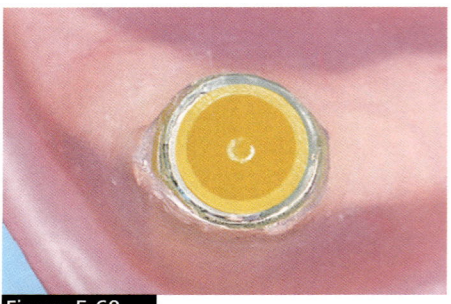

Figura 5.60

Procedimentos clínicos e laboratoriais para os encaixes VKS-OC rs fundidos no interior da armação de Cromocobalto

Passos clínicos

1. Após expor os implantes quatro semanas depois, o paciente deve comparecer à consulta de seleção dos encaixes. Considerar os seguintes fatores ao selecionar os pilares tipo bola VKS-OC rs:
   - Marca do implante
   - Diâmetro do implante
   - Espessura da gengiva

   Remover os cicatrizadores, medir a espessura da gengiva e determinar a altura do pescoço do pilar tipo bola.
2. Substituir os cicatrizadores pelos pilares tipo bola designados e utilizar uma chave de torque de 30 Ncm (item # 460 0001 0) para apertar todos os pilares.
3. Colocar matrizes de transferência sobre os pilares dos encaixes. Deve ocorrer um leve estalido. A seguir, realizar uma moldagem de captura com material de moldagem rígido. Depois que o molde é removido do paciente, as matrizes devem permanecer no interior do material de moldagem. Pequenas retenções nas matrizes de transferências asseguram sua estabilidade no interior do molde.

Passos laboratoriais

1. Inserir os análogos nas matrizes que estão aprisionadas no molde e vazar com gesso de muito baixa ou nenhuma expansão.
2. Após confeccionar o modelo de trabalho, prender os pinos guia de eixo (item # 460 0010 2) sobre os pilares tipo bola de laboratório e, a seguir, utilizar o dispositivo para medir a angulação para determinar a discrepância entre as trajetórias dos pilares dos encaixes. O sistema VSK-OC pode acomodar uma discrepância máxima de 15 graus entre a trajetória dos pilares dos encaixes e a via de inserção da *overdenture*.
3. Encaixar matrizes para duplicação (item # 440 0110 8) nos análogos e alterar sua posição anualmente até que estejam paralelos entre si e sigam a via de inserção da *overdenture* (Figuras 5.61 e 5.62). Para uma maior precisão, utilizar mandril e conferente paralelizador (item # 360 0116 0) (Figura 5.63). A recolocação das matrizes sobre os análogos dos pilares no modelo de modo a compensar as discrepâncias na trajetória dos pilares deixará uma fenda e um degrau entre a matriz e o análogo, os quais devem ser bloqueados com gesso (Figura 5.64). O gesso deve assegurar completamente a po-

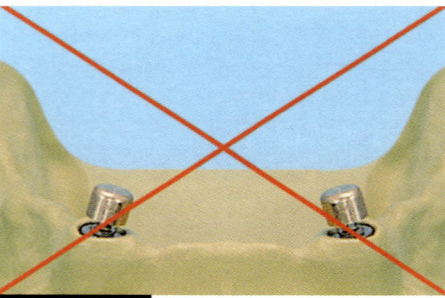

Figura 5.61

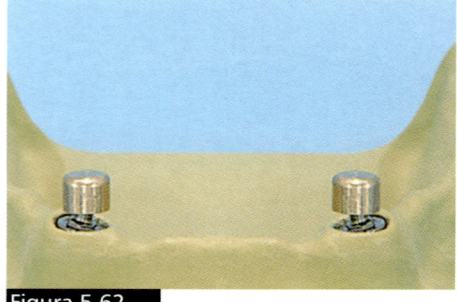

Figura 5.62

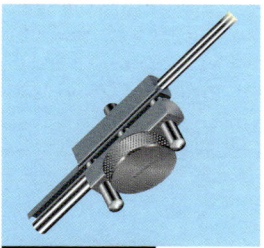

Figura 5.63

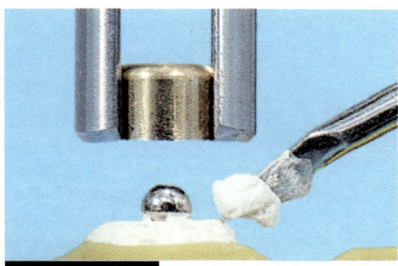

Figura 5.64

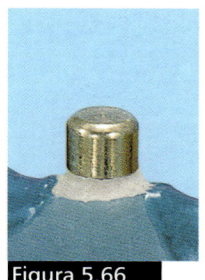

Figura 5.66

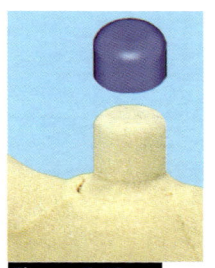

Figura 5.67

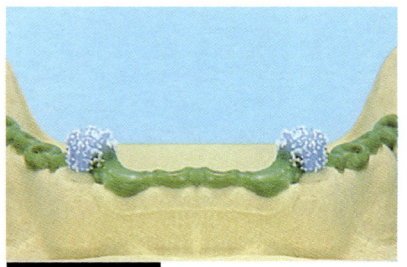

Figura 5.68

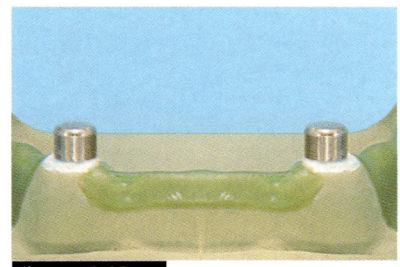

Figura 5.65

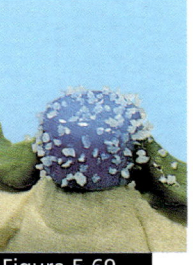

Figura 5.69

sição e a orientação das matrizes. Bloquear quaisquer retenções sob as matrizes.
4. Iniciar o processo de confecção da armação de cromocobalto como de costume. Primeiramente isolar o modelo de trabalho e duplicá-lo para criar um modelo refratário (Figuras 5.65 e 5.66). As matrizes para duplicação garantem o tamanho correto dos espaços receptores na armação final de cromocobalto.
5. Iniciar o enceramento do padrão da armação (Figuras 5.67, 5.68 e 5.69). Existem *copings* especiais de cera para realizar o enceramento do padrão da armação sobre as matrizes dos espaços. Esses *copings* especiais asseguram a espessura correta da armação de cromocobalto na área dos espaços receptores.
6. Fundir o padrão de cera da armação seguindo a técnica habitual (Figura 5.70).

Fazer o acabamento e o polimento da armação com as técnicas e materiais habituais.

Observação: O espaço receptor na armação não deve sofrer acabamento com brocas carbide. Limpar o sítio receptor somente pelo processo de jato e areia.

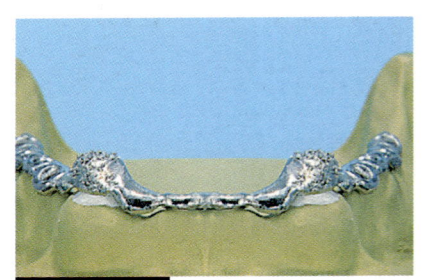

Figura 5.70

7. Pressionar as matrizes plásticas amarelas no interior dos receptores metálicos especiais coláveis (item # 0020 2) (Figura 5.71). Recomenda-se matrizes de média retenção (amarelas) para os passos laboratoriais.

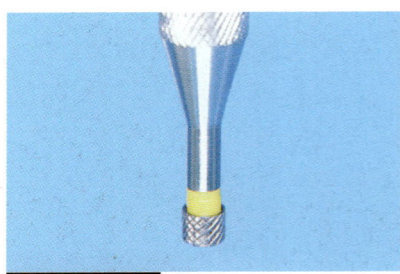

Figura 5.71

8. Encaixar as matrizes com suas jaquetas metálicas sobre os análogos no modelo de trabalho original (Figura 5.72). As porções de gesso colocadas para bloquear as retenções ao posicionar as matrizes paralelas asseguram que as jaquetas metálicas sejam colocadas na posição correta antes de serem coladas.

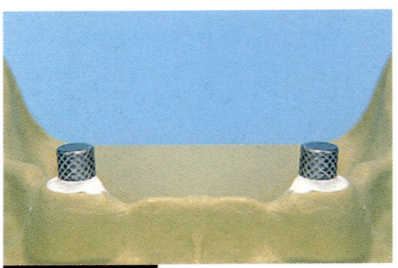

Figura 5.72

9. Assegurar-se de que o interior da região receptora na armação de cromocobalto esteja completamente limpo e preenchê-lo com adesivo DTK (item # 540 0010 6) (Figuras 5.73 e 5.74).

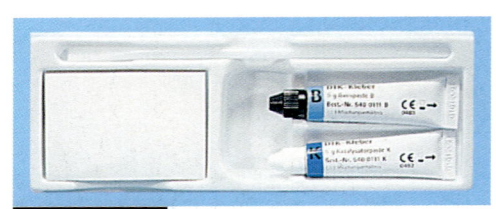

Figura 5.73

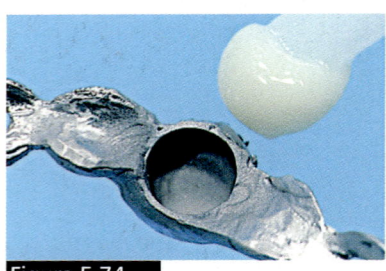

Figura 5.74

Observação: Qualquer resíduo do processo de jateamento afetará a força de adesão do adesivo DTK.

10. Posicionar a armação de cromocobalto sobre as jaquetas metálicas, que estão encaixadas nos análogos sobre o modelo de trabalho (Figura 5.75). Apertar firmemente a armação contra as jaquetas para assegurar que o excesso de cola extravase dos sítios receptores.

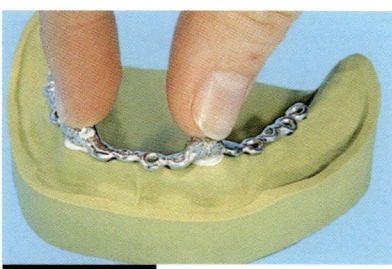

Figura 5.75

11. Confeccionar o rolete de cera para registro de mordida sobre a placa base.
12. Após a obtenção do registro das relações maxilomandibulares, montar os dentes com base no esquema oclusal lingualizado.
13. Após fazer a prova dos dentes e verificar a posição de relação cêntrica, processar a prótese total com as técnicas usuais (Figura 5.76). Dar acabamento e polir a prótese (Figura 5.77).

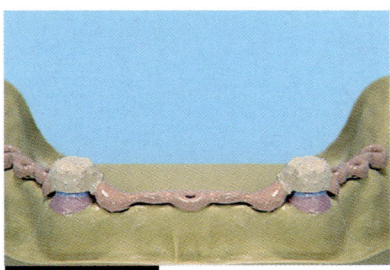

Figura 5.76

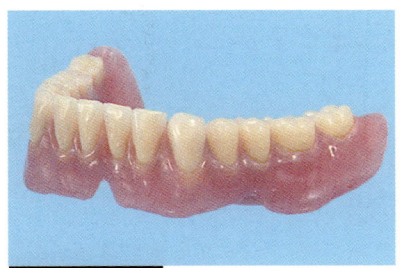

Figura 5.77

14. As matrizes amarelas podem ser substituídas por outras, se necessário.

Cuidados com a prótese

A *overdenture* deve ser limpa pelo menos uma vez ao dia. A limpeza deve ser realizada com escova dental e dentifrício. As pastilhas efervescentes para limpeza provaram ser menos eficientes.

ENCAIXE ESFÉRICO RETENTIVO STRAUMANN

O encaixe esférico retentivo Straumann fornece resiliência à rotação e limitada resiliência vertical (Figuras 5.78, 5.79 e 5.80). O conector móvel encurta o braço de alavanca das forças de inclinação aplicadas sobre os implantes-suporte. Sempre que esse tipo de encaixe for utilizado, é importante que os implantes sejam colocados perpendicularmente ao plano de oclusão e paralelos entre si. Esse processo assegura a direção axial das cargas sobre os implantes. O encaixe funciona melhor quando o acrílico da base da

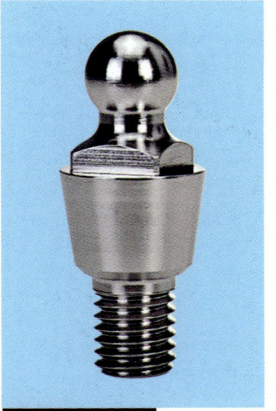

Figura 5.78

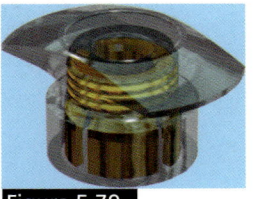

Figura 5.79

prótese apresenta máxima adaptação à mucosa de suporte e é utilizado o esquema oclusal equilibrado bilateral.

Contraindicações ao uso do encaixe esférico retentivo

- Prótese combinada dento-implanto-suportada
- Uso de mais de dois implantes por arcada
- Em combinação com outros encaixes que fornecem diferentes tipos de resiliência
- Em casos nos quais os implantes estão posicionados de forma divergente entre si, o que impede a formação de um eixo de rotação
- Morfologia do rebordo desfavorável
- Quando são utilizados implantes de outros tamanhos que não diâmetro 4,1 mm, RN (*regular neck* – pescoço regular)

Especificações do desenho do encaixe esférico retentivo e sua matriz elíptica correspondente

- O pilar esférico retentivo da Straumann possui pescoço quadrado para acomodar o instrumento de inserção (Figuras 5.81 e 5.82).
- O pilar retentivo deve ser inserido e apertado no implante com força de 35 Ncm (Figuras 5.83 e 5.84).
- A altura do encaixe esférico retentivo é de 3,4 mm, medida desde o topo da bola até abaixo do pescoço quadrado (Figura 5.85).

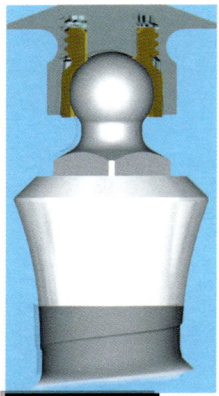

Figura 5.80

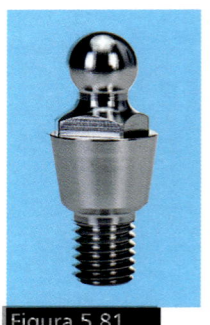

Figura 5.81

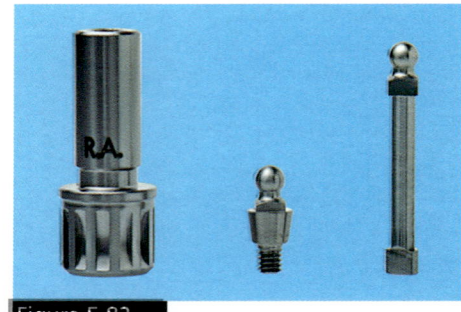

Figura 5.82

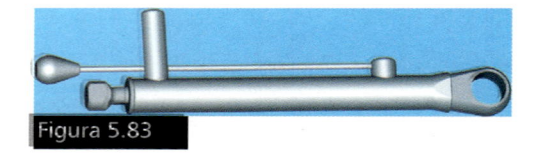

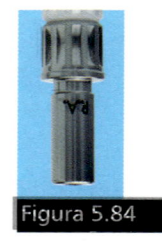

Figura 5.83

Figura 5.84

Figura 5.85

Figura 5.87

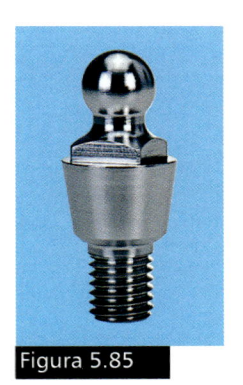

- O espaçador da fêmea correspondente, a matriz elíptica, consiste em uma jaqueta de titânio (titânio puro grau 4) com anel de mola revestido por uma lamela de ouro (Au 68,6%, Ag 11,8%, Cu 10,6%, Pd 4%, Pt 2,5%, Zn 2,5%, Ir > 1%). O anel de mola pode ser rosqueado na jaqueta de titânio (Figura 5.86).

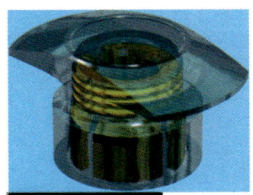

Figura 5.86

- A altura da matriz elíptica é de 3,7 mm e sua largura é de 5,8 mm.

  Observação: Quando não há espaço bucolingual suficiente, as abas da matriz podem ser modificadas para se acomodarem no espaço menor. Entretanto, um diâmetro mínimo de 3,6 mm deve ser mantido para assegurar a retenção da matriz no interior da resina.

  Uma vantagem desse sistema de encaixe, em comparação com outros encaixes do tipo botão de pressão, é que o nível de retenção pode ser ajustado de 200 g (0,44 lb) até 1.400 g (3,08 lb) sem a necessidade de trocar os componentes (Figura 5.87).

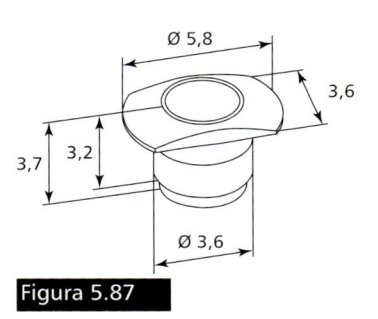

Ajuste da retenção do componente fêmea

Uma chave especialmente desenvolvida deve ser utilizada para ativar, desativar e substituir o anel de mola retentivo (Figura 5.88).

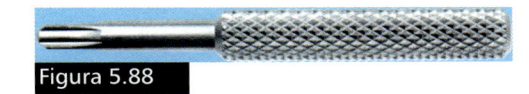

Figura 5.88

A chave deve ser empurrada, no ângulo correto, para dentro do anel de mola retentivo, o máximo possível. Girando o anel de mola no sentido horário, a retenção aumenta; girando no sentido anti-horário, a retenção é reduzida (Figura 5.89).

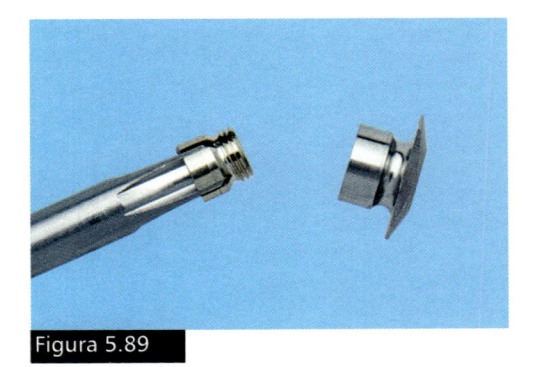

Figura 5.89

A força de retenção inicial (matriz tal qual fornecida) é de aproximadamente 200 g (0,44 lb), a mínima possível. A força máxima de retenção é de aproximadamente 1.400 g (Figura 5.90).

0° = 1.400 g (3,08 lb)
(máximo de aperto)

360° = 200 g (0,44 lb)
(condição original)

Rotação no sentido horário =
aumenta a força de retenção

90° = 700 g
(1,54 lb)

270° = 300 g
(0,66 lb)

Rotação no sentido anti-horário =
diminui a força de retenção

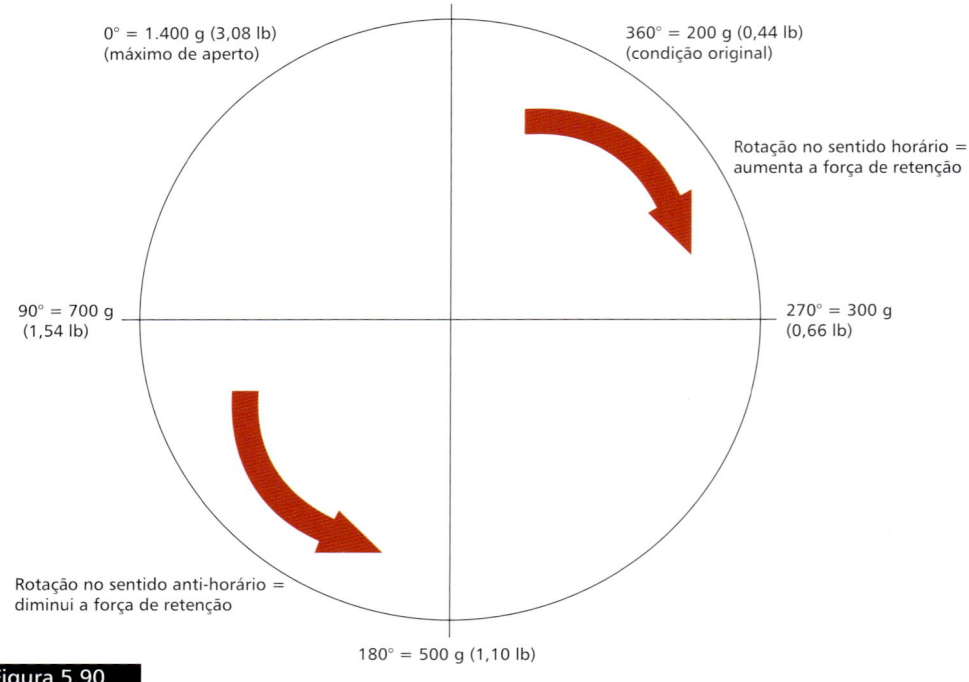

180° = 500 g (1,10 lb)

Figura 5.90

Observação: O anel de mola retentivo não deve se projetar para fora da jaqueta. Se ele não estiver mais provendo a quantidade de retenção aceitável, substituí-lo por um novo. Não há necessidade de remover a jaqueta de titânio da base da prótese (Figura 5.90).

Observação: Pequenos desvios dessa média são possíveis devido a tolerâncias inevitáveis durante a fabricação do anel de mola retentivo e do encaixe esférico retentivo. Ao ficarem evidentes os sinais de desgaste no encaixe, a força de retenção não mais se aplica, e o pilar deve ser substituído.

Figura 5.91

Figura 5.92

Figura 5.93

Figura 5.94

Utilização do pilar de encaixe esférico retentivo e da matriz elíptica no consultório

1. Inserir os pilares esféricos retentivos nos implantes e aplicar torque de 35 Ncm a cada um (Figuras 5.91, 5.92, 5.93 e 5.94).

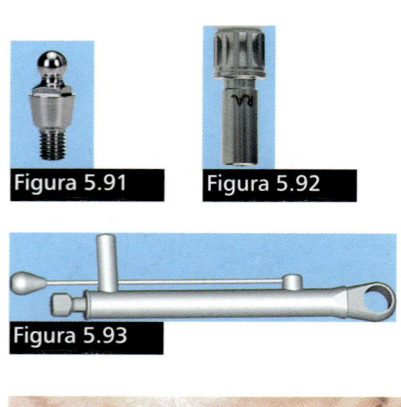

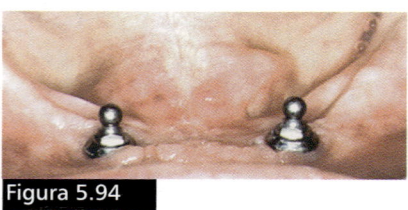

2. Utilizar uma broca esférica grande de laboratório para preparar um orifício na

base acrílica da prótese exatamente sobre cada pilar esférico retentivo (Figura 5.95). Continuar o orifício em direção ao flanco lingual, criando uma janela. Esse orifício deve ser suficientemente grande para que não haja contato entre a matriz e a base da prótese após inserir a matriz elíptica sobre o encaixe esférico.

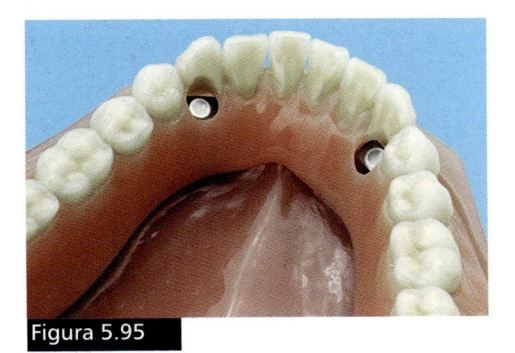

Figura 5.95

3. Colocar as matrizes elípticas sobre os encaixes esféricos (Figuras 5.96, 5.97 e 5.98).

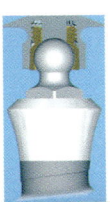

Figura 5.96

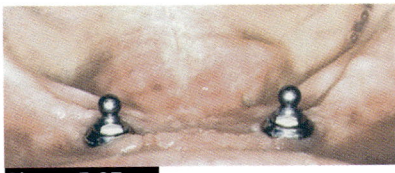

Figura 5.97

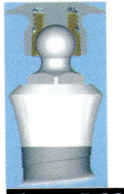

Figura 5.98

Observação: As matrizes devem ser posicionadas paralelas entre si e à via de inserção.

4. Colocar um pequeno pedaço de dique de borracha sobre as matrizes, a fim de bloquear a retenção criada entre a borda inferior da matriz e o pilar do encaixe (Figura 5.99). Esse dique evita que o acrílico escoe para dentro do aspecto interno da matriz elíptica, o que poderia prender a prótese na boca do paciente.

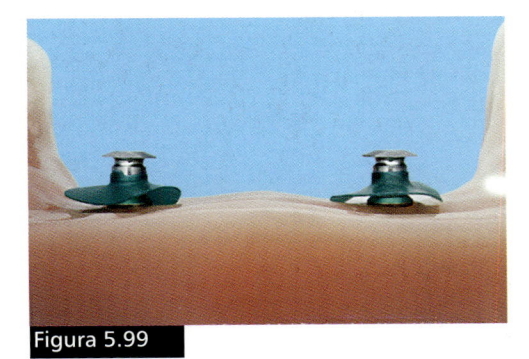

Figura 5.99

5. Inserir a prótese e verificar se não há contato entre cada uma das matrizes e a base da prótese. Se houver interferência, desgastar o acrílico.
6. Aplicar acrílico autopolimerizável ao redor e sobre cada matriz, bem como dentro de cada orifício na base da prótese (Figura 5.100). Assegurar que as abas de retenção externa no exterior da matriz sejam completamente cobertas pelo acrílico. Inserir a prótese na boca do paciente sobre o siste-

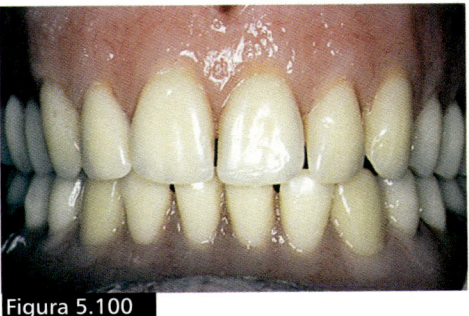

Figura 5.100

ma de encaixe e guiar o paciente em máxima intercuspidação, sem permitir que ele feche a boca com força. Se isso acontecer, poderá causar o posicionamento incorreto dos componentes macho em relação aos componentes fêmea (Figura 5.100).

7. Depois da completa polimerização do acrílico, remover a prótese, preencher quaisquer espaços vazios com acrílico, dar acabamento e polimento na prótese (Figura 5.101).

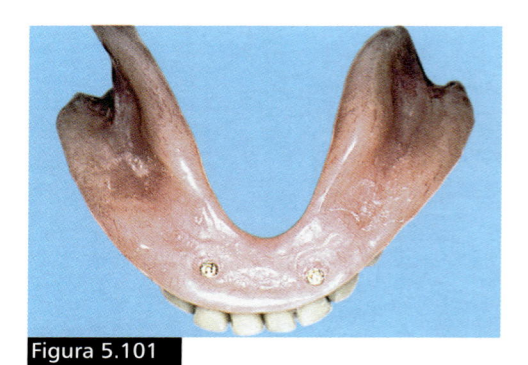

Figura 5.101

8. Verificar a oclusão e realizar os ajustes oclusais necessários.

ENCAIXE CLIX® E O IMPLANTE ASTRA

O sistema de encaixes Clix® fornece resiliência ao movimento de charneira e de rotação. A amplitude dos movimentos conseguida com esses encaixes é de 10 graus. Eles são desenhados para virtualmente eliminar o desgaste do componente bola do sistema de encaixe. Esse encaixe necessita de mínima manutenção. A substituição do *insert* resiliente é uma tarefa fácil e rápida.

Especificações do desenho do componente fêmea do encaixe Clix®

Inserts Clix®

- Branco (retenção mínima)
- Amarelo (retenção média)
- Vermelho (retenção alta)

Ver Figura 5.102.

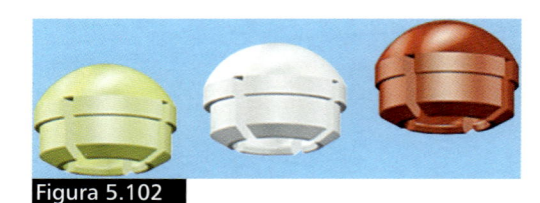

Figura 5.102

Jaqueta metálica

- Altura de 2,6 mm
- Diâmetro de 4 mm
- Titanax (Ti-Al-V)

Ver Figura 5.103.

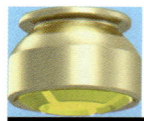

Figura 5.103

Especificações do desenho do pilar Astra tipo Bola (Figura 5.104)

Diâmetro da bola

- 2,25 mm

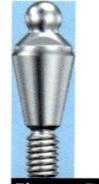

Figura 5.104

Altura do pescoço dos pilares de acordo com a espessura gengival

- 0 mm
- 1,5 mm
- 3 mm
- 4,5 mm
- 6 mm

Procedimentos para utilização no consultório

1. Medir a espessura do tecido utilizando o conjunto de sondas de profundidade Uni (Figuras 5.105 e 5.106).

   Observação: O pescoço cônico do pilar tipo bola sempre deve ficar acima da margem gengival (Figuras 5.105 e 5.106).

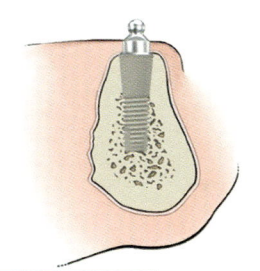

Figura 5.107

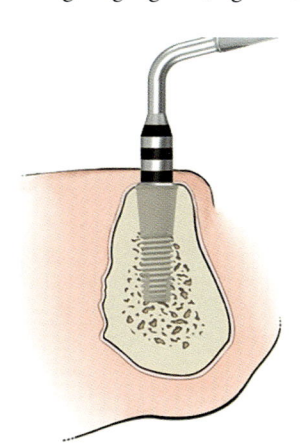

Figura 5.105

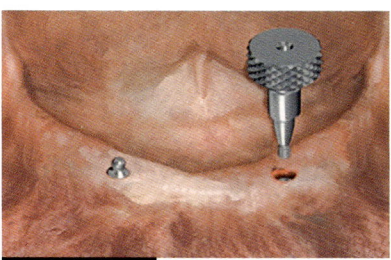

Figura 5.108

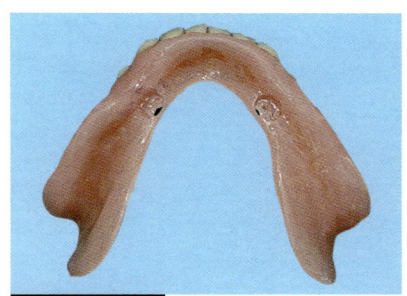

Figura 5.109

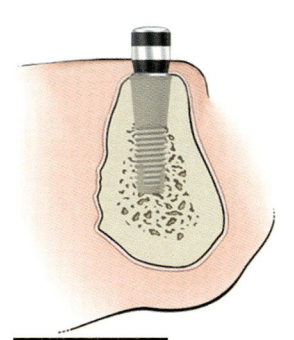

Figura 5.106

2. Selecionar o pilar tipo bola apropriado e posicioná-lo utilizando a chave para pilar bola e a chave de torque (Figuras 5.107 e 5.108). Apertar o pilar com 20 Ncm.

3. Utilizar uma broca esférica grande de laboratório para fazer um orifício na base da prótese, exatamente acima de cada pilar tipo bola. Continuar o orifício em direção ao flanco lingual criando uma janela. Esse orifício deve ser suficientemente grande de modo que se possa inserir a jaqueta metálica pré-carregada do encaixe Clix® sobre o pilar tipo bola sem que haja contato entre a jaqueta e a base da dentadura (Figura 5.109).

Figura 5.110

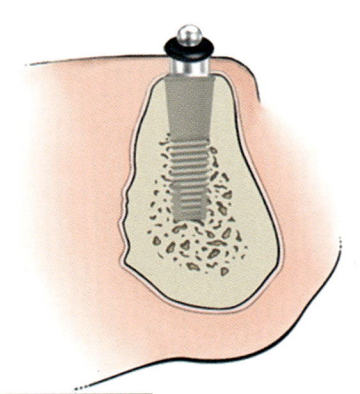

Figura 5.114

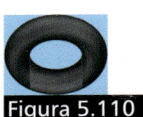

Figura 5.111

4. Colocar os espaçadores O-ring sobre os pilares tipo bola (Figuras 5.110 e 5.111).
5. Carregue a jaqueta metálica com o *insert* Clix® desejado. Encaixe o componente fêmea Clix® sobre cada pilar tipo bola (Figuras 5.112, 5.113 e 5.114).
6. Bloquear as retenções ao redor de cada sistema de encaixes com um pequeno pedaço de dique de borracha ou um silicone.
7. Inserir a prótese e assegurar que não há contato entre cada componente fêmea e a base da prótese. Se houver interferência, desgastar o acrílico.
8. Aplicar acrílico autopolimerizável ao redor e sobre a cada jaqueta metálica, bem como dentro de cada orifício na base da prótese. Assegurar que a saliência retentiva no exterior da jaqueta esteja completamente coberta pelo acrílico. Inserir a prótese na boca do paciente sobre o sistema de encaixes e guiar o paciente em máxima intercuspidação, sem permitir que ele feche a boca com firmeza. Se isso acontecer, pode ocorrer o mau posicionamento dos machos em relação às fêmeas.
9. Após a polimerização do acrílico, remover a prótese, preencher os espaços vazios com acrílico e realizar acabamento e polimento.

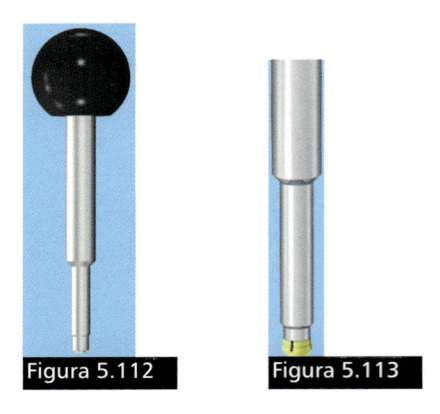

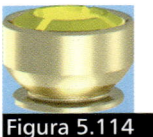

Substituindo os *Inserts* Clix®

1. Remover o insert Clix® antigo utilizando uma broca esférica ou um instrumento aquecido. Não danificar a saliência retentiva da jaqueta metálica (Figura 5.115).

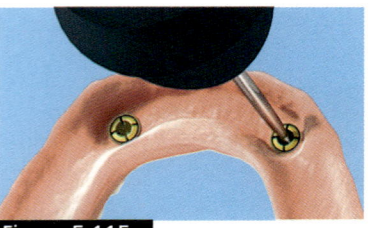

Figura 5.112

Figura 5.113

Figura 5.115

2. Encaixar um *insert* Clix® novo na ferramenta de inserção (Figuras 5.116, 5.117 e 5.118). Selecionar o novo *insert* com base na quantidade de retenção desejada.

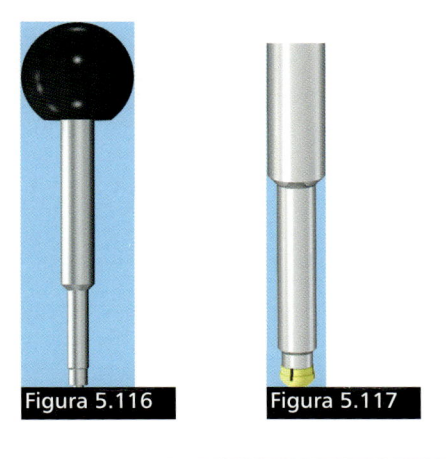

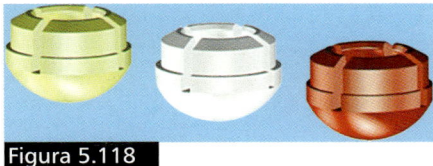

Figura 5.116

Figura 5.117

Figura 5.118

3. Pressionar o novo insert Clix® no interior da jaqueta metálica (Figura 5.119).

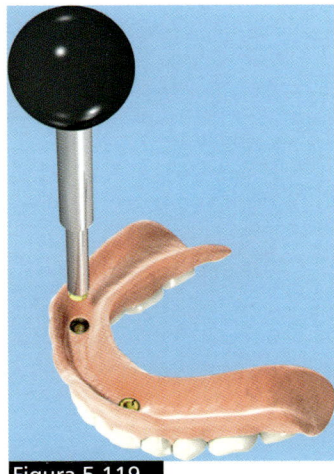

Figura 5.119

Observação: Com esse sistema de encaixes, não é necessário remover a jaqueta metálica da base da prótese.

4. Inserir a *overdenture* na boca do paciente e verificar se a retenção desejada foi conseguida.

LEITURAS RECOMENDADAS

Academy of Prosthodontics. (1999). *The Glossary of Prosthodontic Terms* (7th edition). *Journal of Prosthetic Dentistry*, 81, 41–110.

Albrektsson, T. & Zarb, G.A. (1998). Determinants of correct clinical reporting. *International Journal of Prosthodontics*, 11, 517–521.

Awad, M. A., Locker, D., Korner-Batinsky, N., & Feine, J. S. (2000). Measuring the effect of implant rehabilitation on health related quality of life in a randomized controlled clinical trial. *Journal of Dental Research*, 79, 1659–1664.

Awad, M. A., Lund, J. P., Dufrense, E., & Feine, J. S. (2003). Comparing the efficacy of mandibular implant-retained *overdentures* and conventional dentures among middle-aged patients: Satisfaction and functional assessment. *International Journal of Prosthodontics*, 16, 117–122.

Batenburg, R. H. K., Meijer, H. J. A., Raghoebar, G. M., Vissink, A. (1998). Treatment concept for mandibular *overdentures* supported by endosseous implants: A literature review. *International Journal of Oral & Maxillofacial Implants*, 13, 539–545.

Buser, D., Merickse-Stern, R., Dual, K., Lang, N. P. (1999). Clinical experience with one-stage, nonsubmerged dental implants. *Advances in Dental Research*, 13, 153–161.

Buser, D., von Arx, T., ten Bruggenkate, C., & Weingart, D. (2000). Basic surgical principles with ITI implants. *Clinical Oral Implants Research*, 1(supplement 1), 59–68.

Carr, A. B. (1998). Successful long-term treatment outcomes in the field of osseointegrated implants: Prosthodontic determinants. *International Journal of Prosthodontics*, 11, 502–512.

Cochran, D. L. (1999). A comparison of endosseous dental implant surfaces. *Journal of Periodontology*, 70, 1523–1539.

Cochran, D. L. (2001). The scientific basis for and clinical experiences with Straumann implants including the ITI Dental Implant System: A consensus report. *Clinical Oral Implants Research*, 11(supplement 1), 33–58.

Ericsson, I., Randow, K., Nilner, K., & Peterson, A. (2000). Early functional loading of Branemark implants. 5-year clinical follow-up study. *Clinical Implant Dentistry and Related Research*, 2, 70–77.

Espositio, M., Coulthard, P., Worthington, H. V., & Jokstad A. (2000). Quality assessment of randomized controlled trials of oral implants. *International Journal of Oral & Maxillofacial Implants*, 16, 783–792.

Fourmousis, I. & Bragger, U. (1999). "Radiographic interpretation of peri-implant structures." In *Proceedings of the 3rd European Workshop on Periodontology-Implant Dentistry*, ed. Lang, N. P., Karring, T.,&Lindhe, J. Chicago: Quintessence Publishing, 228–241.

Friberg, B., Sennerby, L., Linden, B., Grondahl, U.K., & Lekholm, U. (1999). Stability measurements of one-stage Branemark implants during healing in mandibles. A clinical resonance frequency analysis study. *International Journal of Oral Maxillofacial Surgery*, 28, 266–272.

Jemt, T., Chai, J., Harnett, J., et al. (1996). A 5-year prospective multicenter follow-up report on *overdentures* supported by osseointegrated implants. *International Journal of Oral&Maxillofacial Implants*, 11, 291–298.

Lekholm, U. & Zarb, G. A. (1985). "Patient selection and preparation." In *Tissue-integrated Prostheses: Osseointegration in Clinical Dentistry*, ed. Branemark, P. L., Zarb, G. A., & Albrektsson, T. Chicago: Quintessence Publishing, 199–210.

Mericske-Stern, R. & Zarb, G. A. (1993). *Overdentures*: An alternative implant methodology for edentulous patients. *International Journal of Prosthodontics*, 6, 203–208.

Mericske-Stern, R. (1998). Three-dimensional force measurements with mandibular *overdentures* connected to implants by ball-shaped retentive anchors. A clinical study. *International Journal of Oral & Maxillofacial Implants*, 13, 36–43.

Mericske-Stern, R. (1998). Treatment outcomes with implant-supported *overdentures*: Clinical considerations. *Journal of Prosthetic Dentistry*, 79, 66–73.

Mericske-Stern, R., Piotti, M., & Sirtes, G. (1996). 3-D in vivo force measurements on mandibular implants supporting *overdentures*. A comparative study. *Clinical Oral Implants Research*, 7, 387–396.

Naert, I., Gizani, S., Vuylskeke, M., & van Steenberghe D. (1999). A 5-year prospective randomized clinical trial on the influence of splinted and unsplinted oral implants retaining a mandibular *overdenture*: Prosthetic aspects and patient satisfaction. *Journal of Oral Rehabilitation*, 26, 195–202.

Payne, A. G. T., Solomons, Y. F., & Lownie, J. F. (1999). Standardization of radiographs for mandibular implant-supported *overdentures*: Review and innovation. *Clinical Oral Implants Research*, 10, 307–319.

Payne, A. G. T., Solomons, Y. F., Lownie, J. F., & Tawse-Smith, A. (2001). Inter-abutment and periabutment mucosal enlargement with mandibular implant *overdentures*. *Clinical Oral Implants Research*, 13, 179–187.

Payne, A. G. T., Tawse-Smith, A., Duncan, W. J., Kumara, R., (2002). Conventional and early loading of unsplinted ITI implants supporting mandibular ovedentures: Two-year results of a prospective randomized clinical trial. *Clinical Oral Implants Research*, 13, 603–609.

Payne, A. G. T., Tawse-Smith, A., Kumara, R., Thomson, W. M. (2001). One-year prospective evaluation of the early loading of unsplinted conical Branemark fixtures with mandibular *overdentures*: A preliminary report. *Clinical Implant Dentistry and Related Research*, 3, 9–18.

Sadowsky, S. J. (2001). Mandibular implant-retained *overdentures*: A literature review. *Journal of Prosthetic Dentistry*, 86, 468–473.

Schmitt, A. & Zarb, G. A. (1998). The notion of implant-supported *overdentures*. *Journal of Prosthetic Dentistry*, 79, 60–65.

Sul,Y. T., Johansson, C. B., Jeong,Y.,Wennerberg, A., & Albrektsson, T. (2002). Resonance frequency and removal torque analysis of implants with turned and anodized surface oxides. *Clinical Oral Implants Research*, 13, 252–259.

Szmukler-Moncler, S., Piattelli, A., Favero, G. A., Dubruille, J. H. (2000). Considerations preliminary to the application of early and immediate loading protocols in dental implantology. *Clinical Oral Implants Research*, 11,12–25.

Tawse-Smith, A., Duncan,W., Payne, A. G. T., Thomson, W. M., & Wennstrom, J. L. (2002). Effectiveness of electric toothbrushes in peri-implant maintenance of mandibular implant *overdentures*. *Journal of Clinical Periodontology*, 29, 275–280.

Tawse-Smith, A., Payne, A. G. T., Kumara, R., & Thomson, W. M. (2001). A one-stage operative procedure using 2 different implant systems: A prospective study on implant *overdentures* in the edentulous mandible. *Clinical Implant Dentistry and Related Research*, 3, 185–193.

Tawse-Smith, A., Payne, A. G. T., Kumara, R., & Thomson W. M. (2002). Early loading of unsplinted implants supporting mandibular *overdentures* using a one-stage operative procedure with two different implant systems: A 2-year report. *Clinical Implant Dentistry and Related Research*, 4, 33–42.

Watson, G., Payne, A. G. T., Purton, D. G., & Thomson, W. G. (2002). Mandibular implant *overdentures*: Comparative evaluation of the prosthodontic maintenance during the first year of service using three different systems. *International Journal of Prosthodontics*, 15, 259–266.

Wismeijer, D., van Waas, M. A., Vermeeren, J. I., Mulder, J., & Kalk, W. (1997). Patient satisfaction with implant-supported mandibular *overdentures*. A comparison of three treatment strategies with ITI dental implants. *International Journal of Oral & Maxillofacial Implants*, 26, 263–267.

Wismeijer, D., van Waas, M. A. J., Mulder, J., Vermeeren, J. I. J. F., & Kalk W. (1999). Clinical and radiological results of patients treated with three treatment modalities for *overdentures* on implants of the ITI Dental Implant System. *Clinical Oral Implants Research*, 10, 297–306.

Zarb, G. A. (1983). The edentulous milieu. *Journal of Prosthetic Dentistry*, 49, 825–831.

6
Encaixes Tipo Barra

Hamid R. Shafie
James Ellison

MATERIAIS PARA BARRAS

Os encaixes tipo barra podem ser pré-fabricados em ouro tipo IV, como a original barra Dolder de 1,6 mm. As barras de ouro tipo IV pré-fabricadas devem ser soldadas nos pilares com uma solda de baixa fusão. Os outros tipos de barras são comercializados em padrões plásticos pré-fresados para fundição. Essas barras são fabricadas com 0,2 e 4 graus para restaurações telescópicas fresadas. A fundição das barras só pode ser realizada em ligas duras. São necessárias uma dureza de Vickers mínima de 200 e pelo menos 95.000 psi de resistência à tensão. As ligas não preciosas são contraindicadas para reconstruções sobre implantes.

Exemplos de barras para fundição
- Barra de secção circular
- Barra Dolder plástica
- Barra I
- Barra EDS
- Barra de Hader

Os clipes para as barras estão disponíveis em diferentes materiais e configurações. Os clipes metálicos são totalmente ajustáveis. Os clipes plásticos Hader e EDS não são ajustáveis, mas podem ser facilmente substituídos no próprio consultório. É bastante recomendado o emprego de um soquete metálico para os clipes plásticos Hader e EDS.

Classificação dos encaixes tipo barra quanto à secção transversal

- Circular (Figura 6.1)

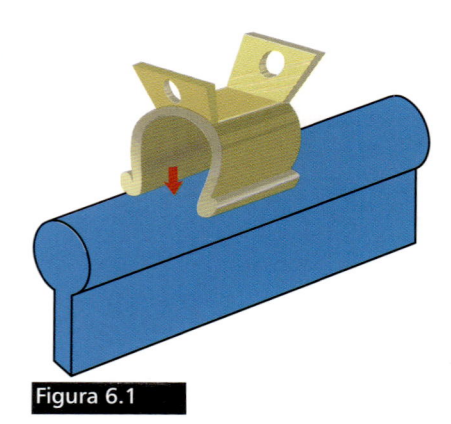

Figura 6.1

- Oval (Figuras 6.2 e 6.3)

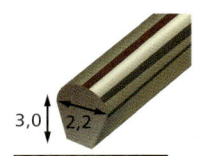

Figura 6.2

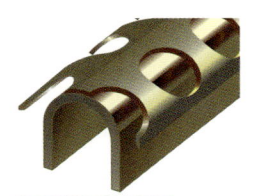

Figura 6.3

- Em forma de "U" com lados paralelos (Figura 6.4)

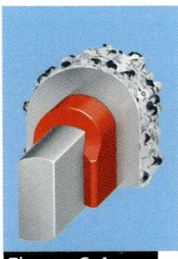

Figura 6.4

Classificação das barras quanto à natureza da sua resiliência

- Articulações com barras (resilientes) possibilitam resiliência vertical e/ou do movimento de charneira (Figura 6.5)

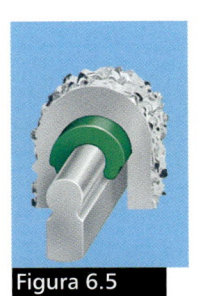

Figura 6.5

- Unidades com barras (não resilientes) (Figura 6.6)

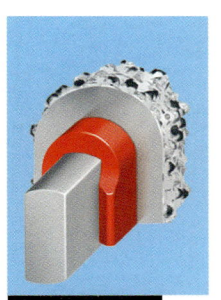

Figura 6.6

Fatores que influenciam a flexibilidade da barra

- Comprimento da barra entre os dois implantes
- Número de implantes que sustentam a barra
- Altura da barra
- Propriedades físicas da liga
- Magnitude das cargas mastigatórias

FUNDAMENTOS DO ARRANJO DAS BARRAS

Como regra, quando se utiliza uma única barra, o comprimento ideal deve ser de 20 a 22 mm para acomodar dois clipes. Isso significa que os centros dos implantes devem estar separados em 24 a 26 mm ao serem utilizados implantes-padrão de 4 mm de diâmetro (Figuras 6.7 e 6.8).

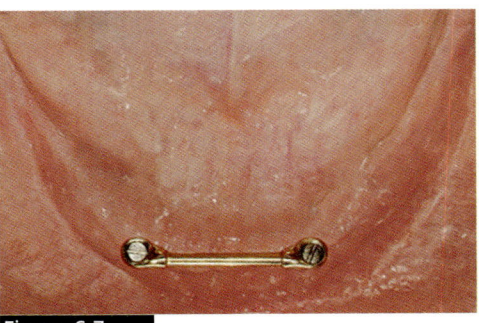

Figura 6.7

Figura 6.8

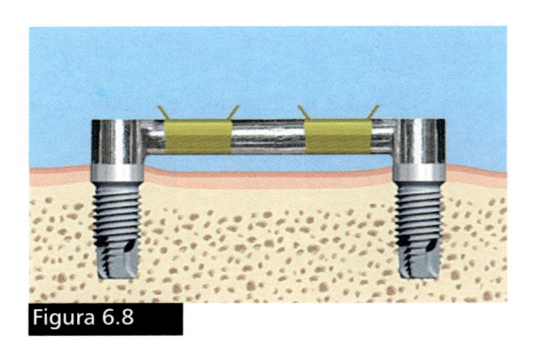

Se os implantes estiverem muito próximos, a barra curta não será capaz de promover retenção e estabilidade suficientes para a *overdenture* (Figura 6.9).

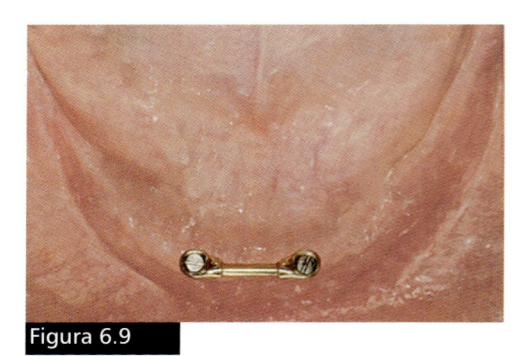

Figura 6.10

Figura 6.11

Figura 6.9

No entanto, essa distância depende das condições a seguir:

- Tamanho e curvatura do arco mandibular
- Tipo de encaixe

Se os implantes são colocados muito distantes entre si, uma barra reta irá interferir no espaço da língua, criando problemas na confecção da prótese, além de haver o risco de sofrer deformação (Figuras 6.10 e 6.11).

Se a barra é posicionada em diagonal, não permite o movimento de charneira anterior livre de fricção da prótese. Essa condição cria cargas excessivas de torção sobre os implantes-suporte (Figura 6.12).

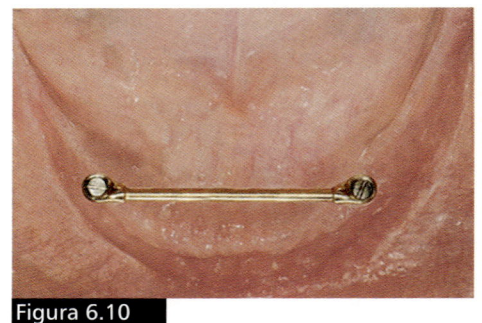

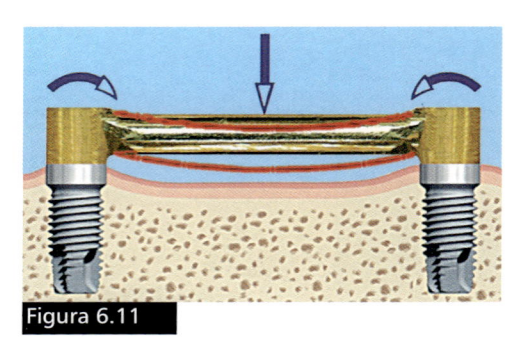

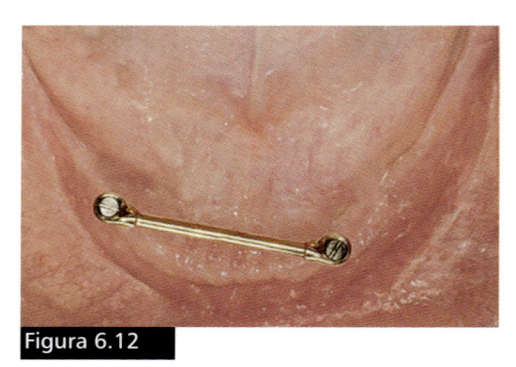

Figura 6.12

Como regra, a barra deve ser perpendicular à linha da bissetriz do ângulo formado entre os dois segmentos posteriores do arco mandibular (Figura 6.13).

Figura 6.13

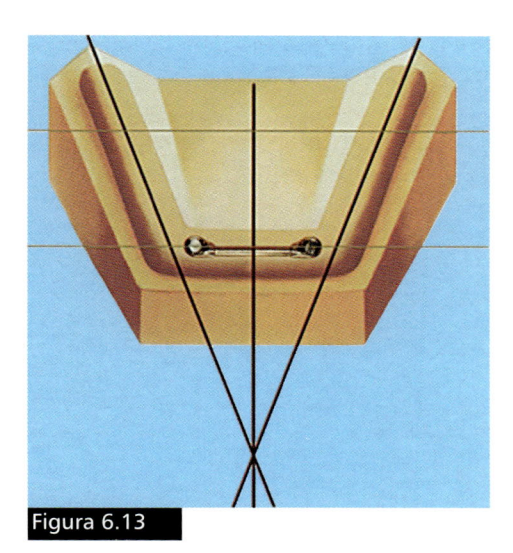

Relação vertical entre a barra e a crista do rebordo

- *Espaço Amplo:* Há um espaço de 2 mm ou mais entre a borda inferior da barra e a mucosa (Figura 6.14). Essa distância permite o livre fluxo de saliva e a passagem de partículas alimentares, bem como dos instrumentos de higiene bucal. A manutenção da higiene nessa situação é bastante facilitada.

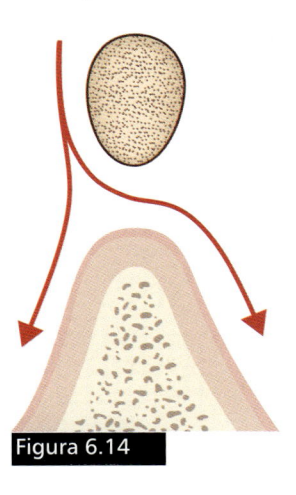

Figura 6.14

- *Espaço Pequeno:* Há um espaço de 1 mm ou menos entre a borda inferior da barra e a mucosa (Figura 6.15). Essa distância provoca o acúmulo de placa e cálculo, sendo muito difícil realizar a manutenção da higiene bucal.

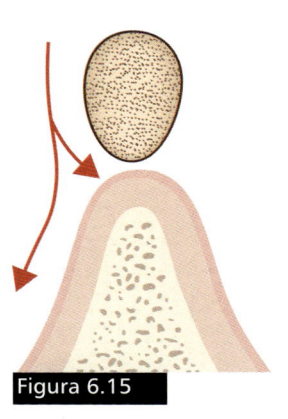

Figura 6.15

- *Compressão da Mucosa pela Barra:* Isso causa a hiperplasia da gengiva (Figura 6.16). É impossível limpar debaixo da barra. Esta deve ser substituída ou modificada para resolver o problema.

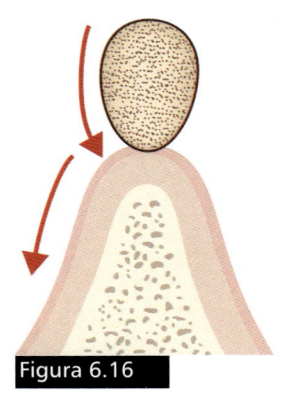

Figura 6.16

Relação sagital entre a barra e a crista do rebordo

A barra deve ser posicionada diretamente acima da crista do rebordo (Figura 6.17). Essa posição facilita a higiene da barra e a confecção da prótese sobre ela.

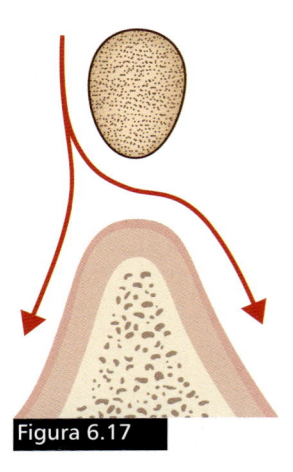

Figura 6.17

Se a barra é posicionada mais para lingual em relação à crista do rebordo, ela interfere no espaço da língua e na sua função durante a fala (Figura 6.18). Esse problema é uma situação comum em pacientes que apresentam um rebordo estreito e afilado. Uma forma de evitar tal situação é deslocar a barra mais anteriormente. Outra solução é utilizar encaixes individuais.

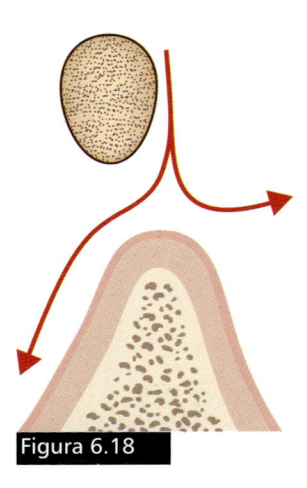

Figura 6.18

Se a barra é posicionada mais para labial do que a crista do rebordo, ela interfere no suporte do lábio (Figura 6.19). Ambos os cenários tornam muito difícil a confecção da prótese.

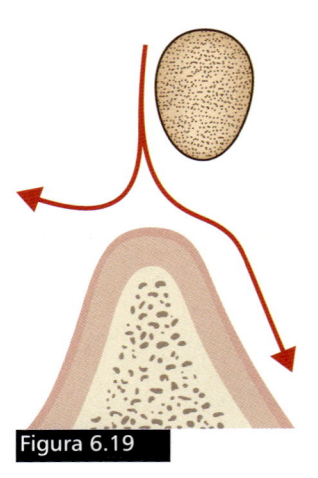

Figura 6.19

Relação sagital entre a barra e o eixo de charneira

A situação ideal seria se a barra anterior fosse paralela ao eixo do movimento de charneira na mandíbula edêntula. Entretanto, essa relação é mais uma referência para o melhor posicionamento da barra, e tal orientação não pode ser obtida em todos os casos. Essa regra tem sido seguida por muitos profissionais, mas não há pesquisas que sustentem essa teoria. O estudo longitudinal (5 a 15 anos) realizado por Oetterli, Kiener e Mericske-Stern analisou a influência do posicionamento da barra paralelamente ao eixo de charneira sobre os parâmetros peri-implantares, incluindo o nível de inserção clínica. O resultado em longo prazo, bem como o tipo de retenção – esplintada *versus* não esplintada – também foram avaliados. Não foram encontradas correlações significativas.

Algumas vezes, a forma anatômica da crista alveolar não permite que o cirurgião posicione os implantes de forma que a barra fique paralela ao eixo de charneira (Figuras 6.20 e 6.21). Nessa situação, o TPD pode modificar o desenho da barra para alcançar esse objetivo.

Figura 6.20

Figura 6.21

Figura 6.22

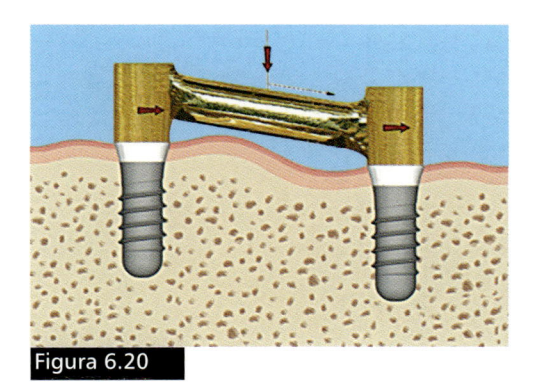

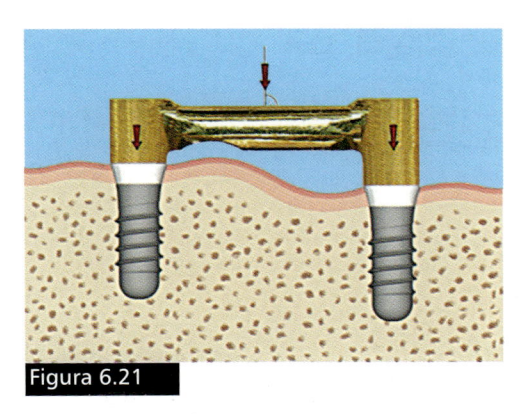

Regra da distância anteroposterior

A regra da distância anteroposterior é uma boa forma de determinar a extensão do *cantilever* distal da barra ou da extensão distal da prótese híbrida (fixa destacável) a partir dos implantes mais distais.

- Desenhar uma linha através do centro dos implantes mais posteriores de cada lado do arco (Figura 6.22).
- Desenhar outra linha através do centro dos implantes mais anteriores de cada lado do arco.
- A distância entre essas duas linhas é a extensão Anteroposterior (distância A-p).
- Geralmente, o *cantilever* distal não deve exceder mais do que metade da distância Anteroposterior.

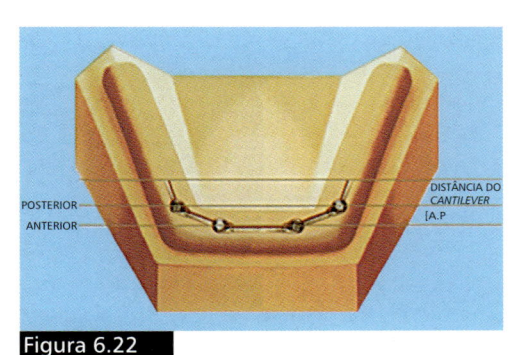

Quando o paciente possui uma mandíbula pequena, com espaço limitado para quatro implantes, a colocação dos implantes distais mais posteriormente em relação ao nervo mentual pode aumentar a distância A-P. Além disso, os implantes anteriores devem ser colocados o mais anteriormente possível. Esses passos irão melhorar a distância A-P, assegurando que as regras biomecânicas básicas não sejam violadas. O *cantilever* máximo nesses casos é de 8 a 12 mm.

Quando o paciente apresenta um formato de arco quadrado, os implantes ficarão posicionados em linha reta no segmento anterior da mandíbula. Nessa situação, qualquer tipo de *cantilever* deve ser evitado, já que a distância A-P será inexistente ou estará significativamente reduzida. Sugere-se o uso de um sistema de barra resiliente para esses pacientes. A prótese deve ser implanto-muco-suportada para que o flanco bucal e o trígono retromolar recebam uma parte da carga oclusal, distribuindo-a.

Para minimizar as cargas compressivas sobre a barra, a base da prótese pode ser aliviada na área sobre as extensões distais.

Orientações para a extensão da base da prótese

- Overdenture *Principalmente Muco-Suportada*: os limites da *overdenture* na área anterior não devem se estender até o final do sulco.

Na região anterior deve haver mínima extensão, mas máxima extensão nas áreas de suporte de cargas como o flanco bucal. A base da prótese deve estender-se distalmente até os trígonos retromolares e lingualmente até a crista milo-hióidea.
- Overdenture *Implanto-Muco-Suportada:* os limites da *overdenture* são significativamente mais curtos do que os das próteses totais convencionais; no entanto, eles não podem ser eliminados, pois esse tipo de prótese ainda é parcialmente suportada pela mucosa.
- Overdenture *Totalmente Implanto-Suportada:* como a prótese é completamente sustentada pelos implantes, os flancos podem ser eliminados.

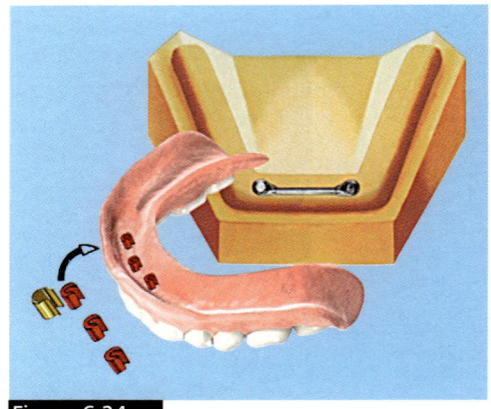

Figura 6.24

BARRA HADER

Em 1973, Helmut Hader, exímio técnico em prótese dentária, desenvolveu um sistema de encaixes único que até hoje é conhecido, principalmente nos Estados Unidos, como Barra Hader ou Vertical Hader. A Barra Hader é um encaixe tipo barra de semiprecisão que possibilita movimentos de charneira, quando é utilizada uma só Barra Hader na configuração do sistema de encaixes. A função dessa barra se baseia no conceito de retenção por apreensão (Figuras 6.23 e 6.24).

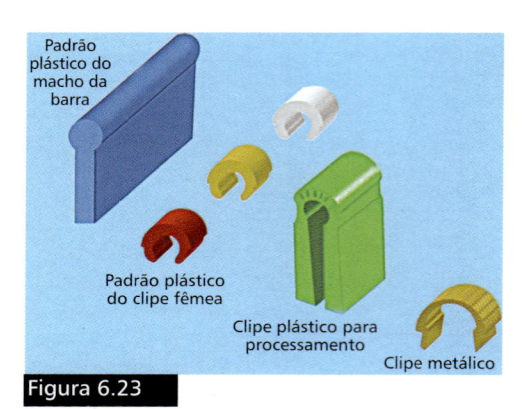

Padrão plástico do macho da barra
Padrão plástico do clipe fêmea
Clipe plástico para processamento
Clipe metálico

Figura 6.23

Existem clipes de três cores-código, com três forças de retenção diferentes. São eles, na ordem do menos para o mais retentivo, branco, amarelo e vermelho. É muito recomendado o uso de um soquete metálico com os clipes plásticos Hader. Além dos clipes plásticos, existem também os clipes em liga de ouro ajustáveis (Figuras 6.25 e 6.26).

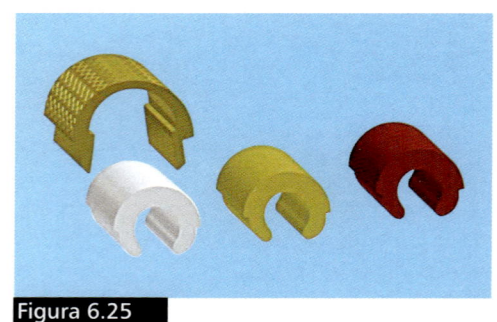

Figura 6.25

Figura 6.26

Procedimentos para confecção de um encaixe tipo Barra Hader para fundição com clipes plásticos

1. Selecionar os *copings* de transferência apropriados para o tipo e o diâmetro do implante.
2. Realizar uma moldagem do arco com um material rígido como o poliéter.
3. Confeccionar o modelo de trabalho utilizando gengiva artificial.
4. Selecionar os pilares UCLA plásticos de base dourada e não hexagonais.
5. Ajustar o comprimento da barra plástica com base na distância entre os pilares UCLA e na forma da crista do rebordo.
6. Conectar a barra plástica nos pilares UCLA utilizando cera.
7. Conectar os *sprues* na barra plástica e nos pilares UCLA. Os *sprues* sempre devem ser colocados nos pontos de conexão da barra.
8. Proceder à fundição.

   Observação: A eliminação dos componentes plásticos exige dois estágios. No primeiro, aumentar a temperatura lentamente até 315,5°C (600°C) e manter por 30 minutos. Esse procedimento assegura uma queima limpa e completa da peça plástica. No segundo estágio, completar o processo de eliminação seguindo as instruções do fabricante da liga metálica.

9. Dar acabamento e polimento na peça fundida.

   Observação: Não polir a barra de secção circular com pedras, fresas ou discos de borracha. Esse desgaste reduz o diâmetro da barra e altera sua adaptação e a retenção pelo clipe. Dar acabamento e polimento somente com compostos de polimento ou com Tripoli e rouge.

10. Testar a barra na boca utilizando teste de Sheffield. (Ver Capítulo 7.)

    Observação: Ao utilizar um modelo troquelado para confeccionar a barra, ou quando ela tiver que ser serrada e soldada, deve-se realizar nova moldagem, capturando a barra e os retentores. Um novo modelo sólido é obtido a partir dessa moldagem.

11. Inserir a barra polida no modelo de trabalho. Encaixar os clipes na barra. Colocar a quantidade de clipes que a extensão da barra permitir, o que torna possível inserir clipes adicionais para o aumento da retenção, se necessário. Bloquear as retenções sob a barra e sobre os pilares. Não bloquear as retenções dos clipes.

    Observação: Os materiais recomendados para bloquear as retenções são Rubber Sep. Sterngold #812045 e Litebloc UV – Bredent #52000980.

12. Para duplicar o modelo para a confecção da prótese, moldar o modelo de trabalho com as retenções da barra parafusada e dos clipes que estão presos a ela, bloqueando-as.
13. Inserir clipes de laboratório na moldagem exatamente na posição dos clipes moldados e vazar o modelo. Os clipes de laboratório serão mantidos em posição no modelo duplicado pelas extensões dos clipes no gesso.

    Observação: Não tentar encurtar as extensões dos clipes de laboratório para colocá-los na barra. Esse encurtamento provoca a má adaptação dos clipes sobre a barra, criando espaços retentivos maiores na base da prótese. Nessa situação, os clipes finais não ficarão completamente estáveis. Quando o paciente remover a *overdenture*, os clipes tenderão a ser arrancados da base da prótese, permanecendo presos à barra.

    Observação: Ao utilizar soquetes metálicos, deslizá-los para dentro dos clipes de laboratório lateralmente, após a confecção do modelo duplicado. Não encaixar os soquetes metálicos sobre os clipes na direção oclusal, pois isso pode deformar os soquetes e provocar o desprendimento dos clipes definitivos da base da prótese.

14. Provar os dentes no paciente. Enviar a base de prova para o laboratório para acrilização.
15. Inserir a prótese no modelo duplicado e acrilizar de acordo com a técnica preferida.

16. Desmuflar a prótese, remover todo o gesso e os clipes de laboratório com alicates ou uma pinça hemostática. Dar acabamento e polimento na prótese.
17. Inserir os clipes definitivos nas suas posições na base da prótese utilizando um instrumento fornecido com o *kit* do encaixe. Pressionar os clipes nos receptáculos preparados na base acrílica ou nos soquetes metálicos que já estão inseridos na base da prótese. Deve ocorrer um estalido quando os clipes forem encaixados em posição. Os clipes são facilmente posicionados e podem ser facilmente substituídos. A forma especial do receptáculo na base acrílica ou dos soquetes metálicos fornece uma retenção segura dos clipes, ao mesmo tempo que deixa espaço na direção lábio-lingual para permitir alguma flexão durante a inserção e a remoção da prótese.

Procedimentos para confecção de um encaixe tipo Barra Hader para fundição com clipes em liga de ouro

1. Selecionar o calibre desejado da barra para fundição e os clipes em liga de ouro correspondentes.
2. Encerar os pilares dourados UCLA não hexagonais e a barra.
3. Incluir todo o conjunto e fundir em liga de alta dureza para eliminar o desgaste prematuro. Dar acabamento e polimento ao conjunto.

    Observação: Recomenda-se o uso de ligas de paládio e cobre para a confecção da barra. Essa liga apresenta dureza superficial suficiente, bem como alta resistência à deformação. Essas propriedades físicas aumentam a resistência da barra ao desgaste clínico. Abaixo encontram-se alguns exemplos:

    - Columbus (Sterngold)
    - Argelite 76 SF+ (Argen)
    - Liga cerâmica Pegasus
    - Liga para prótese fixa Sterngold 100
    - Liga para prótese fixa Argenco 60 M (Argen)

4. Inserir a barra sobre os análogos no modelo de trabalho. Bloquear todas as retenções e realizar uma moldagem para duplicar o modelo de trabalho, para acrilizar a prótese sobre ele.
5. Adaptar o espaçador fornecido sobre a reprodução da barra em gesso. Fixar os clipes metálicos sobre o espaçador e a barra de gesso (Figura 6.27).

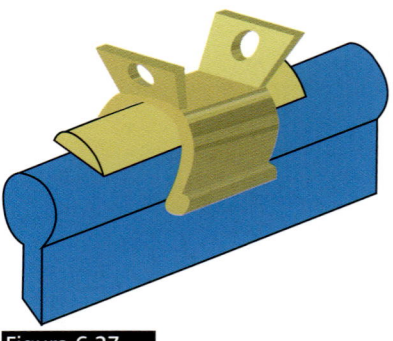

Figura 6.27

6. Bloquear todas as retenções no modelo duplicado. Assegurar-se de que o material de bloqueio tenha coberto metade da porção cilíndrica dos clipes. Essa cobertura fornece espaço livre entre a base acrílica da prótese e cada lado do clipe, permitindo que o cirurgião-dentista ajuste a quantidade de retenção promovida por cada um dos clipes. Esse espaço livre permite ao paciente remover e inserir facilmente a *overdenture*.
7. Completar a montagem de dentes na base da prótese, o encerramento, a acrilização, o acabamento e o polimento da *overdenture*. Tomar cuidado ao dar acabamento no acrílico ao redor dos clipes, a fim de evitar o contato das fresas com os clipes.

    Observação: Os clipes metálicos podem ser capturados com resina autopolimerizável.

Posicionamento dos clipes

Os clipes Hader podem sofrer desgaste prematuramente devido ao desenho inadequado da barra e ao excesso de carga. A base da prótese deve contatar suficientemente a parte superior da barra, evitando concentrar a força sobre o(s) clipe(s). Para conseguir esse contato, a base da prótese deve ser reembasada adequadamente. Os clipes Hader podem ser substituídos no próprio consultório.

Troca dos clipes Hader em consultório

1. Remover o clipe gasto com um instrumento manual. Em geral, o clipe se desprende de forma limpa e em uma peça.
2. Colocar o novo clipe Hader no instrumento de inserção.
3. Colocar o clipe na zona de retenção do sítio receptor e, delicadamente, deslizá-lo até que fique em posição.

Cuidado: Não pressione diretamente para baixo sobre o sítio receptor, pois a inserção do clipe tem uma via de rotação.

Os clipes devem manter suas propriedades por pelo menos seis a nove meses quando são posicionados corretamente.

Clipes plásticos Hader vs. clipes metálicos

Vantagens dos clipes metálicos

- Os clipes metálicos apresentam maior resistência do que os clipes plásticos.
- As dimensões da barra podem ser menores com a utilização de clipes metálicos.

Desvantagens dos clipes metálicos

- Para substituir um clipe metálico, ele deve ser cortado da base da prótese utilizando-se uma broca.
- Os clipes metálicos não se soltam de forma tão limpa quanto os clipes plásticos.
- Os clipes plásticos necessitam da captura com acrílico autopolimerizável no consultório.

Overdenture inferior sobre implantes utilizando Barra Hader e encaixes ERA para fundição

Esse desenho é muito popular quando da utilização de quatro implantes com uma boa distância A-P. O sistema de encaixe inclui uma Barra Hader entre os dois implantes anteriores e dois encaixes ERA saindo do encaixe mais posterior. Os encaixes ERA devem ser posicionados para lingual em relação à crista do rebordo (Figura 6.28).

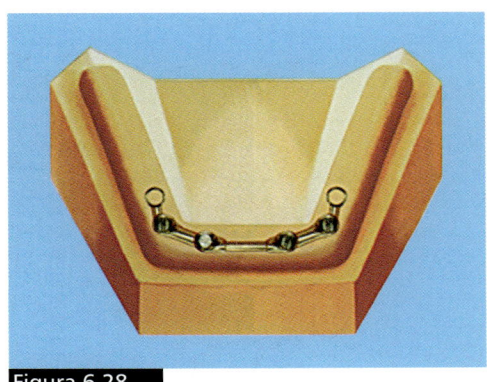

Figura 6.28

Solução de problemas para o sistema de encaixe tipo Barra Hader

Consultar a Tabela 6.1 para obter orientações quanto à solução de problemas com o sistema de encaixe tipo Barra Hader.

BARRA DOLDER

A Barra Dolder é um encaixe de precisão pré-fabricado. Essa barra foi desenvolvida pelo Dr. Eugen Dolder, na Suíça. Ela é comercializada de duas formas:

- *Rígida:* Com secção em U de paredes paralelas. O tipo rígido também é chamado de *unidade de barra*.
- *Resiliente:* Com secção oval, possibilita movimentos verticais e em charneira. A Barra Dolder resiliente também é chamada de *articulação em barra*.

A Barra Dolder e sua canaleta são feitas de liga de ouro (Elitor). Por ser uma barra ajustável, o profissional pode controlar a quantidade de retenção fornecida por ela. A barra deve ser soldada aos pilares, e a canaleta deve ser presa à base da prótese com acrílico autopolimerizável.

TABELA 6.1 Solução de problemas para o sistema de encaixe tipo Barra Hader

Problema	Possível motivo	Solução
Falha em conseguir uma peça única na fundição da barra e dos pilares.	O padrão plástico da barra não foi bem conectado aos pilares com a cera, ou a conexão se soltou durante a fase de inclusão.	Utilizar cera adequada para conectar a barra plástica aos pilares. Incluir com cuidado, evitando vibração excessiva.
Falha na permanência dos clipes plásticos nos receptáculos na base acrílica da prótese.	Os clipes de laboratório foram posicionados sobre a barra antes de realizar a impressão ao invés dos clipes definitivos, fazendo com que a extensão gengival dos clipes de laboratório se expanda e provoque a confecção de um receptáculo maior do que o necessário no processamento da resina.	Posicionar os clipes definitivos, e não os clipes de laboratório, sobre a barra do modelo antes de moldar para duplicar o modelo de trabalho.
Retenção insuficiente dos clipes plásticos na barra.	a) A barra com secção circular teve seu diâmetro reduzido devido ao acabamento e polimento exagerados. b) Os clipes plásticos estão gastos.	a) Não usar pedras ou discos de borracha para o acabamento da barra. Apenas polir. b) Substituir os clipes plásticos ou utilizar clipes em liga de ouro que podem ter sua retenção ajustada.
É difícil de inserir e remover a prótese.	a) Os clipes de retenção plásticos foram processados incorretamente dentro da resina. A base acrílica da prótese não permite que os lados dos clipes sofram flexão para encaixar na barra. b) O desenho da prótese apresenta uma área muito retentiva no flanco labial. Isso faz com que a prótese se posicione labialmente no momento da inserção; assim, os clipes plásticos não ficam corretamente alinhados para encaixar na barra.	a) Realizar processo de reembasamento para substituir os clipes. b) Remover a área da prótese do flanco labial retentivo.

Indicações

Pacientes de *overdenture* com espaço intermaxilar adequado ou relativamente grande.

- Quando se deseja mínima resiliência e máxima retenção de uma *overdenture* removível, a Barra Dolder é o encaixe de escolha.

Contraindicações

- Pacientes com espaço intermaxilar mínimo.
- Pacientes com baixa cooperação na manutenção da higiene bucal.
- Pacientes com limitações financeiras.

Especificações dimensionais

A Barra Dolder está disponível em dois tamanhos: grande e pequeno. Consultar a Tabela 6.2 (Figuras 6.29 e 6.30).

TABELA 6.2 Especificações dimensionais

Tipo	Altura	Largura	Comprimento	Altura do conjunto barra e canaleta	Largura externa das asas da canaleta
Unidade de barra pequena	2,3 mm	1,6 mm	3,5 cm	2,8 mm	3,5 mm
Unidade de barra grande	3 mm	2,2 mm	3,5 cm	3,5 mm	4,5 mm
Articulação em barra pequena	2,3 mm	1,6 mm	3,5 cm	3,5 mm	3,5 mm
Articulação em barra grande	3 mm	2,2 mm	3,5 cm	4,5 mm	4,5 mm

Canaleta Ajustável
(Fêmea)

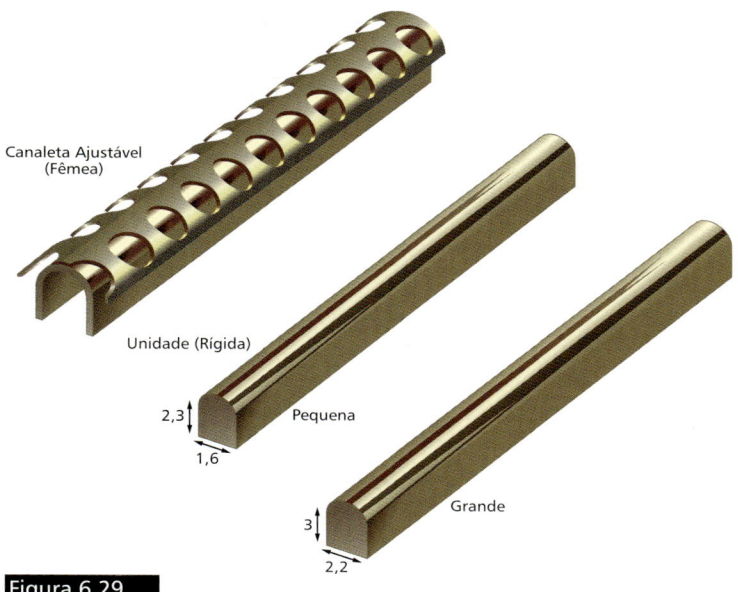

Unidade (Rígida)

2,3
1,6
Pequena

3
2,2
Grande

Figura 6.29

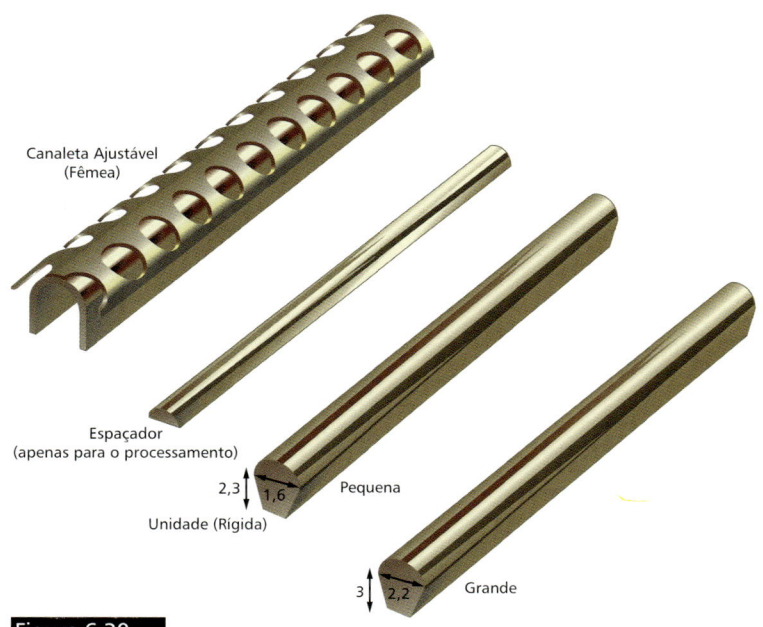

Canaleta Ajustável
(Fêmea)

Espaçador
(apenas para o processamento)

2,3
1,6
Pequena
Unidade (Rígida)

3
2,2
Grande

Figura 6.30

Procedimentos para confecção de uma unidade de Barra Dolder

1. Selecionar os *copings* para moldagem correspondentes com base no tipo e no diâmetro dos implantes.
2. Realizar a moldagem do arco com um material rígido como o poliéter.
3. Confeccionar o modelo de trabalho utilizando gengiva artificial.
4. Selecionar os cilindros de ouro ou os pilares compatíveis com o sistema de implantes utilizado. O TPD deve ser capaz de soldar a barra a esses pilares.
5. Cortar a barra no comprimento desejado. Estabilizar e prender a barra entre os dois pilares de ouro e realizar a solda.
6. Depois de soldar, dar acabamento e polimento em cada uma das extremidades da barra, deixando-as com contorno arredondado, e então inserir as barras acabadas sobre os análogos dos implantes.
7. Verificar a exatidão e o encaixe passivo da barra realizando o teste de Sheffield. Esse teste deve ser repetido na boca do paciente.
8. Ajustar o comprimento da canaleta de acordo com o comprimento da barra. Prender a canaleta na barra e iniciar a montagem dos dentes, o que dará ao TPD uma boa ideia do espaço disponível e da disposição dos dentes.
9. Provar a barra e os dentes da prótese na boca do paciente. Repetir o teste de Sheffield na boca.
10. Após a prova dos dentes, remover a canaleta da base acrílica. Inserir a barra no modelo de trabalho e prender a canaleta na barra.
11. Bloquear o espaço no modelo entre a parte inferior da barra e o rebordo, bem como nos pilares e nos orifícios de acesso aos parafusos. Para o bloqueio, utilizar Rubber-sep, Litebloc UV ou gesso. O material deve cobrir ambos os lados da canaleta até aproximadamente metade da altura e em todo seu comprimento.
12. Terminar quaisquer ajustes necessários nos dentes montados e completar o enceramento. Acrilizar a prótese como de costume.
13. Desmuflar, dar acabamento e polir a *overdenture*. Remover o material de bloqueio das retenções e ajustar a retenção da canaleta como desejado.

Reembasamento de uma *overdenture* com sistema de encaixe tipo unidade de Barra Dolder

Preencher a canaleta com vaselina e realizar a moldagem final. Colocar o *jig* de processamento na canaleta no molde e vazar o modelo. Reembasar a prótese de acordo com a técnica habitual.

Observação: A matriz da Barra Dolder deve cobrir totalmente o comprimento da barra. Isso maximiza a absorção das forças horizontais.

Procedimento para confecção de uma articulação Barra Dolder

1. Selecionar os *copings* de moldagem correspondentes de acordo com o tipo e o diâmetro do implante.
2. Realizar a moldagem do arco com um material rígido como o poliéter.
3. Confeccionar o modelo de trabalho utilizando gengiva artificial.
4. Selecionar os cilindros ou pilares compatíveis com o sistema de implante utilizado. O TPD deve ser capaz de soldar a barra aos pilares de ouro.
5. Cortar a barra no comprimento desejado. Estabilizar e manter a barra segura em posição entre os dois pilares de ouro e soldá-la a eles. Como esse tipo de Barra Dolder possibilita resiliência vertical e do movimento de charneira, ela deve ser colocada paralela ao plano oclusal e no ângulo correto em relação ao plano mediossagital.
6. Após realizar a solda, dar acabamento em cada uma das extremidades da barra, deixando-as com um contorno arredondado, e então inserir a barra sobre os análogos dos implantes.
7. Verificar a exatidão do encaixe e sua passividade realizando o teste de Sheffield. (Ver

Capítulo 7.) Esse teste deve ser repetido na boca do paciente.
8. Ajustar o comprimento da canaleta de acordo com a barra. Prender a canaleta na barra e iniciar a montagem dos dentes, o que dará ao TPD uma boa ideia da distribuição do espaço e da conformação dos dentes.
9. Provar a barra e os dentes da prótese na boca do paciente. Repetir o teste de Sheffield.
10. Após a prova dos dentes, remover a canaleta da base acrílica. Inserir a barra novamente no modelo de trabalho e cortar o comprimento necessário de espaçador, colocando-o entre a barra e a canaleta. Posicionar a canaleta sobre o espaçador e girar até que ela entre em contato com a porção anterior da barra. Essa posição fornece um anteparo positivo que evita a elevação posterior indesejável da prótese.
11. Bloquear o espaço entre a barra e o modelo do rebordo, bem como sobre os pilares e os orifícios dos parafusos. Para o bloqueio, utilizar Rubber-sep, Litebloc UV ou gesso. O material deve cobrir ambos os lados da canaleta até aproximadamente metade da altura e em todo seu comprimento.
12. Finalizar quaisquer ajustes necessários nos dentes e completar o enceramento. Acrilizar a prótese de acordo com a técnica habitual.
13. Desmuflar, dar acabamento e polimento na *overdenture*. Remover o material de bloqueio das retenções e o espaçador e ajustar a retenção da canaleta como desejado.

Reembasamento de uma *overdenture* com sistema de encaixe tipo articulação em Barra Dolder

Utilizar cera pegajosa para manter o espaçador em posição na canaleta e preenchê-la com vaselina. Fazer a moldagem final. Colocar o *jig* de processamento dentro da canaleta no molde e vazar o gesso. Reembasar a prótese de acordo com a técnica habitual e remover o espaçador antes da entrega.

Observação: Sempre inserir o espaçador entre a matriz e a articulação Barra Dolder antes de incorporar a matriz na base da prótese. Esse passo assegura a resiliência vertical da *overdenture*.

Observação: A matriz para Barra Dolder deve cobrir todo o comprimento da barra. Isso maximiza a absorção das forças horizontais.

PADRÃO PARA BARRA VARIO SOFT VSP

O padrão para Barra Vario VSP é fabricado pela Bredent. Essa barra está disponível no mercado em dois tipos de padrões plásticos para fundição, bem como em titânio sólido de grau 5. A porção gengival do padrão para fundição e das barras de titânio é arredondada para facilitar a manutenção da higiene bucal pelo paciente. Os padrões para barra são fabricados em material termoplástico que não sofre distorções e é completamente eliminado, garantindo ótima precisão na fundição. Esse material não deixa qualquer resíduo após o processo de eliminação. O material plástico também é muito rígido, o que torna muito fácil realizar desgastes com uma fresa para acrílico (Figuras 6.31, 6.32 e 6.33).

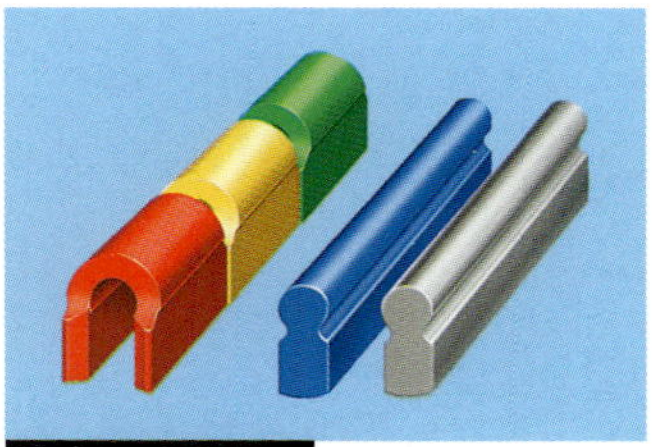

Figura 6.31

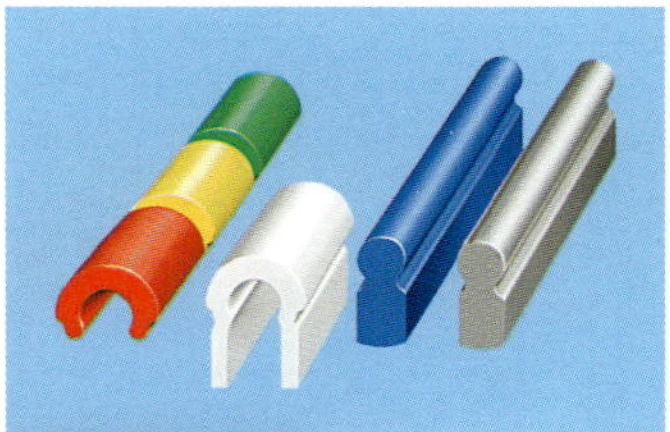

Figura 6.32

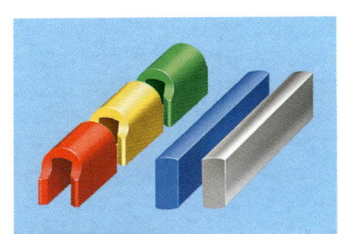

Figura 6.33

Vantagens da barra de titânio pré-fabricada

- Elimina alguns passos laboratoriais consideráveis, economiza tempo e material
- Melhor custo/benefício
- Relação mais precisa entre a barra e os clipes
- Elimina todas as imprecisões relacionadas ao processo de fundição
- Garante alta biocompatibilidade

Vantagens da barra plástica para fundição

- Possibilita maior oportunidade para o TPD fazer a reconstrução estética e funcional mesmo nos casos mais difíceis
- Pode ser fundida em diferentes ligas
- Pode ser combinada com sistemas de encaixe tipo botão de pressão fundidos

Diferentes formatos da Barra VSP

- *Forma Retangular:* Apresenta lados paralelos e fornece rigidez completa (Figura 6.34).

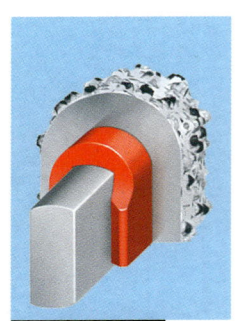

Figura 6.34

- *Forma de I:* Dependendo do tipo de matriz e do clipe utilizado, fornece rigidez completa ou resiliência para o movimento de charneira (Figuras 6.35 e 6.36).

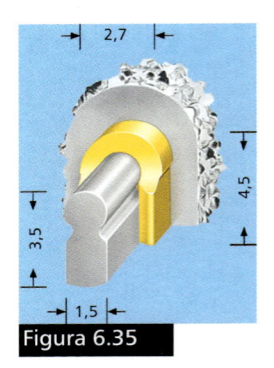

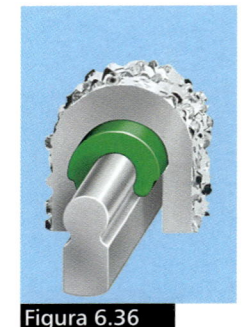

Figura 6.35

Figura 6.36

Diferentes formatos dos clipes para Barra VSP

- *Clipes/Matrizes de lados paralelos para barra retangular:* Fornecem rigidez completa por meio de fricção isolada (Figura 6.37).

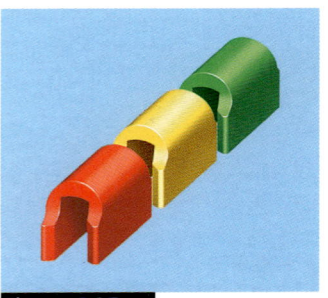

Figura 6.37

- *Clipes/Matrizes de pressão e extensão com lados paralelos:* Encaixam-se na barra I e fornecem rigidez completa por meio de fricção e conectam-se à barra por pressão (Figura 6.38).

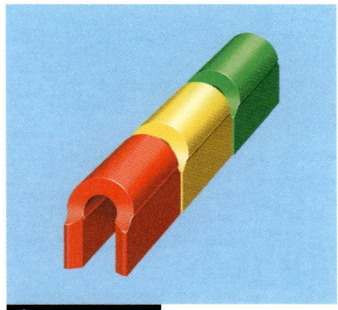

Figura 6.38

- *Clipes/Matrizes de pressão sem extensão:* Encaixam-se na barra I e permitem resiliência para o movimento de charneira (Figura 6.39).

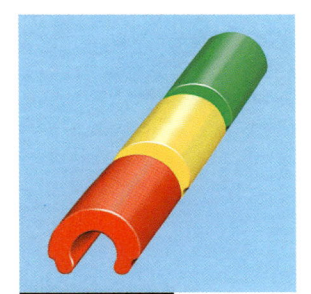

Figura 6.39

Níveis de retenção dos clipes

- *Verde:* retenção leve 4 Ncm
- *Amarelo:* retenção intermediária 6 Ncm
- *Vermelho:* alta retenção 8 Ncm

Procedimentos para a confecção de uma *overdenture* rígida totalmente implanto-suportada utilizando barra paralela

Passos clínicos

1. Realizar a moldagem dos implantes-suporte utilizando os *copings* de transferência e um material de moldagem rígido.

2. Depois de concluir a confecção do sistema de barra com o acabamento e o polimento, realizar o teste de Sheffield na boca para verificar a adaptação passiva da barra. (Ver Capítulo 7.)
3. Fazer o registro da relação cêntrica, bem como da dimensão vertical de oclusão.
4. Provar os dentes antes do processamento da prótese, verificando a relação cêntrica, a dimensão vertical, a estética e a fonética.
5. No dia da entrega da prótese finalizada, realizar ajuste oclusal e, preferencialmente, uma remontagem clínica.

Passos laboratoriais

1. Prender os análogos correspondentes nos *copings* de transferência e vazar o modelo com um gesso de mínima expansão (Bredent "Thixo Rock").
2. Selecionar os pilares de ouro ao utilizar um padrão de barra para fundição, mas ao utilizar uma barra de titânio, selecionar os pilares de titânio apropriados.
3. Posicionar a barra de titânio entre os pilares dos implantes utilizando o mandril de paralelização (item # 430 0623 0). Ao utilizar várias barras, certificar-se de que todas estão paralelas entre si. Cortar a barra no comprimento desejado e soldá-la com solda a *laser* nos pilares dos implantes. Para esse passo, seguir as instruções recomendadas pelo fabricante da solda a *laser*. Não desgastar ou polir a barra para reduzir sua espessura. Se necessário, realizar um polimento das superfícies de fricção da barra até que fiquem levemente lustrosas; não utilizar pasta de polimento grossa ou abrasiva (Figura 6.40).

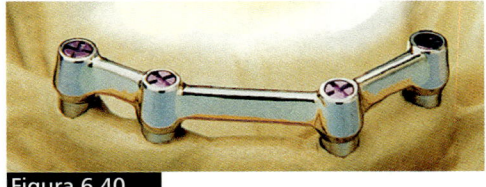

Figura 6.40

Ao utilizar um padrão de barra para fundição, medir a distância entre os pilares de ouro e cortar as barras plásticas no comprimento designado. Ao empregar uma conformação com várias barras, repetir o mesmo passo com todas elas. Após cortar a barra, encaixá-la entre os pilares dos implantes utilizando o mandril do paralelizador (item # 430 0623 0) (Figura 6.41).

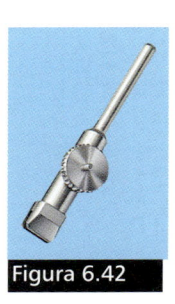

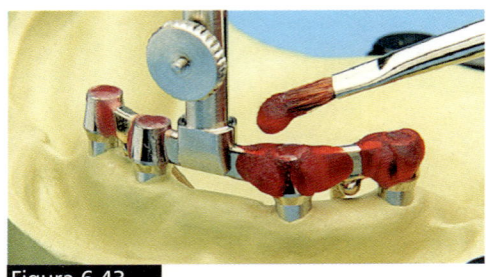

Figura 6.43

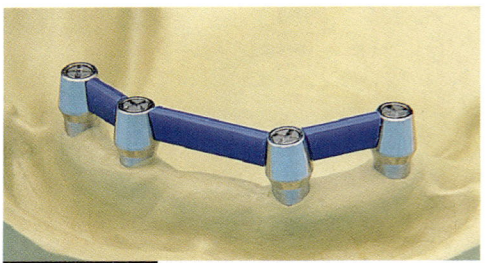

Figura 6.41

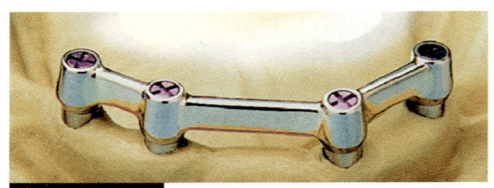

Figura 6.44

4. Fundir, finalizar e polir as barras plásticas. Não desgastar a barra para diminuir sua espessura. Se necessário, polir levemente as superfícies de fricção até que fiquem suavemente lustrosas; não utilizar pastas de polimento grossas ou rouge.
5. Montar a barra finalizada no mandril do paralelizador e posicioná-la entre os dois pilares de ouro (Figura 6.42). Mantê-las em posição com resina para fundição (Bredent PiKuPlast HP36 item # 540 0022 0) e soldar a barra aos pilares de ouro (Figura 6.43). Se são previstas várias barras no desenho do sistema de encaixes, repetir o mesmo passo para cada uma delas (Figura 6.44).

6. Iniciar o processo de duplicação para criar o modelo refratário. Primeiro, prender um clipe/matriz amarelo sobre a barra. O emprego do clipe amarelo fornece as condições ideais para alterar o nível de retenção. A seguir, bloquear todas as retenções e confeccionar um modelo refratário (Brevest Rapid 1) utilizando a técnica de duplicação habitual (Figuras 6.45 e 6.46).

Observação: Não deve ser aplicada cera como espaçador ao redor da matriz.

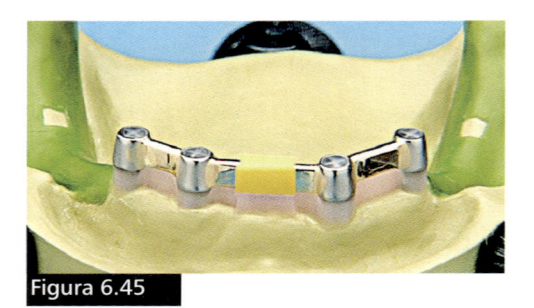

Figura 6.42

Figura 6.45

Figura 6.46

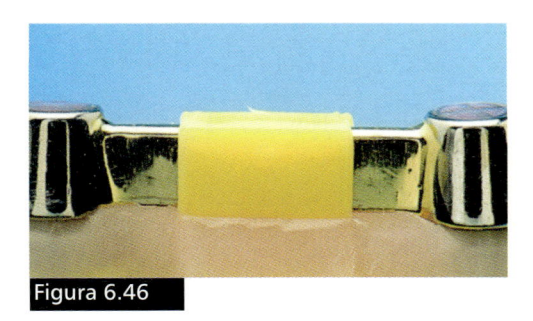

7. No modelo refratário, o clipe/matriz também é duplicado, o que cria espaço para o soquete receptor na armação de cromocobalto (Brealloy F400) (Figura 6.47).

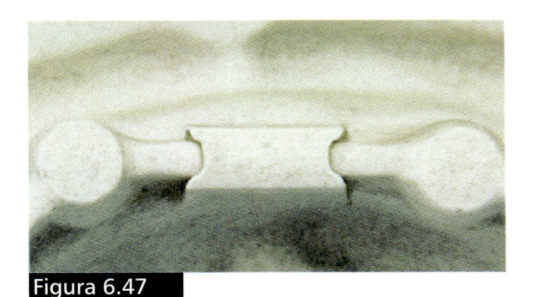

Figura 6.47

8. A duplicação da barra e da matriz no modelo refratário deve ser coberta com cera e contas plásticas. As demais partes da armação devem ser enceradas de acordo com o planejamento do caso (Figura 6.48).

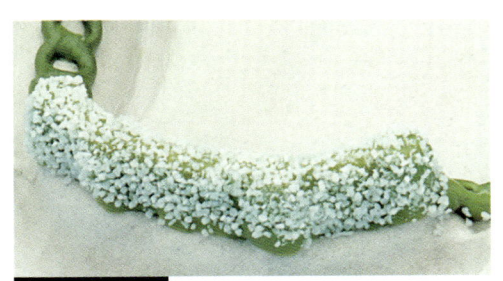

Figura 6.48

9. Fundir o soquete metálico e após dar acabamento e polimento (Figura 6.49).

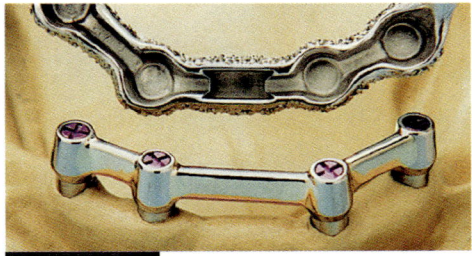

Figura 6.49

Observação: Não desgastar o interior da matriz no sítio receptor do soquete metálico com uma broca carbide. Não realizar polimento eletrônico do soquete metálico na sua porção interna. Simplesmente dar acabamento com jateamento (óxido de alumínio 110 mícrons).

10. Antes de inserir o clipe final escolhido no sítio receptor da armação de cromocobalto, checar o interior do soquete em busca de saliências.
11. Selecionar o clipe com o grau de retenção desejada e pressioná-lo, encaixando-o no sítio receptor da armação utilizando um instrumento de inserção (item # 430 0622 0) (Figuras 6.50, 6.51, 6.52 e 6.53).

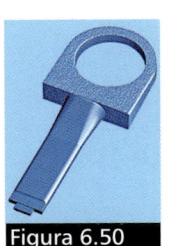

Figura 6.50

Figura 6.51

Figura 6.52

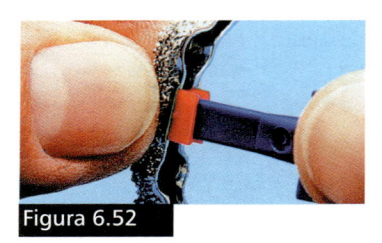

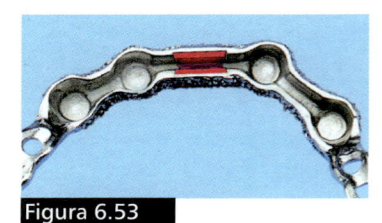

Figura 6.53

12. Confeccionar o rolete de cera para o registro de mordida.
13. Após o registro da relação cêntrica e da dimensão vertical de oclusão, montar os dentes em oclusão lingualizada.
14. Após a verificação dos dentes e da relação cêntrica, acrilizar a prótese da forma habitual.
15. Dar acabamento e polimento na prótese (Figura 6.54).

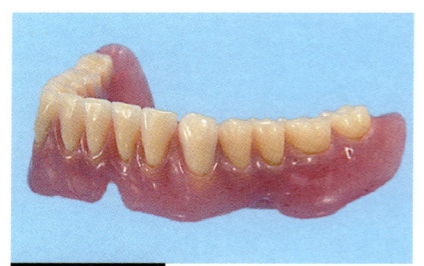

Figura 6.54

Procedimentos para confecção de uma *overdenture* resiliente utilizando uma Barra Bredent VSP

PROCEDIMENTOS CLÍNICOS Os procedimentos clínicos são os mesmos da barra rígida.

PROCEDIMENTOS LABORATORIAIS Os procedimentos laboratoriais são muito semelhantes aos da barra rígida, exceto os seguintes:

- Após a barra ter sido soldada, mas antes do passo de duplicação para criar o modelo refratário, os pilares dos implantes e as extensões verticais da barra devem ser cobertos com cera. A espessura da cera deve ser de 0,3 mm. Essa espessura permitirá o movimento de charneira da *overdenture*.

  Observação: Assegurar-se de que a parte arredondada da barra (a parte superior) não está coberta pela cera.

- Inserir a matriz para duplicação sobre a barra. Realizar bloqueio das retenções por sobre as laterais da barra, bem como quaisquer outras retenções na barra (Figura 6.55).

  Observação: Assegurar-se de que o clipe/matriz resiliente ao movimento de charneira tenha sido encaixado precisamente na barra e não esteja coberto por cera.

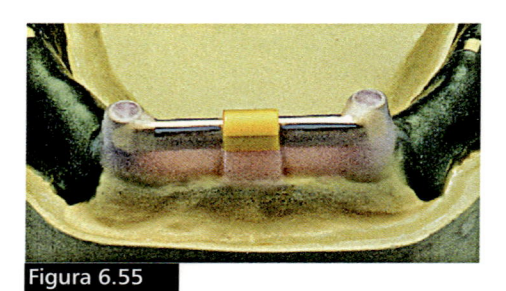

Figura 6.55

- Depois de fundido, acabado e polido o soquete metálico, inserir um clipe/matriz resiliente amarelo (item # 430 0648 0) no sítio receptor do soquete utilizando um instrumento para inserção (Figuras 6.56 e 6.57).

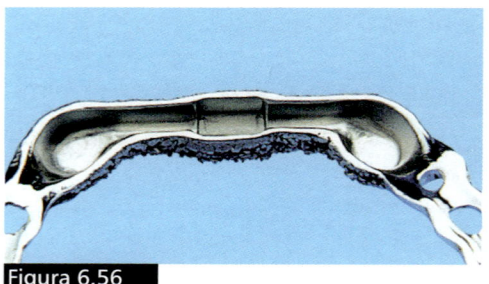

Figura 6.56

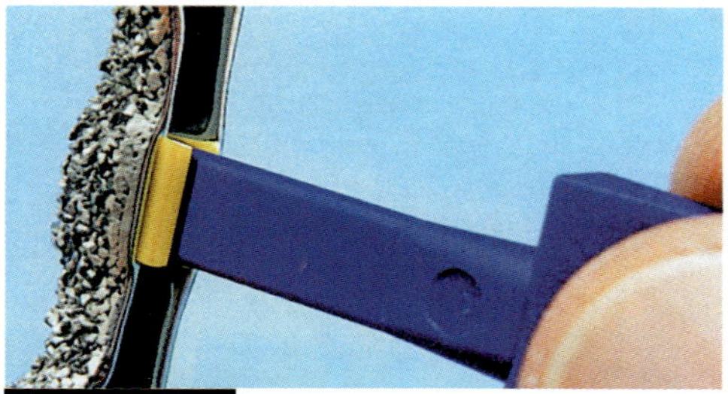

Figura 6.57

- Seguir os passos 12 a 15 descritos para a barra rígida.

Verificação do assentamento passivo da barra

Quando a barra está finalizada e pronta para ser inserida, os seguintes passos devem ser seguidos:

1. Realizar o teste de Sheffield. (Ver Capítulo 7.) Se a barra não passar no teste, realizar os seguintes passos:
   - Cortar e soldar a barra.
   - Enviá-la para o processo de erosão por descarga elétrica (Ver Capítulo 7.)
2. Após a inserção de todos os parafusos retentores, eles devem ficar embutidos no topo da barra ou abaixo para minimizar a chance de perda ou deformação da cabeça de algum parafuso.
3. Verificar o completo assentamento da barra através de uma radiografia panorâmica.

Incorporação do sistema de encaixe tipo barra na base da prótese

A *overdenture* definitiva deve ser confeccionada depois que a barra permanente tiver sido entregue, e não antes da instalação da barra. Confeccionar a prótese depois torna mais fácil fazer com que todo o sistema de encaixe fique posicionado dentro dos limites da *overdenture*, o que maximiza suas propriedades biomecânicas. Alguns laboratórios confeccionam a prótese antes, fazem uma matriz de silicone das posições dos dentes e então confeccionam a barra. Como existem certas especificações para o desenho da barra, os dentes da prótese devem ser colocados de forma a respeitar a confecção ideal da barra.

LEITURAS RECOMENDADAS

Academy of Prosthodontics. (1999). *The Glossary of Prosthodontic Terms* (7th edition). *Journal of Prosthetic Dentistry*, 81, 41–110.

Albrektsson, T. & Zarb, G. A. (1998). Determinants of correct clinical reporting. *International Journal of Prosthodontics*, 11, 517–521.

Albrektsson, T. & Zarb, G. A. *The Branemark Osseointegrated Implant.* Chicago: Quintessence Publishing, 1989.

Brewer, A. A. & Marrow, R. M. *Overdentures* (Second Edition). C. V. Mosby Company, 1980.

Carr, A. B. (1998). Successful long-term treatment outcomes in the field of osseointegrated implants: Prosthodontic determinants. *International Journal of Prosthodontics*, 11, 502–512.

Cochran, D. L. (1999). A comparison of endosseous dental implant surfaces. *Journal of Periodontology*, 70, 1523–1539.

Cochran, D. L. (2001). The scientific basis for and clinical experiences with Straumann implants including the ITI Dental Implant System: A consensus report. *Clinical Oral Implants Research*, 11(supplement 1), 33–58.

Devlin, H., et al. (1988). Overdentures for the general dental practitioner. *Quintessence International*, July 19(7), 501–504.

Dolder, E. J. (1961). The bar-joint mandibular denture. *Journal of Prosthetic Dentistry*, July–Aug, 11(4), 689–707.

Dolder, E. J. & Durrer, G. T. *The Bar-Joint Denture.* Chicago: Quintessence Publishing, 1978.

English, C. E. (1990). An overview of implant hardware. *Journal of the American Dental Association*, Sept, 121(9), 360–368.

English, C. E. (1990). Removable prosthodontics as first-line treatment. *Practical Periodontics and Aesthetic Dentistry*, Oct–Nov, 2(5), 33–36.

English, C. E. (1990). Use of the Steri-Oss PME abutment with a bar-retained overdenture. *Trends & Techniques in the Contemporary Dental Laboratory*, Jan–Feb, 7(1), 75–80.

Ericsson, I., Randow, K., Nilner, K., Peterson, A. (2000). Early functional loading of Branemark implants. 5-year clinical follow-up study. *Clinical Implant Dentistry and Related Research*, 2, 70–77.

Espositio, M., Coulthard, P., Worthington, H. V., & Jokstad, A. (2000). Quality assessment of randomized controlled trials of oral implants. *International Journal of Oral & Maxillofacial Implants*, 16, 783–792.

Fargan, M. J., Jr. *Implant Prosthodontics—Surgical and Prosthetic Techniques for Dental Implants*. Year Book Medical Publishers, Inc., 1990.

Fourmousis, I. & Bragger, U. (1999). "Radiographic interpretation of peri-implant structures." In *Proceedings of the 3rd European Workshop on Periodontology-Implant Dentistry*, ed. Lang, N. P., Karring, T., & Lindhe, J. Chicago: Quintessence Publishing, 228–241.

Friberg, B., Sennerby, L., Linden, B., Grondahl, U. K., & Lekholm, U. (1999). Stability measurements of one-stage Branemark implants during healing in mandibles. A clinical resonance frequency analysis study. *International Journal of Oral & Maxillofacial Surgery*, 28, 266–272.

Hobo, S., Ichida, E., & Garcia, L. T. *Osseointegration and Occlusal Rehabilitation*. Chicago: Quintessence Publishing, 1990.

Jemt, T., Chai, J., Harnett, J., et al. (1996). A 5-year prospective multicenter follow-up report on overdentures supported by osseointegrated implants. *International Journal of Oral&Maxillofacial Implants*, 11, 291–298.

Jumber, J. F. *An Atlas of Overdentures and Abutments*. Chicago: Quintessence Publishing, 1981.

Lekholm, U. & Zarb, G. A. (1985). "Patient selection and preparation." In *Proceedings of the 3rd European Workshop on Periodontology-Implant Dentistry*, ed. Branemark, P. I., Zarb, G. A., & Albrektsson, T. Chicago: Quintessence Publishing, 199–210.

Mason, M. E., Triplett R. G.,&Alfonso,W. F. (1990). Life-threatening hemorrhage from placement of a dental implant. *Journal of Oral & Maxillofacial Surgery*, 48(2), 204–208.

Mckinney, R. V., Jr. *Endosteal Dental Implants*, Year Book Medical Publishers, Inc., 1991.

Meffert, R. M. (1990). The importance of periodontal maintenance for the dental implant. *Practical Periodontics and Aesthetic Dentistry*, Oct–Nov, 2(5), 19–22.

Mentag, P. J., et al. (1988). IMZ overdenture using the Stern ERA attachment. *General Dentistry*, Sept–Oct, 36(5), 390–392.

Mericske-Stern, R. (1998). Treatment outcomes with implant-supported overdentures: Clinical considerations. *Journal of Prosthetic Dentistry*, 79, 66–73.

Naert, I., Gizani, S., Vuylskeke, M., & van Steenberghe, D. (1999). A 5-year prospective randomized clinical trial on the influence of splinted and unsplinted oral implants retaining a mandibular overdenture: Prosthetic aspects and patient satisfaction. *Journal of Oral Rehabilitation*, 26, 195–202.

Payne, A. G. T., Solomons, Y. F., & Lownie, J. F. (1999). Standardization of radiographs for mandibular implant-supported overdentures: Review and innovation. *Clinical Oral Implants Research*, 10, 307–319.

Payne, A. G. T., Solomons, Y. F., Lownie, J. F., Tawse-Smith, A. (2001). Inter-abutment and periabutment mucosal enlargement with mandibular implant overdentures. *Clinical Oral Implants Research*, 13, 179–187.

Payne, A. G. T., Tawse-Smith, A., Duncan, W. J., & Kumara R., (2002). Conventional and early loading of unsplinted ITI implants supporting mandibular ovedentures: Two-year results of a prospective randomized clinical trial. *Clinical Oral Implants Research*, 13, 603–609.

Payne, A. G. T., Tawse-Smith, A., Kumara, R., & Thomson W. M. (2001). One-year prospective evaluation of the early loading of unsplinted conical Branemark fixtures with mandibular overdentures: A preliminary report. *Clinical Implant Dentistry and Related Research*, 3, 9–18.

Schmitt, A. & Zarb, G. A. (1998). The notion of implant-supported overdentures. *Journal of Prosthetic Dentistry*, 79, 60–65.

Sul,Y. T., Johansson, C. B., Jeong,Y.,Wennerberg, A., & Albrektsson, T. (2002). Resonance frequency and removal torque analysis of implants with turned and anodized surface oxides. *Clinical Oral Implants Research*, 13, 252–259.

Szmukler-Moncler, S., Piattelli, A., Favero, G. A., & Dubruille, J. H. (2000). Considerations preliminary to the application of early and immediate loading protocols in dental implantology. *Clinical Oral Implants Research*, 11, 12–25.

Tawse-Smith, A., Duncan,W., Payne, A. G. T., Thomson, W. M.,&Wennstrom, J, L. (2002). Effectiveness of electric toothbrushes in peri-implant maintenance of mandibular implant overdentures. *Journal of Clinical Periodontology*, 29, 275–280.

Tawse-Smith, A., Payne, A. G. T, Kumara, R., & Thomson W. M. (2001). A one-stage operative procedure using 2 different implant systems: A prospective study on implant overdentures in the edentulous mandible. *Clinical Implant Dentistry and Related Research*, 3, 185–193.

Tawse-Smith, A., Payne, A. G. T., Kumara, R., & Thomson, W. M. (2002). Early loading of unsplinted implants supporting mandibular overdentures using a one-stage operative procedure with two different implant systems: A 2-year report. *Clinical Implant Dentistry and Related Research*, 4, 33–42.

Watson, G., Payne, A. G. T., Purton, D. G., &Thomson W. G. (2002). Mandibular implant overdentures: Comparative evaluation of the prosthodontic maintenance during the first year of service using three different systems. *International Journal of Prosthodontics*, 15, 259–266.

Wismeijer, D., van Waas, M. A. J., Mulder, J., Vermeeren, J. I. J. F., & Kalk, W. (1999). Clinical and radiological results of patients treated with three treatment modalities for overdentures on implants of the ITI Dental Implant System. *Clinical Oral Implants Research*, 10, 297–306.

Zarb, G. A. (1983). The edentulous milieu. *Journal of Prosthetic Dentistry*, 49, 825–831.

7
Erosão por Descarga Elétrica

Hamid R. Shafie
Eduard Eisenmann
Günter Rübeling

Um dos fatores mais importantes para o sucesso em longo prazo das *overdentures* totalmente implanto-suportadas é o encaixe passivo da subestrutura metálica do sistema de encaixes sobre os implantes-suporte ou sobre os pilares. Uma subestrutura mal-encaixada causará estresse excessivo dos implantes-suporte, o que, eventualmente, provocará a perda óssea do rebordo. Outro problema geralmente causado por uma subestrutura mal-encaixada é a fratura dos parafusos retentores ou dos pilares, e, nos casos mais graves, o próprio implante pode sofrer fratura.

O método mais comum para verificar o encaixe passivo da subestrutura metálica é o teste de Sheffield.

TESTE DE SHEFFIELD

Para realizar esse tese, a subestrutura/barra metálica deve ser inserida sobre os implantes ou pilares-suporte. A seguir, o parafuso retentor mais distal deve ser apertado e os outros parafusos devem ser mantidos fora. Caso apareça um espaço entre os demais implantes-suporte ou pilares e a subestrutura metálica, isso indica que a armação metálica não se encaixa de forma passiva. Apertar os demais parafusos de retenção nessa situação causará uma tensão indesejável nos implantes.

Teste de Sheffield

1. Somente um dos parafusos retentores terminais é apertado antes da erosão por descarga elétrica e da fresagem da subestrutura metálica (Figura 7.1).

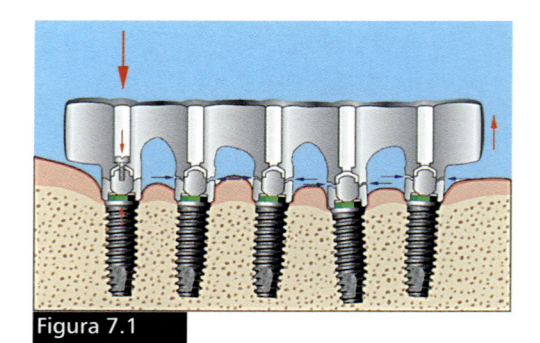

Figura 7.1

2. Remover o parafuso terminal, que foi utilizado no passo 1, e então apertar apenas um dos parafusos retentores intermediários antes da erosão por descarga elétrica e da fresagem da subestrutura metálica (Figura 7.2).

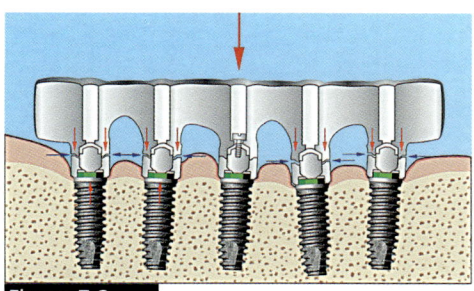

Overdentures sobre implantes: manual clínico e laboratorial   105

Figura 7.2

3. Apertar todos os outros parafusos retentores antes da erosão por descarga elétrica e da fresagem da subestrutura metálica (Figura 7.3).

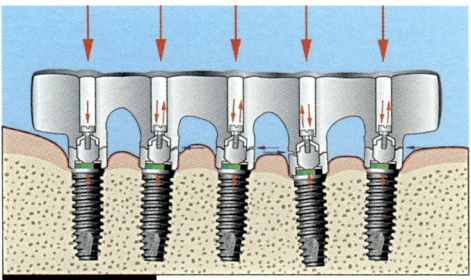

Figura 7.3

4. Após concluir o processo de erosão por descarga elétrica, mas antes de fresar os orifícios de acesso dos parafusos da subestrutura metálica, apertar apenas um dos parafusos terminais para verificar seu assentamento passivo (Figura 7.4).

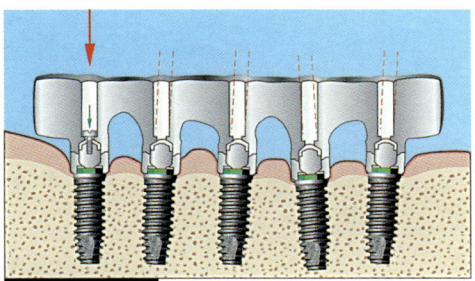

Figura 7.4

5. Após concluir o processo de erosão por descarga elétrica, caso todos os parafusos possam ser apertados sem fresar os orifícios de acesso, a carga irá se concentrar em todos os parafusos retentores (Figura 7.5).

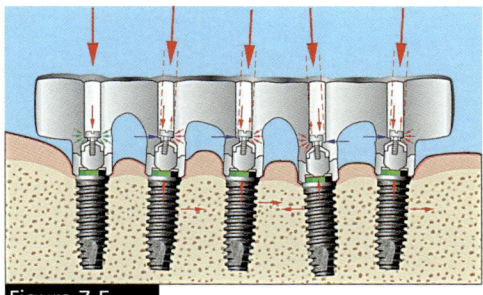

Figura 7.5

6. Apertar apenas um dos parafusos retentores terminais e iniciar a fresagem dos orifícios de acesso (Figura 7.6).

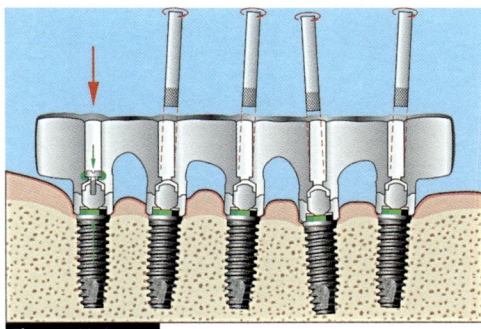

Figura 7.6

Cada orifício de acesso deve ser fresado exatamente na trajetória do implante-suporte, como é descrito nos passos a seguir:

- Montar o modelo de trabalho na plataforma da fresadora. Apertar o tubo de orientação sobre um dos implantes terminais. Inserir um pino guia no local de encaixe da broca na máquina fresadora (Figura 7.7).

Figura 7.7

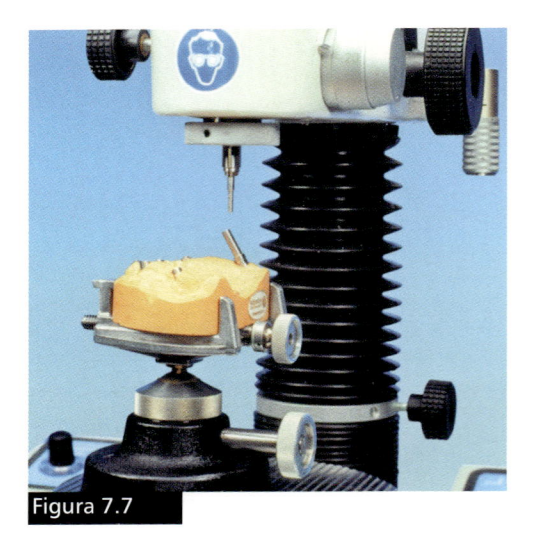

- Afrouxar completamente o parafuso estabilizador da articulação da plataforma (Figura 7.8).

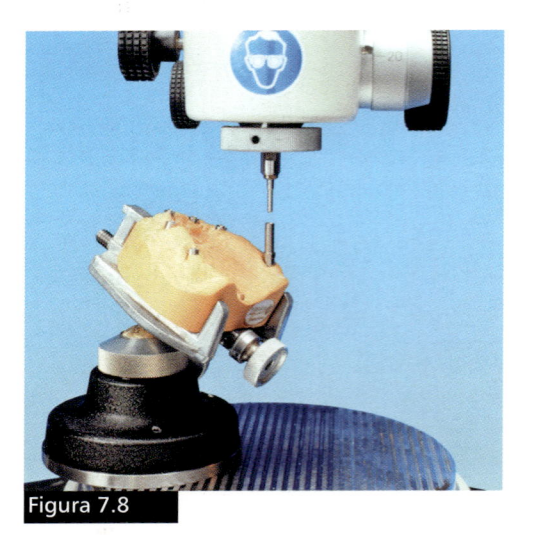

Figura 7.8

- Inserir totalmente o pino guia no tubo de orientação. Apertar o parafuso estabilizador da articulação da plataforma para manter a posição adequada do modelo de trabalho para o processo de fresagem (Figura 7.9).

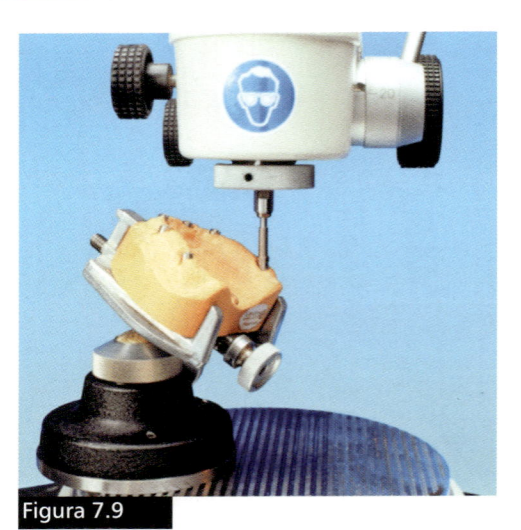

Figura 7.9

- Substituir o pino guia por uma broca *carbide* de extremidade cortante. Verificar a posição de fresagem abaixando a broca até que ela alcance o tubo guia. Essa posição deve ser considerada como posição zero para a máquina fresadora e utilizada para ajustar a profundidade de fresagem (Figura 7.10).

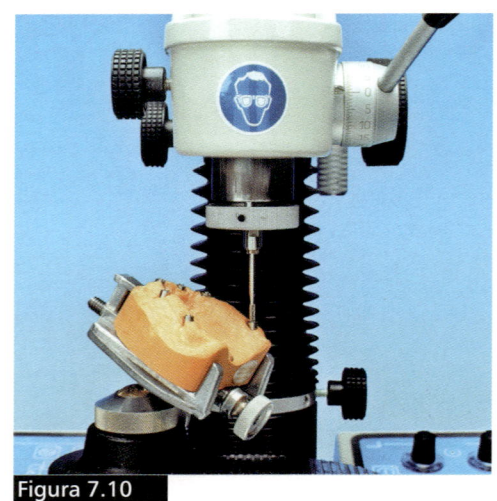

Figura 7.10

- Parafusar firmemente a subestrutura metálica sobre os implantes-suporte. Inserir a broca *carbide* no primeiro orifício de acesso e iniciar o processo de fresagem até a profundidade apropriada. A profundidade de fresagem pode ser ajustada alterando-se as medidas no micrômetro da máquina fresadora (Figura 7.11).

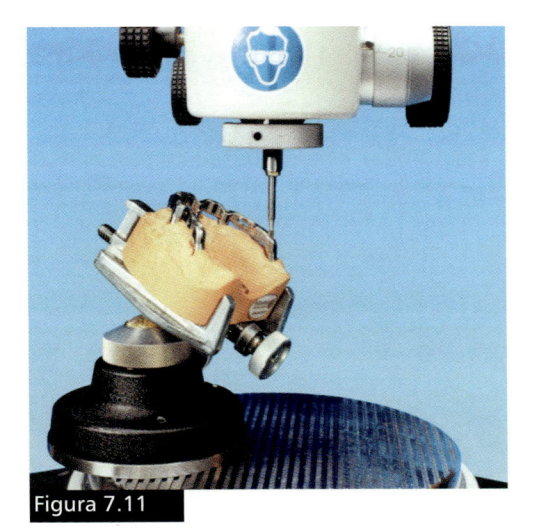

Figura 7.11

7. Ao fim do processo de erosão por descarga elétrica e fresagem, apertar todos os parafusos retentores. A estrutura apresenta um assentamento perfeitamente passivo, sem concentração de carga nos parafusos retentores (Figura 7.12).

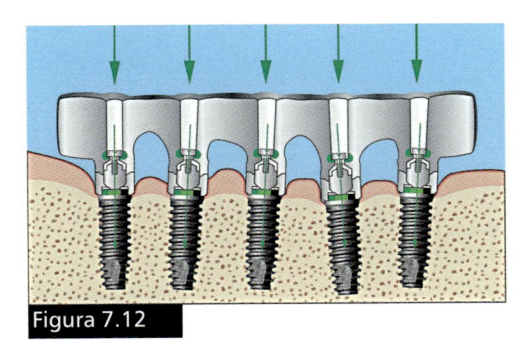

Figura 7.12

MOTIVOS MAIS COMUNS PARA A MÁ ADAPTAÇÃO

- Técnica ou material de moldagem imprecisos
- Alterações dimensionais do modelo de gesso durante a cristalização
- Alterações dimensionais durante os procedimentos de inclusão
- Alterações dimensionais após a aplicação das camadas de porcelana nos casos de próteses fixas

Uma forma de conseguir um encaixe passivo da subestrutura metálica é confeccioná-la em vários segmentos, conectar essas peças na boca do paciente e fazer uma matriz da peça inteira. Usar a matriz para soldar as peças. Esse passo pode levar a novas distorções. Em algumas próteses fixas implanto-suportadas, a porcelana é aplicada sobre a subestrutura metálica. A contração da porcelana durante a queima induz alguma tensão na subestrutura metálica, o que pode, em última instância, provocar uma má adaptação.

PROCESSO DE EROSÃO POR DESCARGA ELÉTRICA

Todas as discrepâncias resultantes das técnicas laboratoriais supracitadas podem ser corrigidas após a confecção da subestrutura metálica utilizando-se a técnica de erosão por descarga elétrica SAE Secotec (Figura 7.13). Essa técnica foi introduzida por Günter Rübeling no campo da implantodontia na década de 1990.

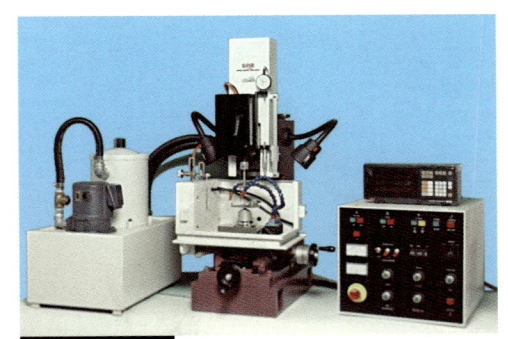

Figura 7.13

O processo de erosão por descarga elétrica cria um campo elétrico em curto-circuito entre os eletrodos, que são semelhantes e intercambiáveis com os análogos dos implantes e a subestrutura metálica. Esse processo provoca a erosão de partículas muito pequenas de metal no interior da subestrutura metálica, iniciando nas áreas que entram em contato com os análogos. O processo continua até que todos os contatos prematuros sejam erodidos pela faísca elétrica e toda a subestrutura metálica tenha um contato passivo em 360° com a mesa protética dos análogos laboratoriais. Essa técnica pode ser usada em qualquer material condutor de eletricidade.

Passos clínicos

1. Inserir os *copings* de moldagem para transferência nos implantes (Figura 7.14).

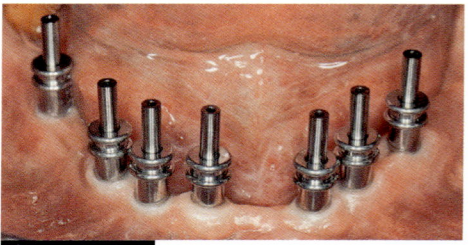

Figura 7.14

2. Realizar a moldagem de captura com um material rígido como o poliéter ou polivinil siloxano pesado. Sempre utilizar uma moldeira individual; evitar o uso de moldeiras de estoque, pois isso contribui para a imprecisão da moldagem (Figura 7.15).

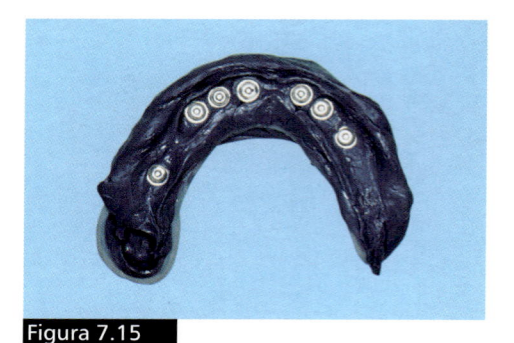

Figura 7.15

3. Após a conclusão dos passos laboratoriais 1, 2 e 3 (apresentados a seguir), o cirurgião-dentista recebe uma montagem acrílica com os *copings* de moldagem correspondentes presos a ela e os pilares originais dos implantes selecionados.
4. Instalar os pilares do modelo nos implantes (Figura 7.16).

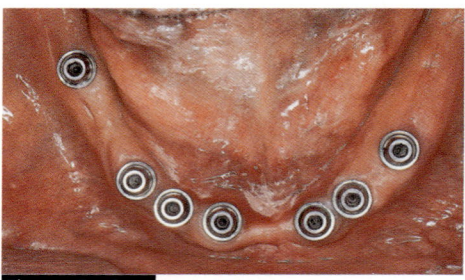

Figura 7.16

5. Inserir o conjunto acrílico na boca do paciente sobre os pilares dos implantes-suporte e realizar o teste de Sheffield para verificar o assentamento passivo do conjunto.
6. Caso o conjunto não se encaixe passivamente, cortar as junções de acrílico próximas aos *copings* mal-encaixados com um disco diamantado fino, de forma que todos os *copings* se encaixem passivamente (Figura 7.17).

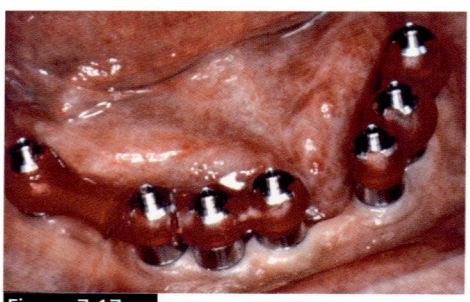

Figura 7.17

7. Reconectar todas as peças acrílicas separadas com resina acrílica de precisão na boca do paciente.
8. Usar uma moldeira individual e um material de moldagem rígido como o poliéter para realizar a moldagem final (Figura 7.18). Após esse passo, enviar o molde para o laboratório. O técnico em prótese dentária deverá continuar os passos laboratoriais a partir do passo 4.

Overdentures sobre implantes: manual clínico e laboratorial 109

Figura 7.18

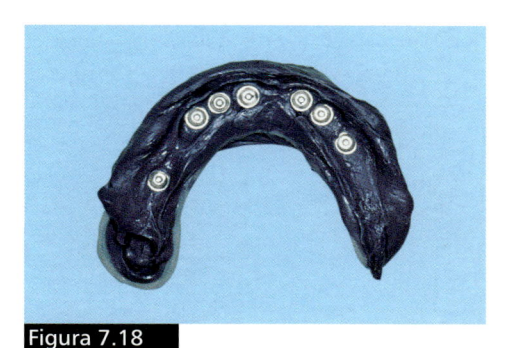

9. Após completar o passo laboratorial 12 e receber a placa base encerada, parafusar a placa base nos pilares dos implantes-suporte e realizar o registro da dimensão vertical, bem como da relação cêntrica. Enviar o registro para o laboratório para que seja realizada a montagem dos dentes.

Passos laboratoriais

1. Parafusar os análogos correspondentes do sistema de implante (na Figura 7.19 é mostrado o sistema Ankylos), que foram utilizados nos *copings* de moldagem. Aplicar gengiva artificial ao redor dos *copings* de moldagem e suas junções com os análogos. Usar gesso tipo IV para vazar o modelo.

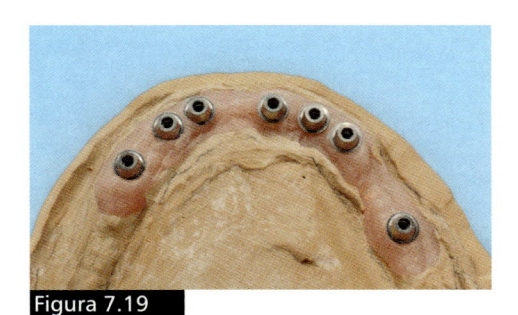

Figura 7.19

2. Selecionar os pilares finais e fixá-los nos análogos (Figura 7.20). A seguir, selecionar os *copings* de moldagem correspondentes e parafusá-los sobre os pilares do primeiro modelo de trabalho. Conectar todos os *copings* de moldagem com resina acrílica autopolimerizável (p. ex., resina de precisão GC). Após a polimerização completa, seccionar as junções de acrílico com um disco diamantado fino.

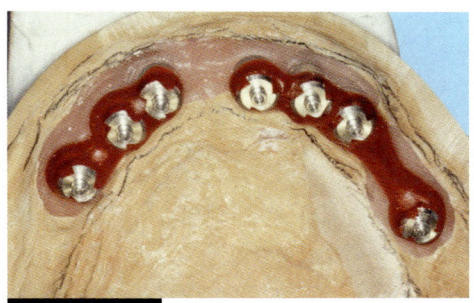

Figura 7.20

3. Sem soltar os *copings* de moldagem do modelo, reconectar as peças acrílicas com resina de precisão e deixar descansar por 12 horas (Figura 7.21). Esse passo minimiza as tensões geradas pela contração da resina acrílica. Após, enviar o conjunto acrílico ao cirurgião-dentista para a prova.

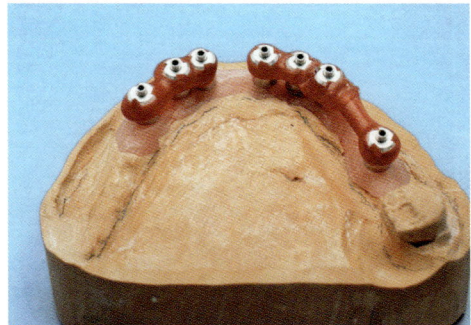

Figura 7.21

4. Selecionar os análogos dos pilares correspondentes para a erosão por descarga elétrica. As cabeças desses análogos são idênticas aos pilares confeccionados pelo fabricante dos implantes, mas a porção da base é diferente. A base do análogo para erosão por descarga elétrica possui rosca, de forma que o análogo pode ser parafusado no interior de uma capa de cobre eletrocondutora (Figura 7.22).

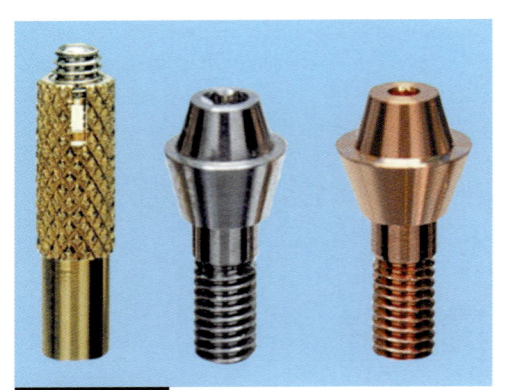

Figura 7.22

5. Parafusar cada análogo no interior das capas eletrocondutoras. Inserir a cabeça do análogo no *coping* de moldagem e manter sua posição apertando o parafuso retentor do *coping* (Figuras 7.23 e 7.24).

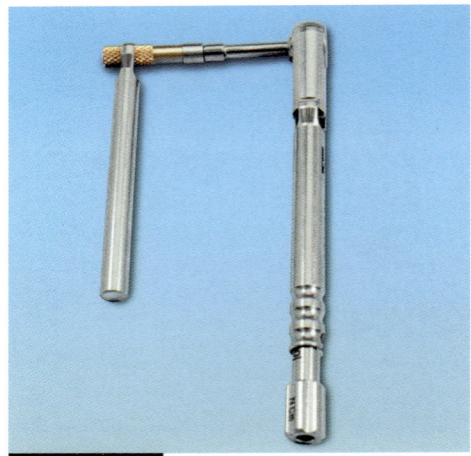

Figura 7.24

6. Colocar gengiva artificial no molde e ao redor dos análogos. Assegurar-se de que esse material não entre em contato com as capas eletrocondutoras. Essas capas devem ser cobertas e sustentadas por gesso para que não haja micromovimentos dos análogos. Qualquer movimento causará imprecisão no modelo de trabalho e, ao final, a subestrutura metálica não será exata.
7. Conectar todas as capas eletrocondutoras com fitas de cobre (Figuras 7.25 e 7.26).

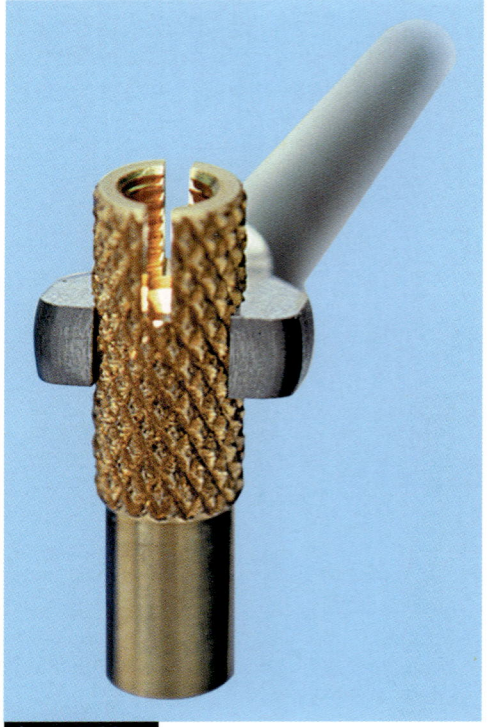

Figura 7.23

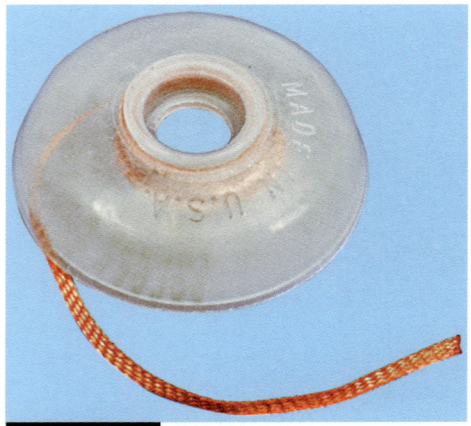

Figura 7.25

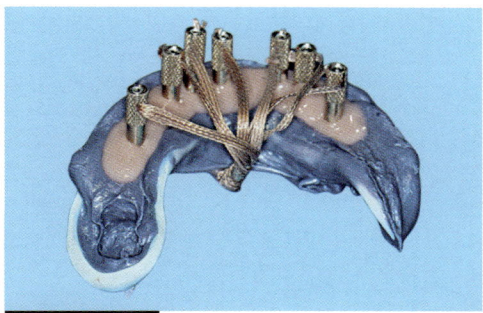

Figura 7.26

Essas capas formarão o pólo positivo (ânodo), e a subestrutura metálica será o pólo negativo (cátodo).

8. Encaixotar com cera a porção dos implantes no molde.
9. Aplicar pó de prata (Wieland Dental + Technik, Alemanha) sobre a gengiva artificial, criando uma camada separadora entre a gengiva artificial e a resina epóxi, que será aplicada no próximo passo (Figura 7.27).

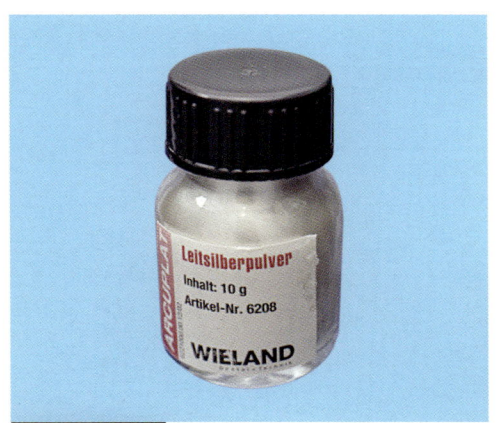

Figura 7.27

10. Vazar 0,5 a 1 mm de resina epóxi de baixa contração para modelo sobre a camada isolante de prata (Figura 7.28). A resina epóxi exige um tempo de polimerização de 8 a 12 horas, na temperatura de 18ºC. Esse tempo pode variar, dependendo da temperatura ambiente real e da umidade.

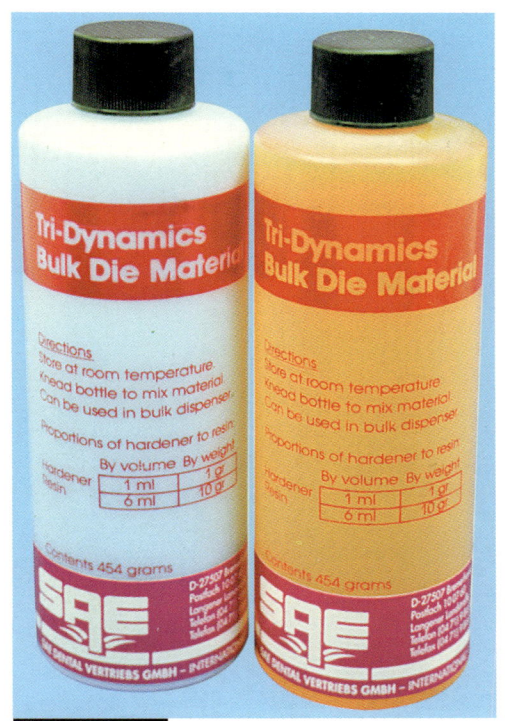

Figura 7.28

11. Remover toda a cera do encaixotamento e vazar o restante do molde com gesso tipo IV (Figura 7.29).

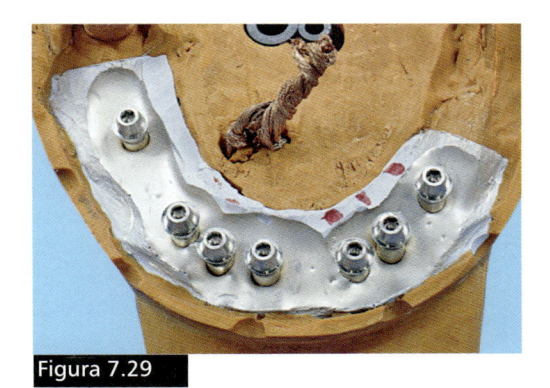

Figura 7.29

12. Fazer uma placa base retida em três pontos (posição triangular) por parafusos e encerar o rolete. Enviar para o cirurgião-dentista para o registro das relações maxilomandibulares (Figura 7.30).

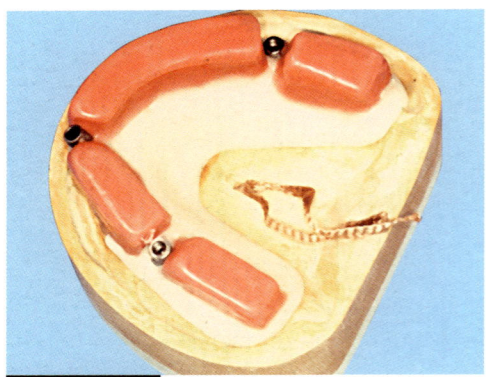

Figura 7.30

13. Após o passo clínico 9, montar os modelos em um articulador semiajustável e os dentes da prótese (Figura 7.31). Depois de o cirurgião-dentista provar e aprovar a montagem, confeccionar um molde de silicone das posições dos dentes. Esse molde servirá como guia para o posicionamento dos limites do padrão de resina da subestrutura metálica.

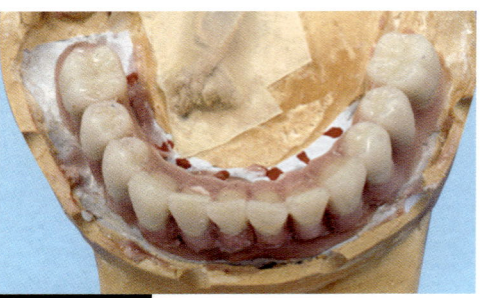

Figura 7.31

14. Confeccionar o padrão de resina da subestrutura com uma resina acrílica que não deixe nenhum resíduo após o passo de eliminação. Obviamente, durante esse passo, o modelo de trabalho deve estar montado no articulador com a dimensão vertical de oclusão e a relação cêntrica corretas. A relação entre os dois modelos e o espaço entre os rebordos são fatores importantes para o desenho e o contorno da subestrutura metálica. Verificar a posição e a orientação do padrão de resina da subestrutura com o molde de silicone (Figuras 7.32 e 7.33).

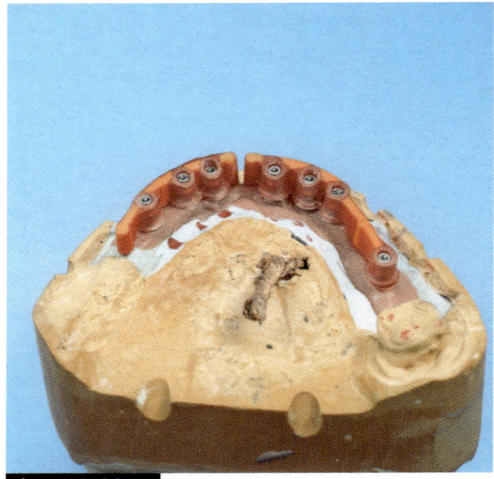

Figura 7.32

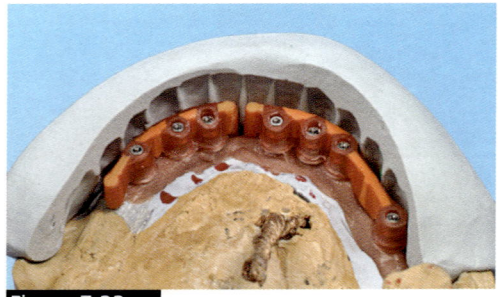

Figura 7.33

15. Fundir a subestrutura metálica e dar acabamento e polimento.
16. Remover a gengiva artificial do modelo de trabalho. Isso possibilita uma melhor visualização da perfeita adaptação da subestrutura metálica sobre os análogos (Figura 7.34).

Overdentures sobre implantes: manual clínico e laboratorial 113

Figura 7.34

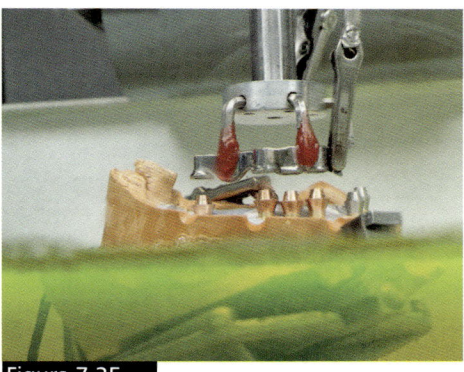

Figura 7.35

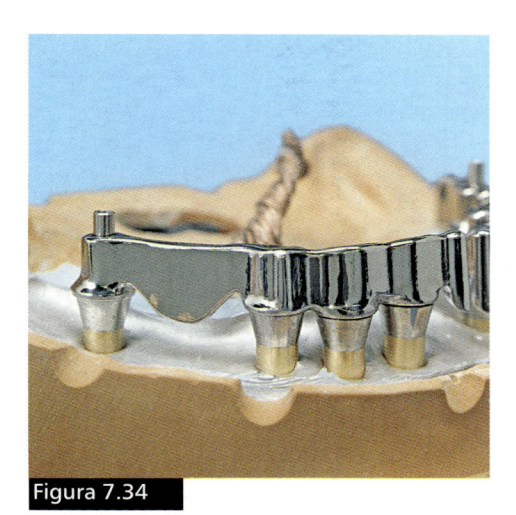

17. Inserir a subestrutura metálica finalizada sobre os análogos dos pilares dos implantes no modelo de trabalho. Montar o modelo no suporte da unidade de erosão por descarga elétrica. Inserir o suporte do modelo na mesa magnética do aparelho. O suporte do modelo é firmado na posição final ativando-se o campo magnético da mesa magnética.
18. Usar resina de precisão para conectar a subestrutura metálica às extensões do aparelho de erosão por descarga elétrica. A conexão deve ser com a superfície oclusal da subestrutura metálica. Depois de a resina ser polimerizada e a conexão estar assegurada, remover a subestrutura metálica do modelo de trabalho elevando-a através do eixo que está conectado às extensões.
19. Desparafusar os análogos dos pilares e substituí-los pelos eletrodos idênticos aos pilares. Usar a chave de torque com 18 Ncm para prender os eletrodos. A seguir, inserir o suporte do modelo e o modelo de trabalho no banho de fluido dielétrico (Figura 7.35).
20. Baixar a subestrutura metálica conectada às extensões do aparelho de erosão por descarga elétrica e encaixar sobre os eletrodos dos implantes.
21. Existem dois clipes em forma de pregador conectados à unidade de erosão elétrica. Um é o pólo positivo (ânodo) e o outro é o pólo negativo (cátodo). Conectar o clipe positivo (ânodo) às fitas de cobre, que estão conectadas a cada capa eletrocondutora e implanteeletrodo. A seguir, conectar o clipe negativo (cátodo) à subestrutura metálica.
22. Derramar fluido dielétrico refrigerante sobre a subestrutura de metal e fechar o banho dielétrico.
23. Iniciar o primeiro ciclo do processo de erosão por descarga elétrica. Em geral, esse ciclo dura cerca de 10 a 20 minutos. Entretanto, a sua duração depende do tipo de metal utilizado na confecção da subestrutura, assim como do grau de imprecisão e da falta de adaptação. A maior parte da erosão acontece durante este ciclo.
24. Após completar o primeiro ciclo, separar a subestrutura metálica do modelo de trabalho (Figura 7.36). Desparafusar todos os eletrodos de implantes e substituí-los por novos. Esse é um passo muito importante,

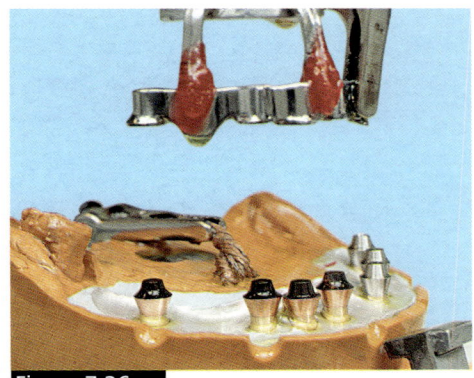

Figura 7.36

pois após o término do primeiro ciclo os eletrodos dos implantes não estão mais lisos, já que também sofreram erosão.

25. Iniciar o segundo ciclo de forma semelhante ao primeiro, sendo que a sua duração é de cerca de um a dois minutos. Se necessário, pode ser realizado um terceiro ciclo para alcançar a precisão desejada e o encaixe passivo. O terceiro ciclo geralmente é realizado para alisar a superfície de contato da subestrutura metálica com os eletrodos dos pilares dos implantes. Para cada ciclo, novos conjuntos de eletrodos devem ser utilizados para que se consiga um encaixe passivo e preciso. A rugosidade superficial final é de aproximadamente 4 a 6 mícrons. No entanto, os eletrodos do segundo e terceiro ciclos podem ser usados novamente para o primeiro ciclo de um novo paciente (Figuras 7.37 e 7.38).

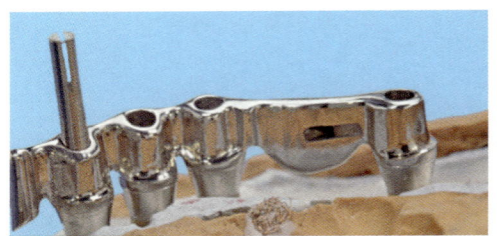

Figura 7.39

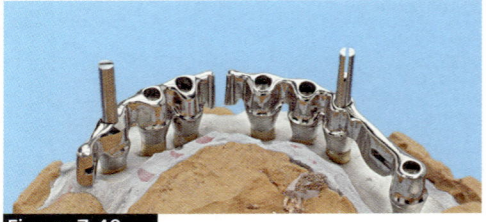

Figura 7.40

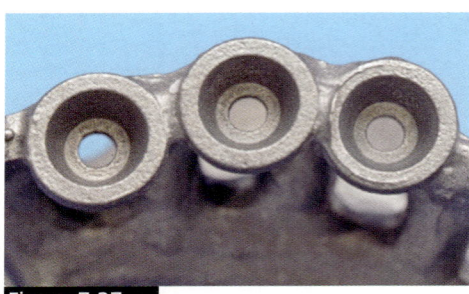

Figura 7.37

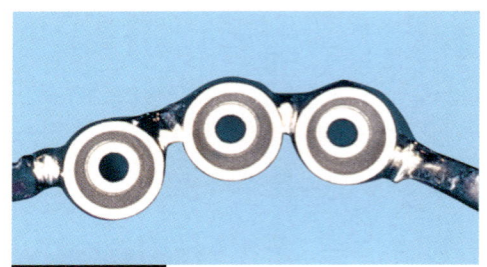

Figura 7.38

26. Após completar o processo de erosão por descarga elétrica, levantar a subestrutura metálica e substituir os eletrodos pelos análogos dos pilares dos implantes (Figuras 7.39 e 7.40). A subestrutura metálica deve assentar-se e ter um encaixe completo e passivo sobre os análogos. Verificar a precisão do encaixe por meio do teste de Sheffield (Figuras 7.41 a 7.48). Mesmo com um encaixe passivo e preciso da subestrutura metálica sobre os análogos dos pilares dos implantes, se os orifícios dos parafusos não estiverem paralelos depois de serem apertados, haverá uma tensão residual sobre os implantes-suporte. As cargas compressivas e de tensão geradas pela cabeça dos parafusos retentores e as paredes dos orifícios de acesso provocam essa tensão. Sempre utilize uma broca *carbide* de extremidade e lateral cortantes para tornar paralelos todos os orifícios de acesso, a fim de eliminar essa tensão indesejável.

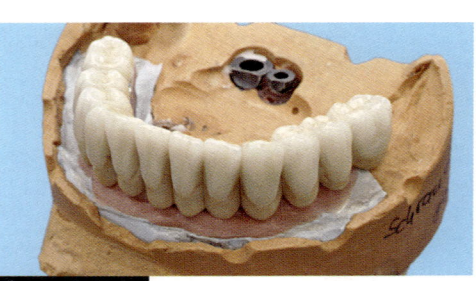

Figura 7.41

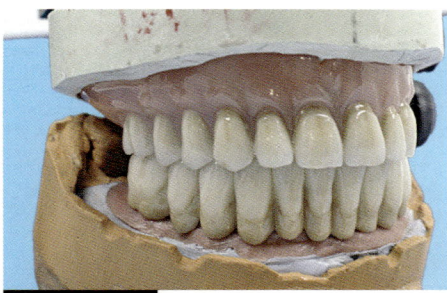

Figura 7.42

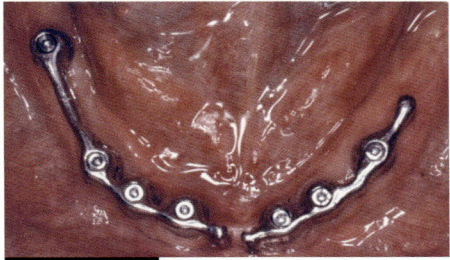

Figura 7.43

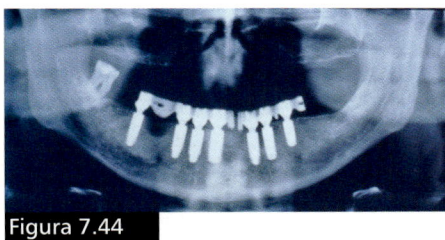

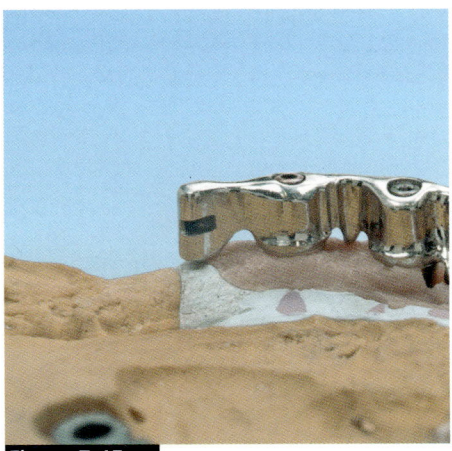

Figura 7.44

Figura 7.45

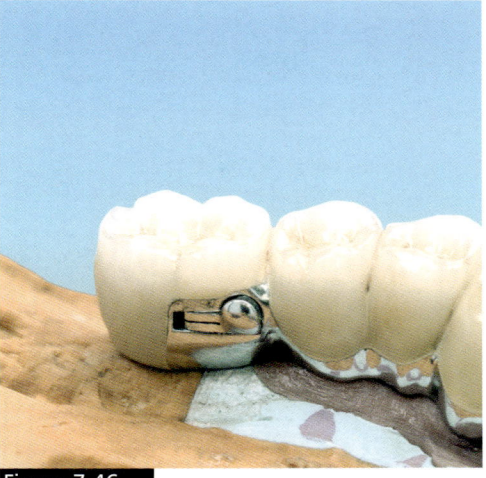

Figura 7.46

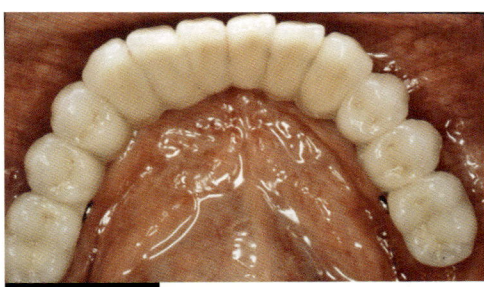

Figura 7.47

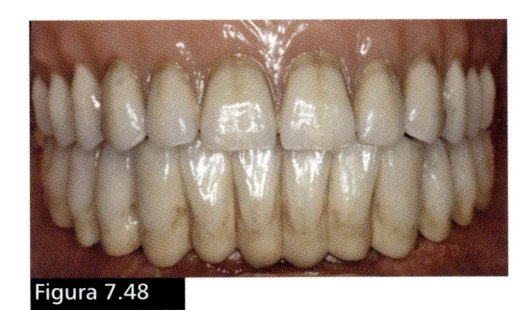

Figura 7.48

Segundo caso

1. A primeira moldagem é realizada com material rígido (Figura 7.49).

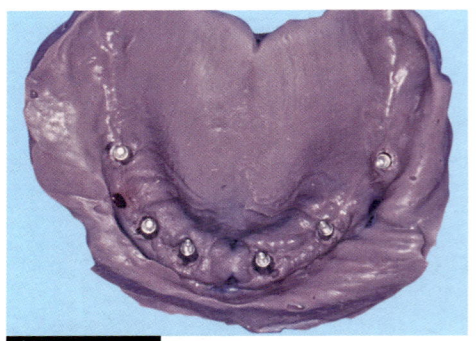

3. Os *copings* de moldagem presos no bloco de resina são parafusados na boca do paciente e é realizado o teste de Sheffield. Caso o bloco acrílico e os *copings* não se encaixem passivamente sobre os implantes, o acrílico é seccionado e as partes são reconectadas dentro da boca (Figura 7.52).

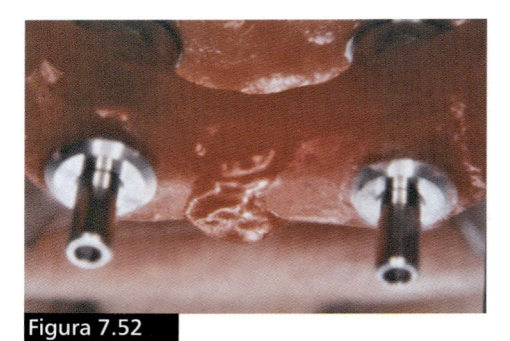

Figura 7.49

Figura 7.52

2. Os *copings* de moldagem Secotec-System são parafusados no modelo de trabalho e unidos com resina acrílica de precisão. A resina deve polimerizar por 12 horas para assegurar que a reação exotérmica esteja completa. Usando um disco diamantado muito fino, o acrílico é seccionado entre os *copings*, e os pedaços são reconectados novamente com resina acrílica de precisão (Figuras 7.50 e 7.51).

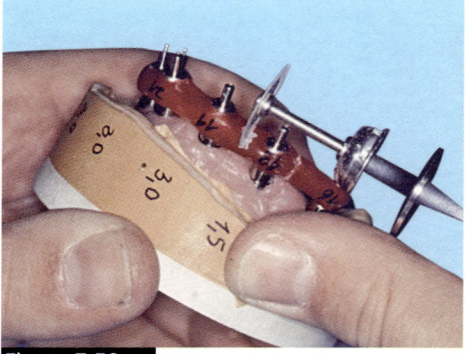

4. A segunda moldagem é realizada capturando-se o bloco de acrílico e os *copings* Secotec-System (Figura 7.53).

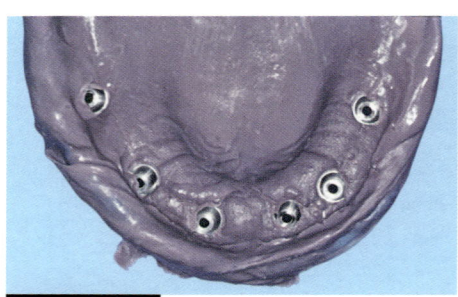

Figura 7.50

Figura 7.53

5. Fitas de cobre unem todas as capas eletrocondutoras (Figura 7.54).

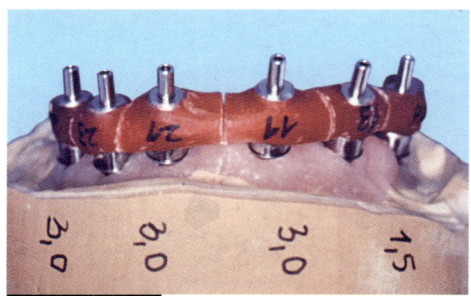

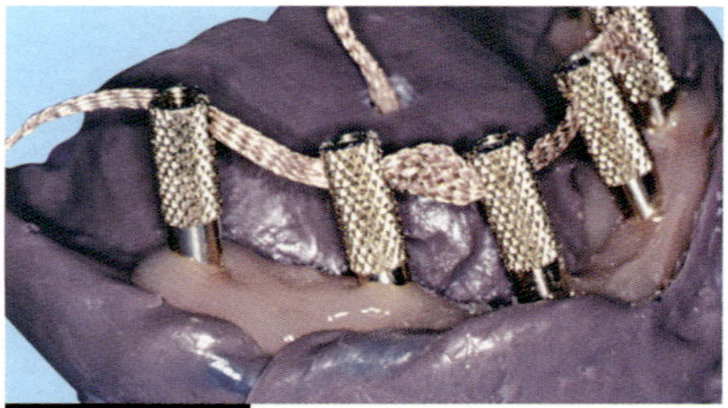

Figura 7.51

Figura 7.54

6. O modelo de trabalho para erosão por descarga elétrica (Figura 7.55).

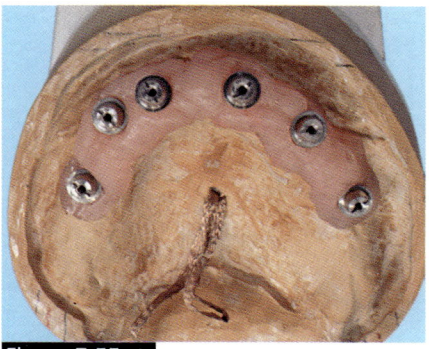

Figura 7.55

7. Placa base com o registro de mordida parafusada (Figura 7.56).

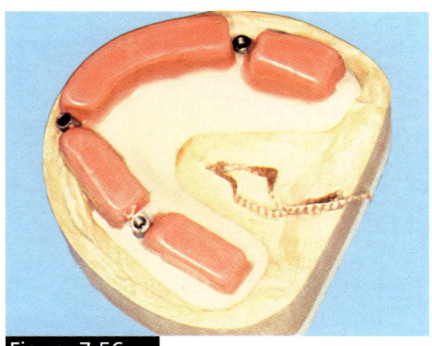

Figura 7.56

8. Os dentes são montados na cera (Figura 7.57).

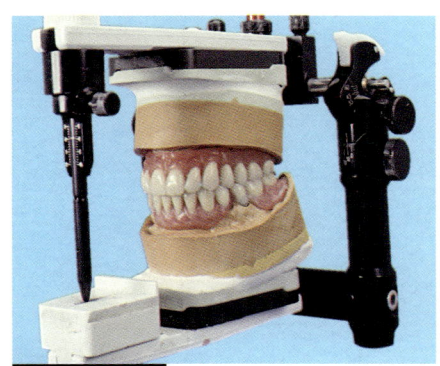

Figura 7.57

9. Os dentes são provados no paciente (Figura 7.58).

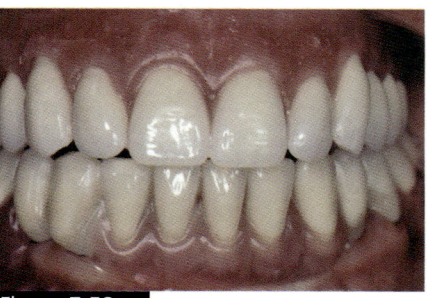

Figura 7.58

10. O padrão de resina da subestrutura metálica é confeccionado e fresado até o formato e a conicidade apropriados (Figura 7.59).

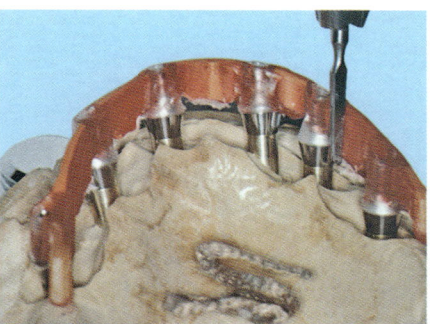

Figura 7.59

11. O molde de silicone da montagem dos dentes é confeccionado e utilizado para verificar o contorno do padrão em resina da subestrutura metálica (Figura 7.60).

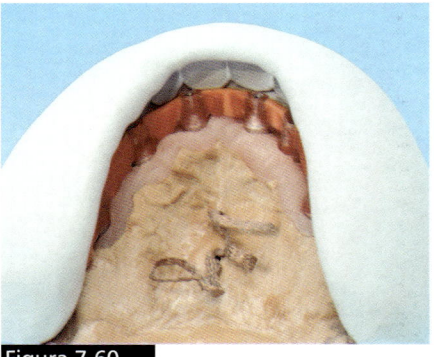

Figura 7.60

12. O padrão acrílico é incluído (Figura 7.61).

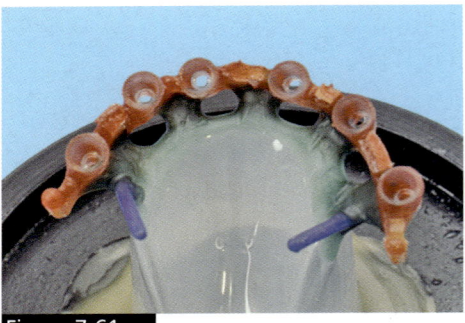

Figura 7.61

13. A subestrutura metálica é confeccionada imediatamente após a inclusão (Figura 7.62).

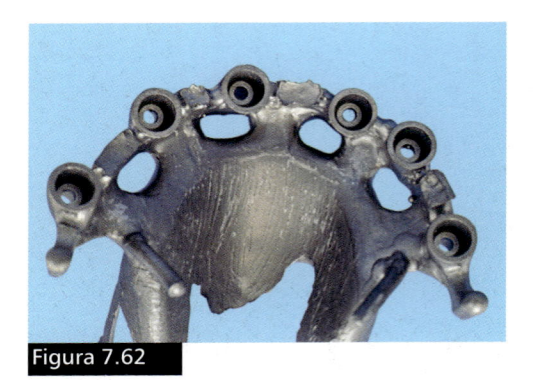

Figura 7.62

14. O teste de Sheffield é realizado na subestrutura metálica acabada e polida. Caso a subestrutura de metal não encaixe perfeitamente, essa falha será visível (Figuras 7.63 e 7.64).

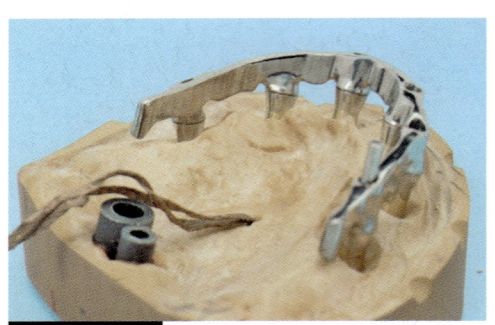

Figura 7.63

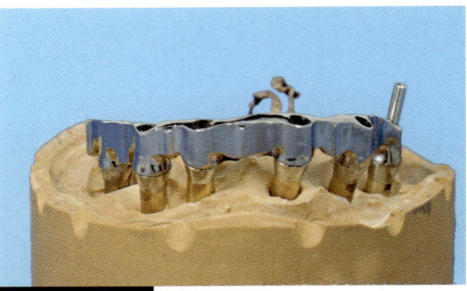

Figura 7.64

15. O modelo de trabalho é montado no suporte e inserido na máquina de erosão por descarga elétrica (Figura 7.65).

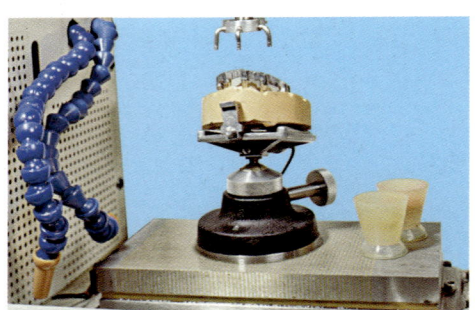

Figura 7.65

16. As extensões da máquina são conectadas à subestrutura metálica com resina acrílica de precisão, e a subestrutura é erguida do modelo de trabalho (Figura 7.66).

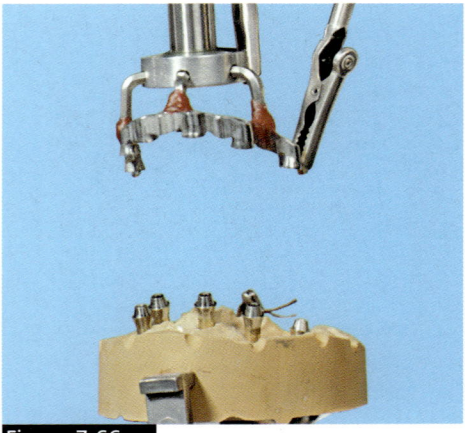

Figura 7.66

17. Eletrodos idênticos aos pilares protéticos são colocados em posição. Utiliza-se um torquímetro para apertar os parafusos retentores (Figura 7.67).

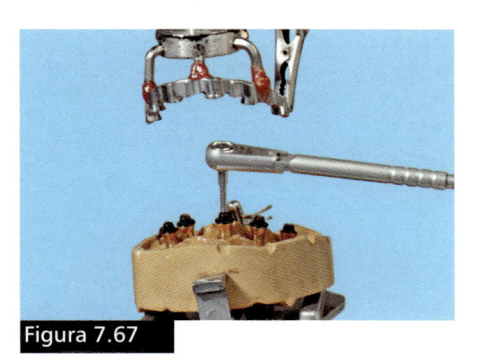

Figura 7.67

18. O processo de erosão por descarga elétrica está em andamento (Figura 7.68).

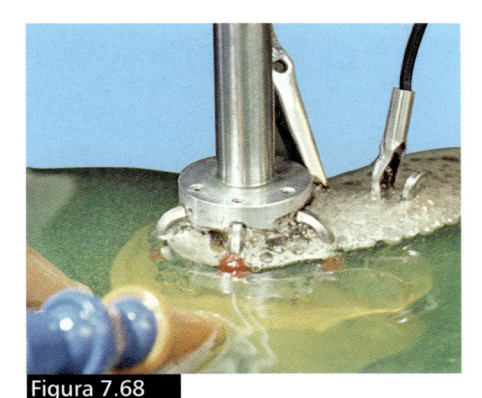

Figura 7.68

19. Os eletrodos usados são substituídos por novos antes de iniciar o segundo ciclo de erosão (Figuras 7.69 e 7.70).

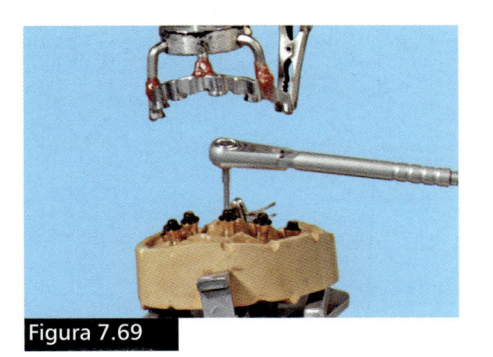

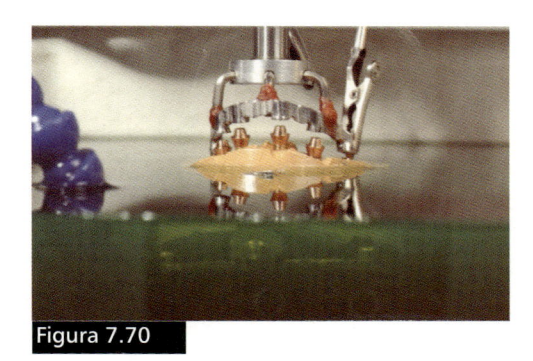

Figura 7.69

Figura 7.70

20. Após completar-se o processo de erosão por descarga elétrica, a subestrutura metálica é novamente inserida no modelo de trabalho e o teste de Sheffield é repetido para verificar o encaixe passivo da subestrutura (Figuras 7.71 e 7.72).

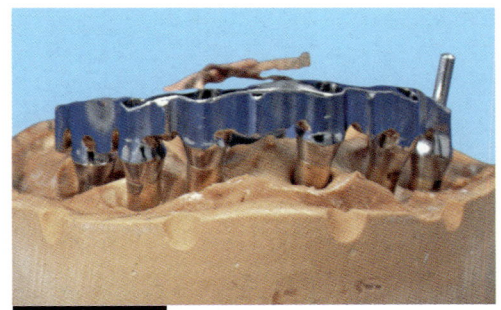

Figura 7.71

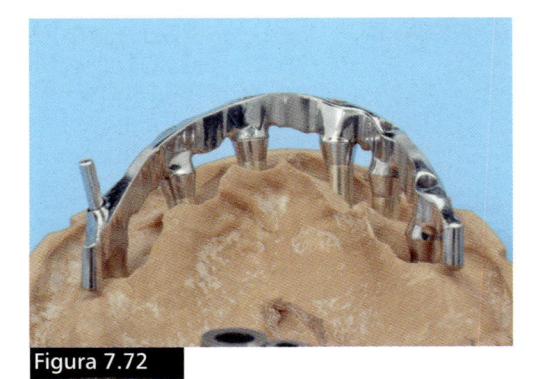

Figura 7.72

21. A subestrutura metálica finalizada é desenhada incorporando pinos de fricção e fechos giratórios (Figura 7.73).

Figura 7.73

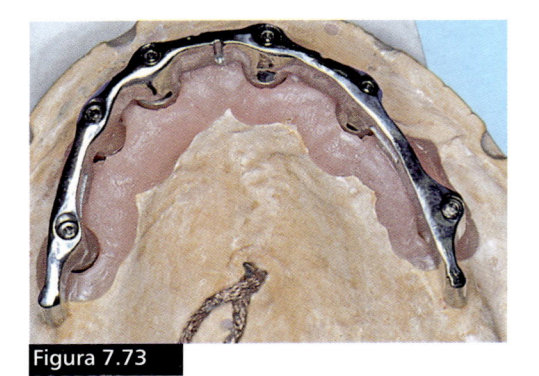

22. A sobre-estrutura fundida de titânio é confeccionada para sustentar os dentes individuais de cerâmica, que serão unidos a ela com acrílico (Figuras 7.74 e 7.75).

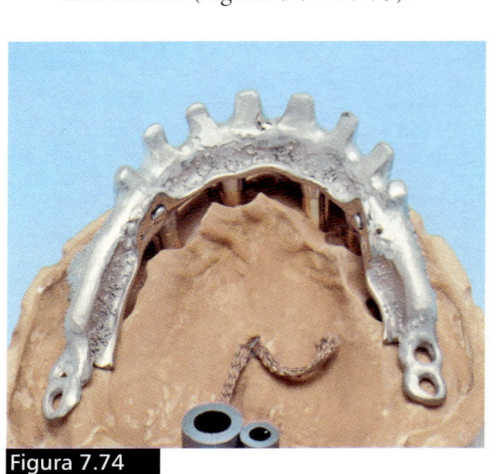

Figura 7.74

Figura 7.75

23. Prótese maxilar finalizada com os fechos abertos e fechados (Figuras 7.76 e 7.77).

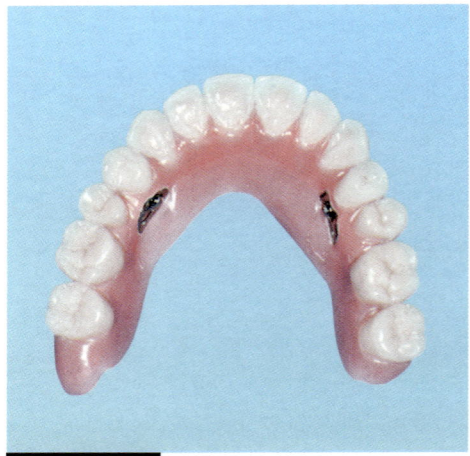

Figura 7.76

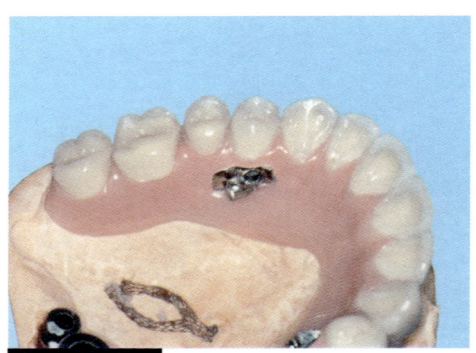

Figura 7.77

24. O teste de Sheffield é realizado na boca do paciente (Figuras 7.78 e 7.79).

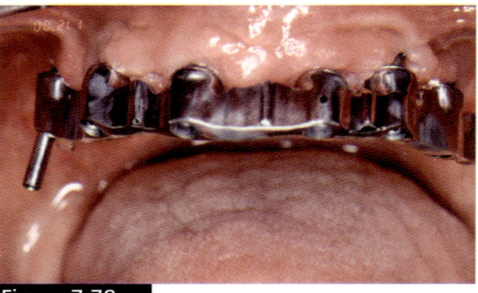

Figura 7.78

Figura 7.79

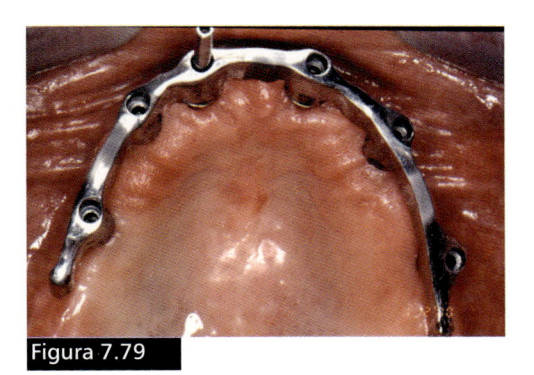

25. A prótese finalizada instalada com os fechos cerrados (Figuras 7.80 e 7.81).

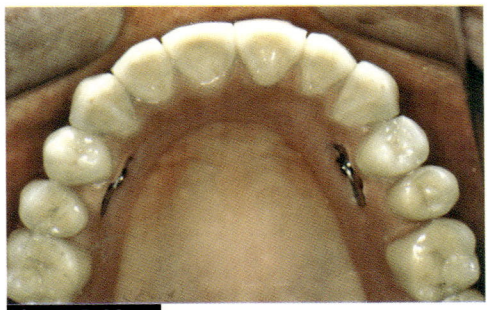

Figura 7.80

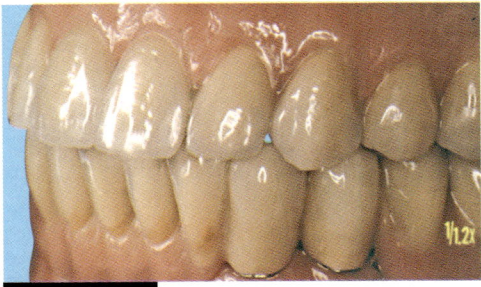

Figura 7.81

LEITURAS RECOMENDADAS

Adell, R., Lekholm, U., Rockler, B., & Branemark, P. (1981). A 15-year study of osseointegrated implants in the treatment of the edentulous jaw. *International Journal of Oral Surgery*, 10, 387–416.

Carr, A. B., Gerard, D. A., & Larsen, P. E. (1996). The response of bone in primates around unloaded dental implants supporting prostheses with different levels of fit. *Journal of Prosthetic Dentistry*, 76, 500–509.

Eisenman, E. & Rubeling, G. (1997). Die monometallische, spannungsfreie Versorgung auf Implantaten. Berlin: *Quintessenz Zahntechnik, Implantologie*, 12, 1440.

Isa, Z. M. & Hobkirk, J. A. (1995). The effects of superstructure fit and loading individual implant units: Part 1. The effects of tightening the gold screws and placement of a superstructure with varying degrees of fit. *European Journal of Prosthodontics & Restorative Dentistry*, Dec, 3(6), 247–53.

Jemt T. (1991). Failures and complications in 391 consecutively inserted fixed prostheses supported by Branemark implants in edentulous jaws: A study of treatment from the time of prosthesis placement to the first annual checkup. *International Journal of Oral & Maxillofacial Implants*, 6, 270–276.

Jemt T. (1996). In-vivo measurements of precision of fit involving implant-supported prosthesis in the edentulous jaw. *International Journal of Oral & Maxillofacial Implants*, 11, 151–158.

Jemt, T. & Lekholm, U. (1998). Measurements of bone and frame-work deformations induced by misfit of implant superstructures. A pilot study in rabbits. *Clinical Oral Implants Research* 9, 272–280.

Kallus, T.&Bessing, C. Loose gold screws frequently occur in full-arch fixed prostheses supported by osseointegrated implant after 5-years. *International Journal of Oral & Maxillofacial Implants*, 1994, 9, 169–178.

Kan, A., et al. (1999). Clinical methods for evaluating implant framework fit. *Journal of Prosthetic Dentistry*, 81, 7–31.

May, B., et al. (1997). The precision of fit at implant prosthodontic interface. *Journal of Prosthetic Dentistry*, 77, 497–502.

Millingington, N. D. & Leung, T. (1995). Inaccurate fit of implant superstructures. Part 1: Stresses generated on the superstructure relative to the size of fit discrepancy. *International Journal of Prosthodontics*, 8, 511–516.

Mokabberi, H. (1998). Spannungsophtische und raster-elektronenmikroskopische Untersuchungen zum passiven Sitz mit Hilfe der Funkenerosion hergestellten implantatgetragenen Meso-und Suprastrukturen. Dissertation: FU Berlin.

Naert, I., Quirynen, M., van Steenberghe, D., & Darius, P. (1992). A study of 589 consecutive implants supporting complete fixed prostheses. Part

III: Prosthetic aspect. *Journal of Prosthetic Dentistry*, 68, 949–959.

Rubeling G. (1997). "Titanverarbeitung mittels Funkenerosion." In *Titan in der Zahnmedizin*, Hrsg. Wirz J. & Bischoff, H. Berlin: Quintessenz Verlag, 231.

Rubeling, G. (1999). Metallkeramisch verblendeter Bruckenzahnersatz aus Titan mit passivem Sitz nach funkenerosiver Behandlung. *Implantologie*, 7, 279–294.

Rubeling, G., Eisenmann, E., Stiller, M., et al. (2002). Meso-und Suprastruktur auf Balance-Basisaufbauten des Ankylos-Implantat-Systems. *Zahntech Mag*, 6, 22–31.

Rubeling, G., Klar, A., Rubeling, F., et al. "Das expansionsfreie Modell als Grundlage fur den passiven Sitz der Implantatmeso- und Suprastrukturen." In *Implantatprothetische Therapiekonzepte*, ed. Weber, H. P.&Monkmeyer, U. R. Berlin: Quintessenz Verlag, 1999, 171–180.

Skalak, R. (1983). Biomechanical considerations in osseointegrated prostheses. *Journal of Prosthetic Dentistry*, 49, 843–848.

Sullivan, D. Y. & Rubeling, G. (1997). Der Passive Sitz von implantatgetragenen Meso- Supratrukuren. *Dental Labor*, 45, 2.

Weber, H. P. & Monkmeyer, U. R. *Implantat-prothetische Therapiekonzepte*. Berlin: Quintessenz, 1999.

White, G. E. *Implantat-Zahntechnik*. Berlin: Quintessenz, 1993.

Willers, H. H.&Rubeling, G. Vergleichsstudie: Gipse fur formstabile Implantatmodelle. Marburger Gipstagung, 2002.

8
Sucesso do Tratamento com *Overdenture* sobre Implantes

Hamid R. Shafie

DURABILIDADE DO IMPLANTE

A maioria dos estudos disponíveis sobre *overdentures* inferiores relata uma porcentagem de sucesso de 90 a 100 %. Nem o número de implantes-suporte ou o tipo de sistema de encaixe parecem afetar a taxa de durabilidade.

Em contrapartida, os resultados dos implantes colocados na maxila edêntula, particularmente junto com *overdentures*, são menos favoráveis. Muitos estudos demonstraram um maior percentual de fracasso para implantes colocados na maxila edêntula. Quando é feita uma distinção entre o grau de atrofia maxilar e a qualidade óssea, os resultados mostram que o fracasso na maxila é resultado de implantes curtos, baixa qualidade óssea e número de implantes inadequado.

Embora o enxerto ósseo seja recomendado frequentemente para pacientes com atrofia avançada, esse procedimento resulta, tipicamente, em uma alta porcentagem de perdas de implantes e um aumento na reabsorção óssea.

SUCESSO PROTÉTICO

A avaliação do sucesso protético pode ser algo desafiador, já que não é feita uma distinção clara entre manutenção normal, reparos e ajustes da prótese. A manutenção devido ao desgaste normal pode tornar-se excessiva e um critério distorcido para a avaliação do sucesso. As complicações podem variar bastante, desde um simples ajuste até uma nova confecção de toda a prótese.

Clinicamente, a *overdenture* é mais simples, e seu tratamento inicial menos dispendioso do que o da prótese fixa. No entanto, como as *overdentures* possuem maior número de componentes (pilares, clipes, barras, ancoragens e retentores fêmea), é inerente uma chance maior de haver complicações.

Um estudo longitudinal de cinco anos comparando dois sistemas de encaixe resilientes mostrou mais complicações com a barra do que com os encaixes tipo bola. Outro estudo comparou encaixes rígidos e resilientes para *overdentures* inferiores suportadas por dois implantes durante um período de 5 a 15 anos. Esse estudo mostrou não haver diferença significativa entre a incidência de complicações entre os dois grupos. Entretanto, a substituição de todo o sistema de encaixe foi mais comum nos encaixes tipo botão de pressão e barras de secção redonda do que nas barras rígidas.

FATORES RELACIONADOS AO PACIENTE

O sucesso do tratamento não deve ser avaliado somente com base na durabilidade e no bom resultado do implante e da prótese. O impacto psicológico e fisiológico do tratamento com *overdenture* sobre a qualidade de vida do paciente também deve ser considerado. O custo do tratamento e a condição financeira do paciente também são fatores importantes na decisão da estratégia de tratamento. O indivíduo comum pode aceitar melhor uma *overdenture* sobre dois ou quatro implantes do que uma prótese fixa sobre implantes devido ao menor custo.

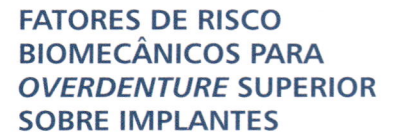

FATORES DE RISCO BIOMECÂNICOS PARA *OVERDENTURE* SUPERIOR SOBRE IMPLANTES

- Uma solução ideal, com menor risco biomecânico, é um modelo de *overdenture* sobre implantes superior com sistema de encaixe. Deve ser utilizado um clipe/sela para cada barra (Figura 8.1).

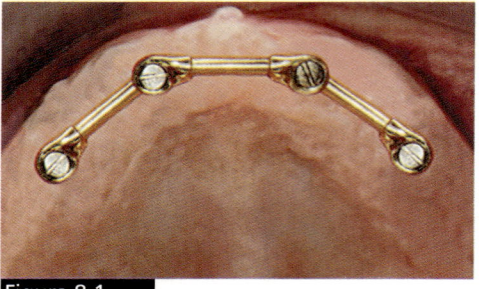

Figura 8.1

- Este modelo é menos favorável mecanicamente do que o anterior, pois as forças laterais não se irão distribuir entre todos os quatro implantes. Entretanto, possibilita uma melhor estética na região anterior em comparação com os prévios (Figura 8.2).

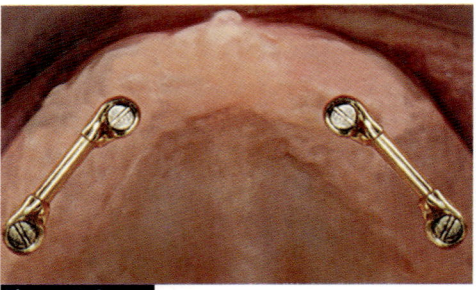

Figura 8.2

- Este modelo apresenta um maio risco biomecânico em relação aos dois anteriores. É constituído por um sistema de encaixe totalmente não resiliente com componentes em *cantilever*. É muito importante considerar a extensão anteroposterior deste desenho. De modo geral, o *cantilever* distal não deve exceder a metade da extensão anteroposterior (Figura 8.3).

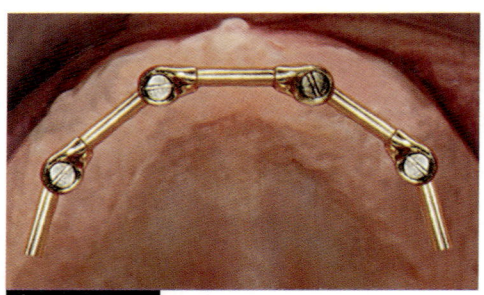

Figura 8.3

- Este modelo representa um risco biomecânico moderado quando os implantes-suporte não são paralelos (Figura 8.4).
- Este modelo cria um alto risco biomecânico, especialmente quando o recobrimento palatal é eliminado e os flancos da prótese são reduzidos. Ele só pode ser utilizado com uma prótese total superior completa e com máximo recobrimento da mucosa nos casos em que o paciente apresenta perda óssea acentuada, mas ainda há quantidade óssea suficiente para colocar dois implantes na área dos caninos. Caso o paciente esteja disposto a considerar um procedimento de enxerto

Figura 8.4

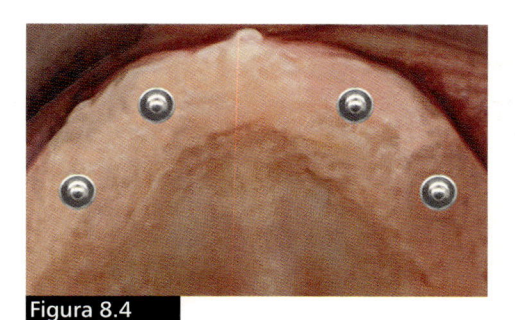

ósseo, esta opção de tratamento deve ser evitada (Figura 8.5).

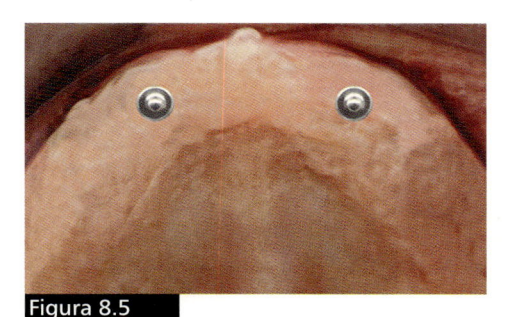

Figura 8.5

De um ponto de vista experimental, as *overdentures* superiores são melhor suportadas por múltiplos implantes conectados por uma barra rígida e reforçadas por uma armação metálica para aumentar a rigidez da sobre-estrutura.

FATORES DE RISCO BIOMECÂNICOS PARA *OVERDENTURE* INFERIOR SOBRE IMPLANTES

- A *overdenture* inferior sobre implantes é um modelo protético ideal no que se refere aos aspectos biomecânicos. A barra deve prover resiliência à prótese, pelo menos possibilitando o movimento de charneira. Barras mais resilientes fornecem maior alívio da carga sobre os implantes-suporte (Figura 8.6).

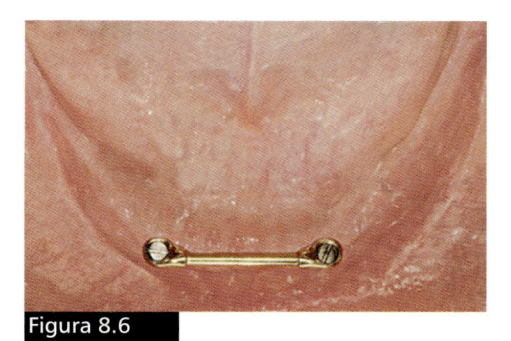

Figura 8.6

- Este modelo é muito simples e prático e fornece vantagens biomecânicas significativas para os implantes-suporte. Um encaixe tipo botão de pressão mais resiliente fornece maior alívio das cargas sobre os implantes (Figura 8.7).

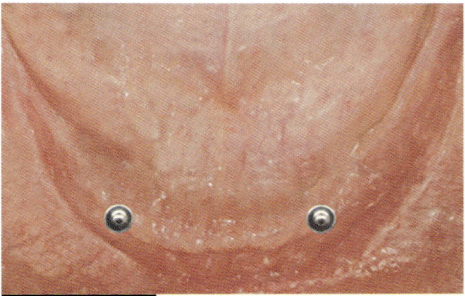

Figura 8.7

- Este modelo representa um risco biomecânico significativo para os implantes-suporte. Ele traz um grande risco de fraturas e falhas por flexão nas extensões distais em *cantilever* (Figura 8.8).

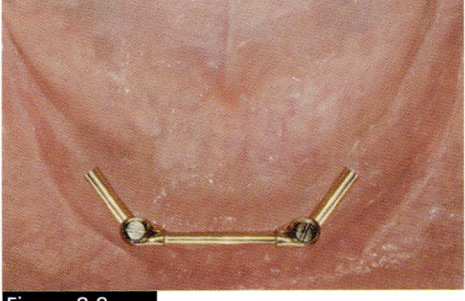

Figura 8.8

- Este modelo acarreta um menor risco biomecânico em comparação aos anteriores. Entretanto, é muito importante configurar as extensões distais em *cantilever* com base nas medidas da extensão anteroposterior (Figura 8.9).

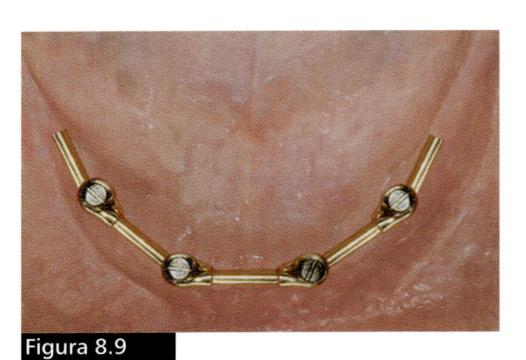

Figura 8.9

- Este modelo representa um risco biomecânico significativo quando os implantes são curtos, estreitos e não apresentam preparo de superfície. Com este modelo, o sistema de encaixes não pode fornecer nenhuma resiliência para a prótese ou alívio da carga para os implantes-suporte. A prótese é completamente implanto-suportada, mas não há um número suficiente de implantes para suportá-la (Figura 8.10).

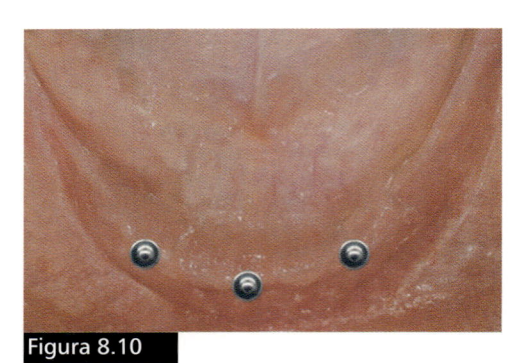

Figura 8.10

- O sistema de encaixes deste modelo é rígido e não resiliente. Este conjunto cria um risco biomecânico quando os implantes-suporte não estão paralelos. No entanto, quando os implantes são longos e largos, tendo sido colocados perfeitamente paralelos, este desenho pode ser previsível (Figura 8.11).

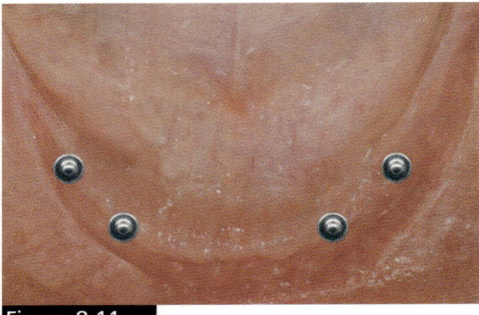

Figura 8.11

O principal propósito dos implantes nas *overdentures* principalmente muco-suportadas é melhorar a retenção da prótese, e não o de suportar todas as forças mastigatórias. Para reduzir a quantidade de carga transferida para os implantes-suporte, a prótese deve ser confeccionada como uma prótese total convencional no que diz respeito aos critérios de suporte e estabilidade.

FORMA DA MANDÍBULA E SEU EFEITO SOBRE A CARGA NOS IMPLANTES-SUPORTE

A forma da mandíbula exerce influência significativa na localização dos implantes e nas propriedades biomecânicas da *overdenture*. Quando a porção anterior da mandíbula é ovoide, existe uma resistência relativamente alta ao braço de alavanca (Figura 8.12).

Quando essa parte da mandíbula tem uma forma quadrada, cria-se uma situação biomecânica desfavorável, pois há mínima resistência ao braço de alavanca (Figura 8.13).

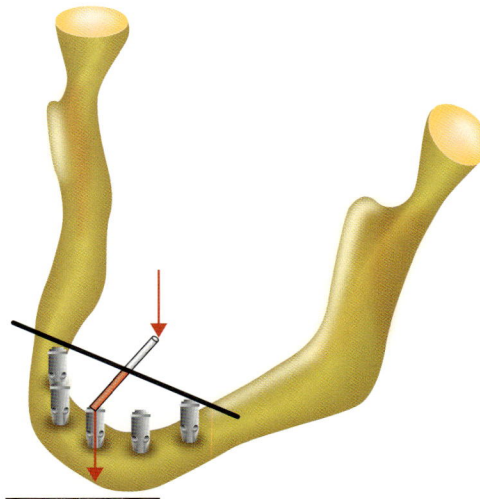

Figura 8.12

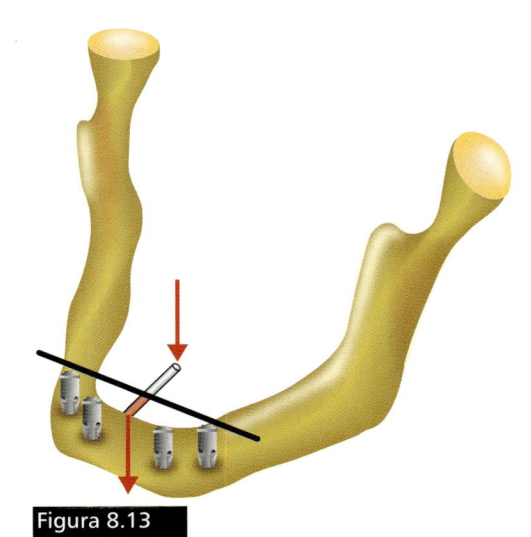

Figura 8.13

LEITURAS RECOMENDADAS

Academy of Prosthodontics. (1999). *The Glossary of Prosthodontic Terms* (7th edition). *Journal of Prosthetic Dentistry*, 81, 41–110.

Adell, R., Eriksson, B., Lekholm, U., Branemark, P. I., & Jemt T. (1990). A long-term follow-up study of osseointegrated implants in the treatment of totally edentulous jaw. *International Journal of Oral & Maxillofacial Implants*, 5, 347–359.

Adell, R., Lekholm, U., Rockler, B., & Branemark, P. I. (1981). A 15-year study of osseointegrated implants in the treatment of the edentulous jaw. *International Journal of Oral Surgery*, 10, 387–416.

Albrektsson, T. & Zarb, G. A. Determinants of correct clinical reporting. (1998). *International Journal of Prosthodontics*, 11, 517–521.

Andersson, Odman P., Boss, A., Jorneus, L. (1994). Mechanical testing of superstructures on the CeraOne abutment in the Branemark System. *International Journal of Oral & Maxillofacial Implants*, 9, 665–672.

Balshi, T. J. & Wolfinger, G. J. (1997). Two-implantsupported single molar replacement: Interdental space requirements and comparison to alternative options. *International Journal of Periodontics & Restorative Dentistry*, 17, 427–435.

Balshi, T. J., Hernandez, R. E., Pryszlak, M. C., & Rangert, B. (1996). A comparative study of one implant versus two replacing a single molar. *International Journal of Oral & Maxillofacial Implants*, 11, 372–378.

Becker, W. & Becker, B. (1995). Replacement of maxillary and mandibulary molars with single endosseous implant restorations: A retrospective study. *Journal of Prosthetic Dentistry*, 74, 51–55.

Branemark, P. I., Hansson, B., Adell, R., Breine, U., Lindstrom, J., Hallen, O., & Ohman A. (1977). Osseointegrated implants in the treatment of the edentulous jaw. Experience from a 10-year period. *Scandinavian Journal of Plastic and Reconstructive Surgery and Hand Surgery*, 16, 1–132.

Carr, A. B. (1998). Successful long-term treatment outcome in the field of osseointegrated implants: Prosthodontic determinants. *The International Journal of Prosthodontics*, 11, 502–512.

Chan, M. F., Narhi, T. O., de Baat, C., & Kalk, W. (1998). Treatment of the atrophic edentulous maxilla with implant-supported overdentures. A review of the literature. *International Journal of Prosthodontics*, 11, 207–215.

Cochran, D. L. (1999). A comparison of endosseous dental implant surfaces. *Journal of Periodontology*, 70, 1523–1539.

Cochran, D. L. (2001). The scientific basis for and clinical experiences with Straumann implants including the ITI Dental Implant System: A consensus report. *Clinical Oral Implants Research*, 11(supplement 1), 33–58.

Dudic, A., Mericske-Stern, R. (2002). Retention mechanism and prosthetic complications of implant-supported mandibular overdentures: long-term results. *Implant Dentistry and Related Research*, 4, 212–219.

Engleman, M. J. *Clinical Decision Making and Treatment Planning in Osseointegration.* Chicago: Quintessence Publishing, 1997.

Ericsson, I., Randow, K., Nilner, K. & Peterson, A. (2000). Early functional loading of Branemark implants. 5-year clinical follow-up study. *Clinical Implant Dentistry and Related Research*, 2, 70–77.

Espositio, M., Coulthard, P., Worthington, H. V., Jokstad, A. (2000). Quality assessment of randomized controlled trials of oral implants. *International Journal of Oral & Maxillofacial Implants*, 16, 783–792.

Fourmousis, I. & Bragger, U. (1999). "Radiographic interpretation of peri-implant structures." In *Proceedings of the 3rd European Workshop on Periodontology-Implant Dentistry*, ed. Lang, N. P., Karring, T., Lindhe, J. Chicago: Quintessence Publishing, 228–241.

Friberg, B., Sennerby, L., Linden, B., Grondahl, U. K., & Lekholm, U. (1999). Stability measurements of one-stage Branemark implants during healing in mandibles. A clinical resonance frequency analysis study. *International Journal of Oral & Maxillofacial Surgery*, 28, 266–272.

Gotfredsen, K., Holm, B. (2000). Implant-supported mandibular overdentures retained with ball or ball attachments: A randomized prospective 5-year study. *The International Journal of Prosthodontics*, 13, 125–130.

Henry, P., Laney, W., Jemt, T., Harris, D., Krogh, P., Polizzi, G., Zarb, G., & Herrmann, I. (1996). Osseointegrated implants for single-tooth replacement: A prospective multicenter study. *International Journal of Oral & Maxillofacial Implants*, 11, 450–455.

Higuchi, K., Folmer, T., & Kultje, C. (1995). Implant survival rates in partially edentulous patients. A 3-year prospective multicenter study. *Journal of Oral and Maxillofacial Surgery*, 53, 264–268.

Hobo, S., Ichida, E., Garcia, L. T. *Osseointegration and Occlusal Rehabilitation.* Chicago: Quintessence Publishing, 1990.

Hutton, J. E., Heath, R., Chai, J. Y., et al. (1995). Factors related to success and failure rates at 3-year follow-up in a multicenter study of overdentures supported by Branemark implants. *International Journal of Oral & Maxillofacial Implants*, 10, 33–42.

Jemt, T. & Lekholm, U. (1993). Oral implant treatment in the posterior partially edentulous jaw: A 5-year follow-up report. *International Journal of ral & Maxillofacial Implants*, 8, 635–640.

Jemt, T. & Lekholm, U. (1995). Implant treatment in edentulous maxillae: A 5-year follow-up report on patients with different degrees of jaw resorption. *International Journal of Oral&Maxillofacial Implants*, 10, 303–311.

Jemt, T., Chai, J., Harnett, J., et al. (1996). A 5-year prospective multicenter follow-up report on overdentures supported by osseointegrated implants. *International Journal of Oral&Maxillofacial Implants*, 11, 291–298.

Jemt, T., Lekholm, U., & Grondahl. (1990). A 3-year follow-up study of early single implant restorations ad modum Branemark. *International Journal of Periodontics & Restorative Dentistry*, 10, 341–349.

Laney, W., Jemt, T., Harris, D., Henry, P., Krogh, P., Polizzi, G., Zarb, G., & Herrmann, I. (1994). Osseointegrated implants for single-tooth replacement: Progress report from a multicenter prospective study after 3 years. *International Journal of Oral & Maxillofacial Implants*, 9, 49–54.

Lekholm, U.&Zarb, G. A. (1985). "Patient selection and preparation." In *Tissue Integrated Prostheses: Osseointegration in Clinical Dentistry*, ed. Branemark, P. I., Zarb, G. A., & Albrektsson, T. Chicago: Quintessence Publishing, 199–210.

Lekholm, U., van Steenberghe, D., Heerman, I., Boledner, C., Folmer, T., Gunne, J., Henry, P., et al. (1994). Osseointegrated implants in the treatment of partially edentulous jaws: A prospective 5-year multicenter study. *International Journal of Oral & Maxillofacial Implants*, 9, 627–635.

Lundqvist, S., Haraldson, T., & Lindblad, P. (1992). Speech in connection with maxillary fixed prostheses on osseointegrated implants: A three-year follow-up study. *Clinical Oral Implants Research*, 3, 176–180.

Lundqvist, S., Lohmander-Agerskov, A., & Haraldson, T. (1992). Speech before and after treatment with bridges on osseointegrated implants in the edentulous. *Clinical Oral Implants Research*, 3, 57–62.

Mericske-Stern, R. (1998). Treatment outcomes with implant-supported overdentures: Clinical considerations. *Journal of Prosthetic Dentistry*, 79, 66–73.

Naert, I., Gizani, S., Vuylskeke, M., & van Steenberghe, D. (1999). A 5-year prospective randomized clinical trial on the influence of splinted and unsplinted oral implants retaining a mandibular overdenture: Prosthetic aspects and patient satisfaction. *Journal of Oral Rehabilitation*, 26, 195–202.

Naert, J., Quirynen, H., van Steenberghe, D., & Darius, P. (1992). A six-year prosthodontic study of 509 consecutively inserted implants for the treatment of partial edentition. *Journal of Prosthetic Dentistry*, 67, 236–245.

Nevins, M. & Langer, B. (1993). The successful application of osseointegrated implants to the posterior jaw: A long-term retrospective study. *International Journal of Oral&Maxillofacial Implants*, 8, 428–432.

Nevins, M. & Mellongi, J. T. *Implant Therapy: Clinical Approaches and Evidence of Success*, vol 2. Chicago: Quintessence Publishing, 1998.

Palacci, P., Ericsson, I., Engstrand, P., & Rangert, B. *Optimal Implant Positioning & Soft Tissue Management for the Branemark System*. Chicago: Quintessence Publishing, 1995.

Parel, S. M. & Sullivan, D. Y. *Esthetics and Osseointegration*. Dallas, TX: Osseointegration Seminars, 1989.

Parel, S. M. *The Smiline System*. Dallas, TX: Stephen M. Parel, 1991.

Payne, A. G. T., Solomons, Y. F., Lownie, J. F. (1999). Standardization of radiographs for mandibular implant-supported overdentures: Review and innovation. *Clinical Oral Implants Research*, 10, 307–319.

Payne, A. G. T., Solomons, Y. F., Lownie, J. F., Tawse-Smith, A. (2001) Inter-abutment and periabutment mucosal enlargement with mandibular implant overdentures. *Clinical Oral Implants Research*, 13, 179–187.

Payne, A. G. T., Tawse-Smith, A., Duncan, W., Kumara, R., (2002). Early loading of unsplinted ITI implants supporting mandibular overdentures: Two-year results of a randomized controlled trial. *Clinical Oral Implants Research*, 13, 603–609.

Payne, A. G. T., Tawse-Smith, A., Kumara, R., & Thomson, W. M. (2001). One-year prospective evaluation of the early loading of unsplinted conical Branemark fixtures with mandibular overdentures: A preliminary report. *Clinical Implant Dentistry and Related Research*, 3, 9–18.

Pestipino, V., Ingber, A., & Kravitz, J. (1998). Clinical and laboratory considerations in the use of a new all-ceramic restorative system. *Practical Periodontics & Aesthetic Dentistry*, 10, 567–575.

Petropoulos, V. C., Woollcott, S., & Kousvelari, E. (1997). Comparison of retention and release periods for implant overdenture attachments. *International Journal of Oral & Maxillofacial Implants*, 12, 176–185.

Schmitt, A. & Zarb, G. A. (1998). The notion of implant-supported overdentures. *Journal of Prosthetic Dentistry*, 79, 60–65.

Strub, J. R., Witkowski, S., & Einsele, F. "Prosthodontic aspects of implantology." In *Endosseous Implants: Scientific and Clinical Aspects*, ed. Watzek, G. Chicago: Quintessence Publishing, 1996.

Sul, Y. T., Johansson, C. B., Jeong, Y., Wennerberg, A., & Albrektsson, T. (2002). Resonance frequency and removal torque analysis of implants with turned and anodized surface oxides. *Clinical Oral Implants Research*, 13, 252–259.

Szmukler-Moncler, S., Piattelli, A., Favero, G. A., & Dubruille, J. H. (2000). Considerations preliminary to the application of early and immediate loading protocols in dental implantology. *Clinical Oral Implants Research*, 11, 12–25.

Tawse-Smith, A., Duncan, W., Payne, A. G. T., Thomson, W. M., & Wennstrom, J. L. (2002). Effectiveness of electric toothbrushes in peri-implant maintenance of mandibular implant overdentures. *Journal of Clinical Periodontology*, 29, 275–280.

Tawse-Smith, A., Payne, A. G. T., Kumara, R., & Thomson, W. M. (2001). A one-stage operative procedure using 2 different implant systems: A prospective study on implant overdentures in the edentulous mandible. *Clinical Implant Dentistry and Related Research*, 3, 185–193.

Tawse-Smith, A., Payne, A. G. T., Kumara, R., & Thomson, W. M. (2002). Early loading of unsplinted implants supporting mandibular overdentures using a one-stage operative procedure with two different implant systems: A 2-year report. *Clinical Implant Dentistry and Related Research*, 4, 33–42.

Tolman, D. & Laney, R. (1992). Tissue-integrated prosthesis complications. *International Journal of Oral & Maxillofacial Implants*, 7, 477–484.

Tulasne, J. F. (1988). Implant treatment of missing posterior dentition. In *The Branemark Osseointegrated Implants*, ed. Albrektsson, T. & Zarb, G. A. Chicago: Quintessence Publishing.

Watson, G., Payne, A. G. T., Purton, D. G., & Thomson, W. G. (2002). Mandibular implant overdentures: Comparative evaluation of the prosthodontic maintenance during the first year of service using three different systems. *International Journal of Prosthodontics*, 15, 259–266.

Wismeijer, D., van Waas, M. A. J., Mulder, J., Vermeeren, J. I. J. F., & Kalk, W. (1999). Clinical and radiological results of patients treated with three treatment modalities for overdentures on implants of the ITI Dental Implant System. *Clinical Oral Implants Research*, 10, 297–306.

Zarb, G. A. & Schmitt, A. (1990). The longitudinal clinical effectiveness of osseointegrated dental implants. Part III. Problems and complications encountered. *Journal of Prosthetic Dentistry*, 64, 185–194.

Zarb, G. A. (1983). The edentulous milieu. *Journal of Prosthetic Dentistry*, 49, 825–831.

9
Oclusão e *Overdenture* Implanto-Suportada

Hamid R. Shafie
Frank Luaciello

A oclusão é um fator decisivo para o sucesso de qualquer tratamento com implantes. É muito importante estabelecer um esquema oclusal que minimize as forças laterais sobre os implantes-suporte sem comprometer a eficiência mastigatória.

O estabelecimento de um esquema oclusal ideal para o paciente edêntulo é um desafio maior, já que é muito difícil remover todas as forças laterais dos implantes-suporte porque não há dentes naturais para distribuir as forças mastigatórias. A seleção dos dentes artificiais mais apropriados e do esquema oclusal correto são fatores importantes para o sucesso em longo prazo da osseointegração nas *overdentures* implanto-suportadas.

DIFERENTES PADRÕES OCLUSAIS ESTABELECIDOS PELOS DENTES ARTIFICIAIS

(Figuras 9.1 e 9.2)

No padrão anatômico, os dentes artificiais apresentam cúspides de 30° ou mais. Eles foram desenhados para intercuspidar de forma seme-

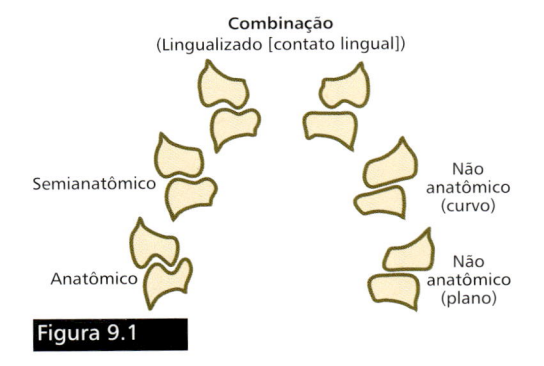

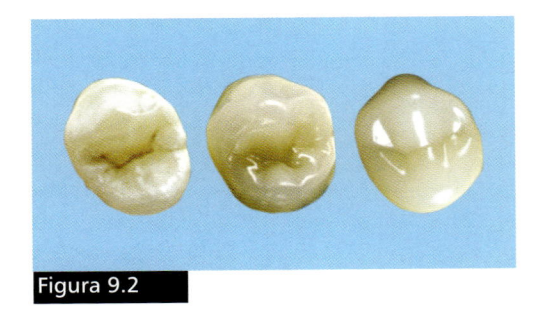

Figura 9.1

Figura 9.2

lhante à que acontece na oclusão dos dentes naturais. Os ângulos agudos das cúspides facilitam a oclusão balanceada bilateral e a desoclusão anterior (Figuras 9.3 e 9.4).

Anatômicos

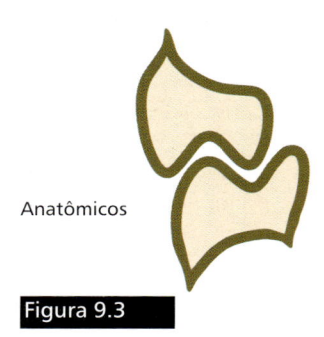

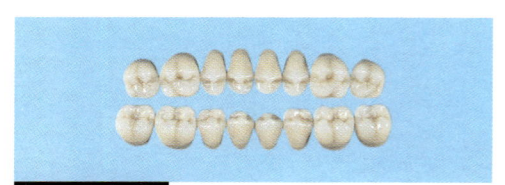

Figura 9.3

Figura 9.4

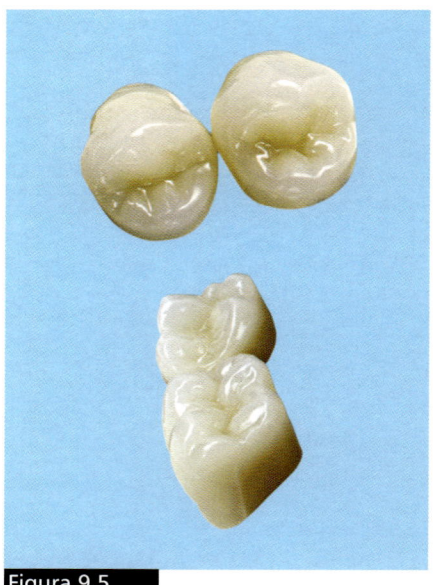

Figura 9.5

Vantagens
- Anatomia dentária natural
- Melhor penetração nos alimentos
- Os ângulos das cúspides podem alcançar oclusão balanceada bilateral
- Os ângulos das cúspides permitem desoclusão anterior, o que é uma vantagem sobretudo para aqueles pacientes que necessitam de trespasse vertical acentuado para satisfazer suas necessidades estéticas (Figura 9.5)

Desvantagens
- Maior potencial para desenvolver forças laterais destrutivas
- Relação de intercuspidação limitada. Por exemplo, os dentes anteriores precisam ser montados em uma relação de classe I; do contrário, são necessários diastemas ou outras modificações para manter os primeiros pré-molares posicionados próximos dos caninos
- Maior necessidade de ajustes após o processamento

PROCEDIMENTO DE MONTAGEM PARA OCLUSÃO BALANCEADA UTILIZANDO DENTES PHYSIODENS

Montando os pré-molares

MONTAGEM DO PRIMEIRO PRÉ-MOLAR SUPERIOR Consulte a Figura 9.6.

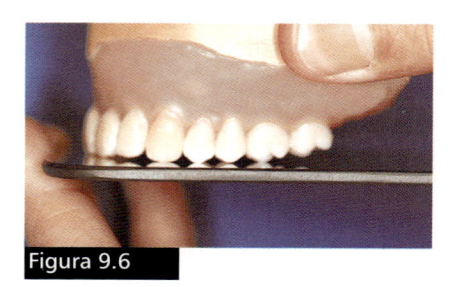

Figura 9.6

- A cúspide vestibular toca o plano oclusal perpendicularmente a ele.
- A cúspide palatal não toca o plano oclusal.

MONTAGEM DO PRIMEIRO PRÉ-MOLAR INFERIOR Consulte a Figura 9.7.

- Sua face vestibular deve ser posicionada acima do vestíbulo.
- O eixo vertical forma ângulo reto com a horizontal ou é levemente mesioinclinado.
- É levemente inclinado para lingual.
- Fica pouco abaixo do plano oclusal.

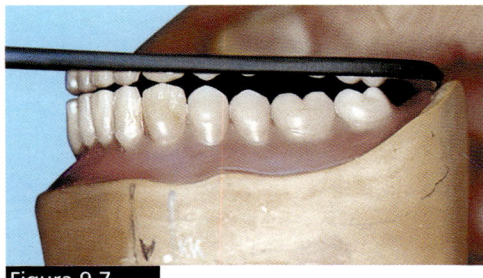

Figura 9.7

CONTATOS OCLUSAIS ENTRE OS PRIMEIROS PRÉ-MOLARES SUPERIORES E INFERIORES Consulte a Figura 9.8.

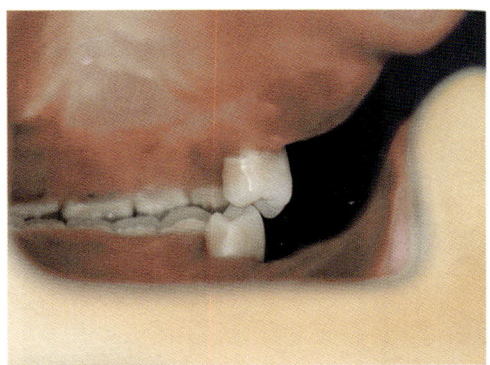

Figura 9.8

O contato entre os primeiros pré-molares superiores e inferiores se dá principalmente nas vertentes internas das cúspides de trabalho. Os contatos em balanceio são pouco frequentes, mas, quando ocorrem, o fazem com mais frequência nas cúspides vestibulares do primeiro pré-molar superior. As cúspides de trabalho do primeiro pré-molar inferior podem contatar a superfície distopalatal do canino superior ou a crista marginal do primeiro pré-molar superior, ou ambos. O primeiro pré-molar inferior deve estar em intercuspidação normal com seu longo eixo entre o canino e o primeiro pré-molar superiores. Ele pode estar levemente deslocado para mesial ou distal, dependendo da quantidade de espaço ocupado pela montagem do segmento anterior (Figuras 9.9 e 9.10).

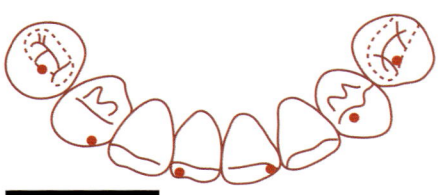

Figura 9.9

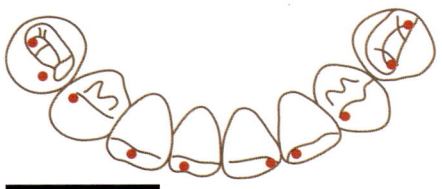

Figura 9.10

MONTAGEM DO SEGUNDO PRÉ-MOLAR SUPERIOR Consulte as Figuras 9.11 e 9.12.

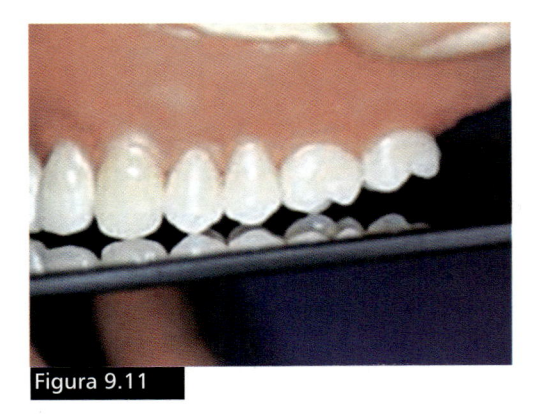

Figura 9.11

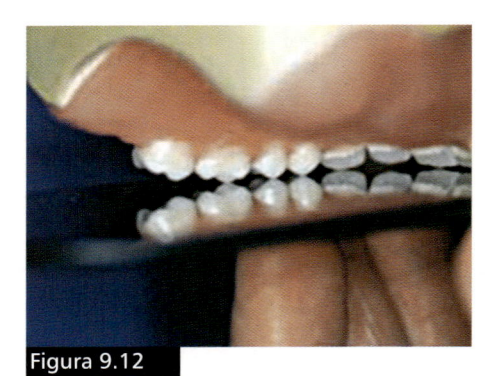

Figura 9.12

- Ambas as cúspides tocam o plano oclusal.
- O dente é montado perpendicularmente ao plano.
- Em uma vista vestibular, seu eixo de inclinação deve ser semelhante ao do canino e do primeiro pré-molar superiores.
- É posicionado no arco de maneira que a elipse formada pela face vestibular e o sulco central (em uma vista oclusal) esteja paralela à crista do rebordo.
- O contato proximal é uma área esférica de contato interdental, e não um ponto de contato.

CONTATOS OCLUSAIS DO SEGUNDO PRÉ-MOLAR SUPERIOR Consulte as Figuras 9.13 e 9.14.

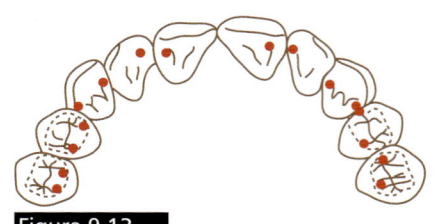

- Os contatos são, principalmente, nas vertentes internas das cúspides de trabalho.
- As vertentes externas das cúspides de trabalho ficam, mais frequentemente, sem contato.
- As cúspides de balanceio ficam, mais frequentemente, sem contato.
- É aceitável algum contato nas cristas marginais, como acontece com o primeiro pré-molar.

MONTAGEM DO SEGUNDO PRÉ-MOLAR INFERIOR Consulte as Figuras 9.15 a 9.18.

- O dente deve ficar um pouco abaixo do plano oclusal em relação ao primeiro pré-molar inferior.
- Sua face vestibular não deve estar acima do vestíbulo.

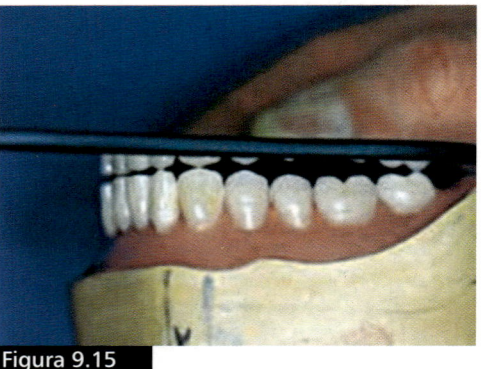

Figura 9.15

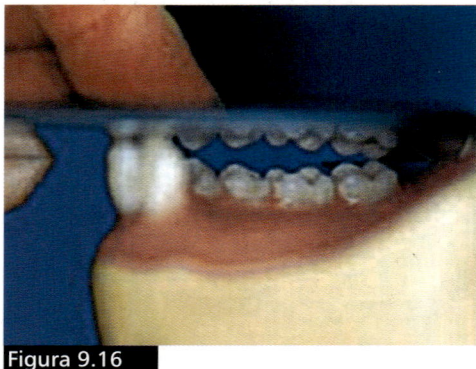

Figura 9.13

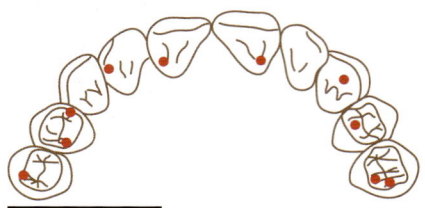

Figura 9.14

Figura 9.16

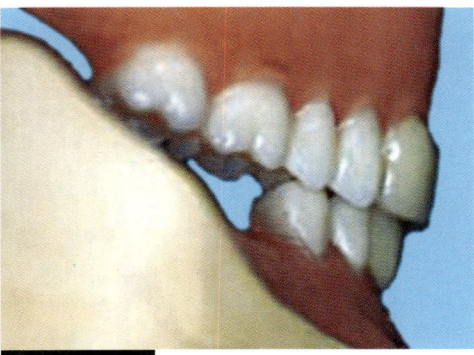

Figura 9.17

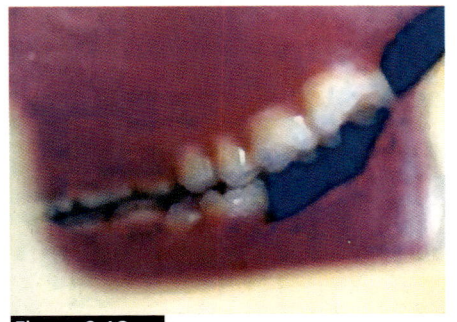

Figura 9.18

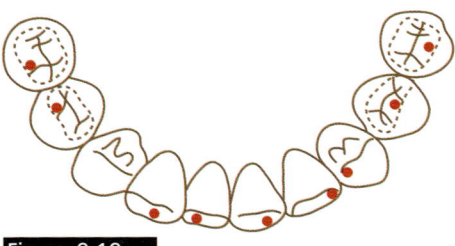

Figura 9.19

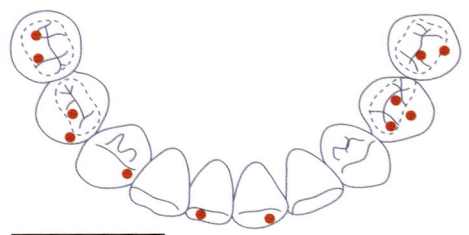

Figura 9.20

- Seu sulco central deve ser colocado na linha canino-retromolar.
- Sua posição deve seguir o arco mandibular.
- Ele não deve se inclinar lingualmente tanto quanto o primeiro pré-molar.
- A cúspide lingual (de balanceio) não deve contatar, mas ficar mais próxima ao plano oclusal do que o primeiro pré-molar.
- O seu longo eixo deve ser inclinado mesialmente (mas não tanto quanto o primeiro pré-molar).

CONTATOS OCLUSAIS DO SEGUNDO PRÉ-MOLAR INFERIOR Consulte as Figuras 9.19 e 9.20.

- Os contatos ocorrem principalmente nas vertentes internas das cúspides de trabalho.
- Os contatos vestibulares em balanceio (superiores) são mais frequentes do que os contatos linguais (inferiores) em balanceio.

Observação: Um procedimento que demonstra boa prática é quando, ao montar os pré-molares superiores e inferiores, deixa-se um pequeno espaço, de cerca de 1 mm, atrás dos caninos, de forma que a montagem dos dentes anteriores possa ser alterada mais tarde, se necessário. Esse espaço também permite que o técnico em prótese dentária modifique a montagem dos dentes posteriores para melhorar a intercuspidação.

Montagem dos molares

Os molares são montados de modo que suas cúspides estejam em contato com as curvas de compensação de Wilson e anteroposterior da oclusão.

MONTAGEM DO PRIMEIRO MOLAR SUPERIOR Consulte as Figuras 9.21 e 9.22.

- Somente as cúspides mesiopalatais contatam o plano oclusal.
- As cúspides distopalatais iniciam uma trajetória ascendente e para longe do plano oclusal.
- As cúspides vestibulares não tocam o plano oclusal e são posicionadas 1 mm acima dele.

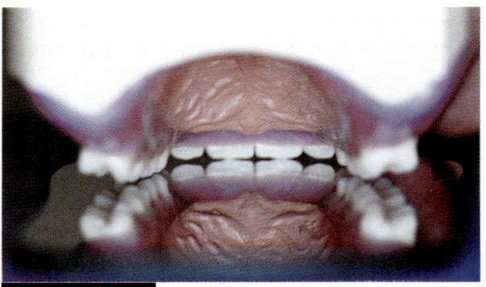

Figura 9.21

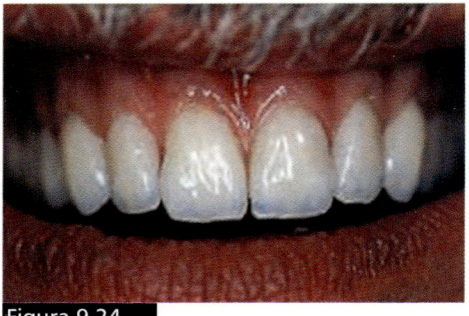

Figura 9.24

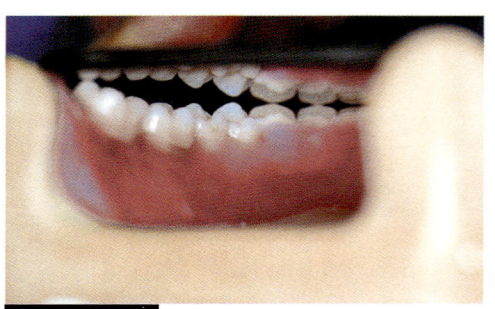

Figura 9.22

CONTATOS OCLUSAIS DO PRIMEIRO MOLAR SUPERIOR Consulte as Figuras 9.25 e 9.26.

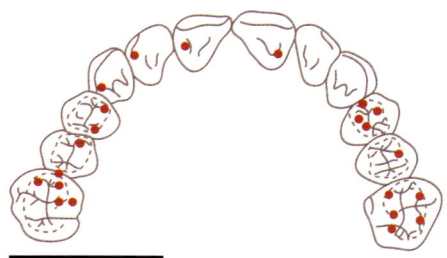

Figura 9.25

Em uma vista frontal, os dentes superiores posteriores do paciente devem mostrar cada vez menos a face vestibular, desde o primeiro pré-molar superior e em direção posterior até o segundo molar. Essa transição no contorno e no posicionamento dos dentes posteriores forma o *corredor bucal* (Figuras 9.23 e 9.24).

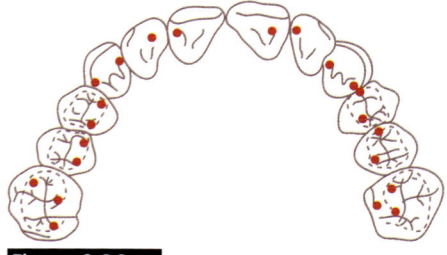

Figura 9.26

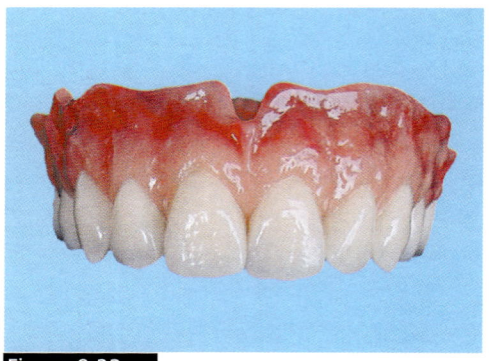

Figura 9.23

- Os contatos estão localizados principalmente nas vertentes internas das cúspides de trabalho (palatais).
- Há poucos contatos nas cristas marginais.
- Há poucos contatos em balanceio.
- Os contatos em balanceio localizam-se principalmente nos molares e menos nos pré-molares.

- Os primeiros molares (superiores e inferiores) possuem mais pontos de contato do que qualquer outro dente em oclusão.

MONTAGEM DO PRIMEIRO MOLAR INFERIOR Consulte as Figuras 9.27 a 9.29.

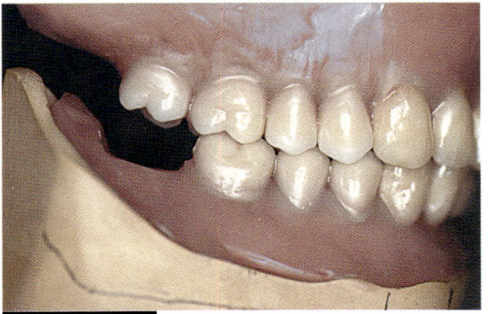

Figura 9.27

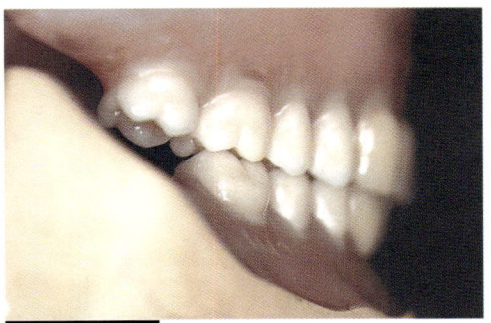

Figura 9.28

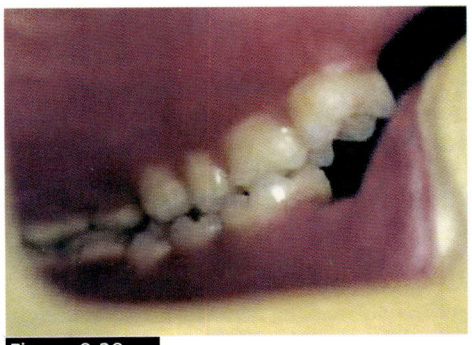

Figura 9.29

- Em geral são posicionados na parte mais inferior da curva de compensação anteroposterior.
- Sua superfície oclusal é inclinada para lingual e eleva-se distalmente para acomodar a formação da curva de compensação.
- Seu longo eixo é inclinado para mesial.

CONTATOS OCLUSAIS DO PRIMEIRO MOLAR INFERIOR Consulte as Figuras 9.30 e 9.31.

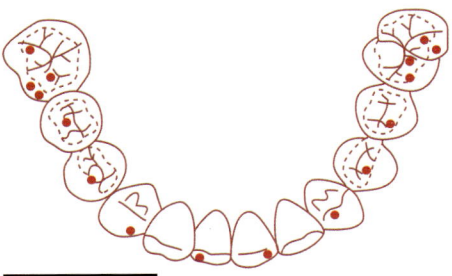

Figura 9.30

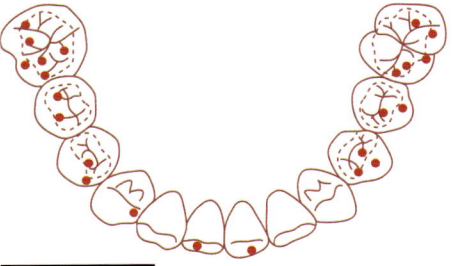

Figura 9.31

- Os contatos são localizados principalmente nas vertentes linguais das cúspides vestibulares.
- Há poucos contatos nas cristas marginais.
- Há poucos contatos em balanceio.
- Suas cúspides mesiovestibular e mesiolingual estão em contato com a distal do segundo pré-molar superior.

MONTAGEM DO SEGUNDO MOLAR SUPERIOR Consulte as Figuras 9.32 e 9.33.

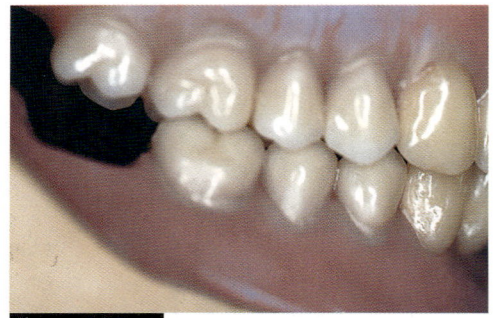

Figura 9.32

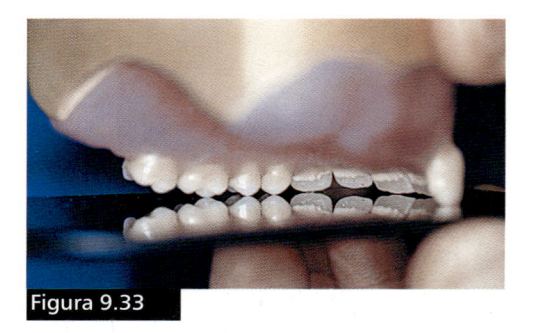

Figura 9.33

- As cúspides palatais não tocam o plano oclusal, e as cúspides vestibulares, como no primeiro molar superior, estão 1 mm acima do plano.
- As cúspides distopalatais elevam-se distalmente, afastando-se do plano oclusal.

CONTATOS OCLUSAIS DO SEGUNDO MOLAR SUPERIOR Consulte as Figuras 9.34 e 9.35.

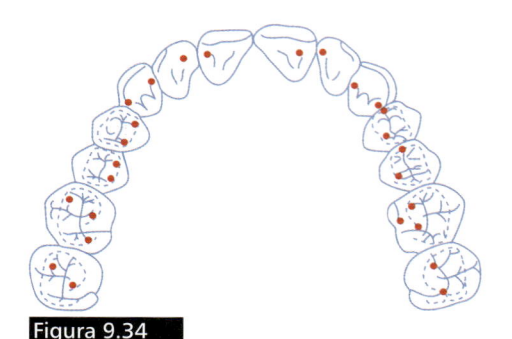

Figura 9.34

Figura 9.35

- Os contatos localizam-se principalmente nas vertentes internas das cúspides de trabalho (palatais).
- Há poucos contatos nas cristas marginais.
- Há poucos contatos em balanceio.

MONTAGEM DO SEGUNDO MOLAR INFERIOR Consulte as Figuras 9.36 a 9.38.

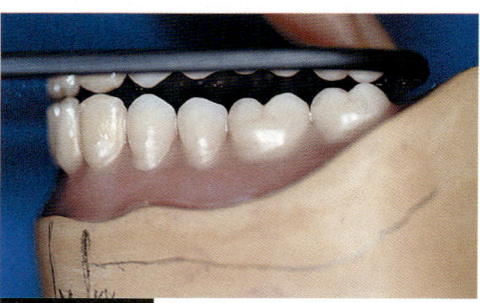

Figura 9.36

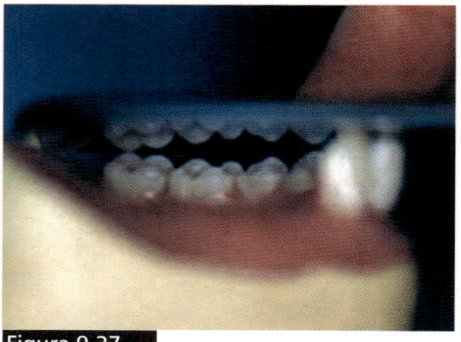

Figura 9.37

- Sua superfície oclusal está inclinada para lingual.

- Sua cúspide mesiovestibular está localizada aproximadamente no nível do plano oclusal.

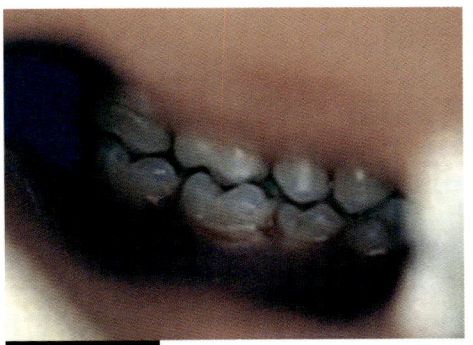

Figura 9.38

- Suas cúspides distais estão levemente acima do plano oclusal.
- Seu longo eixo está inclinado para mesial.

CONTATOS OCLUSAIS DO SEGUNDO MOLAR INFERIOR Consultar as Figuras 9.39 e 9.40.

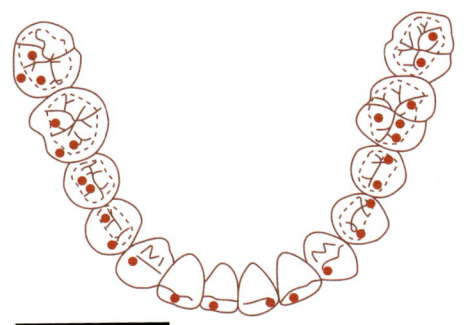

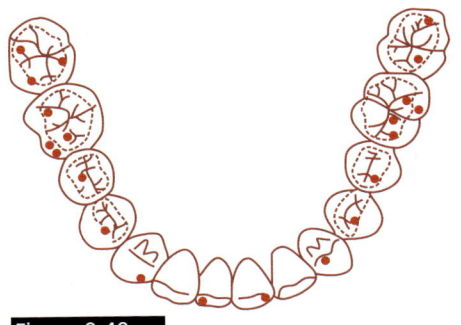

Figura 9.39

Figura 9.40

- Os contatos localizam-se principalmente nas vertentes internas (linguais) das cúspides de trabalho.
- Há poucos contatos nas cristas marginais (ponto 4 da *relação cêntrica*).
- Há poucos contatos em balanceio (ponto 5 da *relação cêntrica*).

PONTOS IMPORTANTES PARA LEMBRAR DURANTE O AJUSTE OCLUSAL

- Qualquer desgaste não pode alterar a superfície oclusal a ponto de alterar a anatomia.
- Considerando que o ajuste oclusal é necessário, quando os contatos são em menor número ou desiguais em intensidade, os primeiros contatos devem ser reduzidos (no que se refere à anatomia dentária) até que se obtenha contatos simultâneos e harmônicos em toda a oclusão.
- Os contatos nas vertentes mesiais devem dar-se nas vertentes distais opostas.
- Os contatos nas vertentes internas das cúspides de trabalho devem dar-se nas vertentes internas das cúspides de trabalho opostas.
- Os contatos nas vertentes externas das cúspides de balanceio devem dar-se nas vertentes internas das cúspides de balanceio opostas.

Observação: A estabilização positiva da oclusão só ocorre na relação cêntrica e é o único equilíbrio oclusal que deve ser buscado.

Semianatômicos

Esses dentes são versões modificadas dos dentes anatômicos com ângulos de cúspides menos agudos. Os ângulos das cúspides variam entre 10 e 20 graus, e os dentes ocluem de forma semelhante à dos dentes anatômicos, criando uma intercuspidação precisa. Entretanto, esses dentes apresentam, tipicamente, uma intercuspidação menos rígida, mais "tolerante" (Figuras 9.41 a 9.43).

Não anatômicos

Esses dentes possuem ângulo de cúspides iguais a zero. É difícil conseguir uma oclusão balanceada ao utilizá-los, pois não há cúspides, a não ser que os dentes sejam montados com uma rampa de balanceio (Figuras 9.44 a 9.46).

Semianatômico

Anatômico

Figura 9.41

Não anatômicos (curvos)

Não anatômicos (planos)

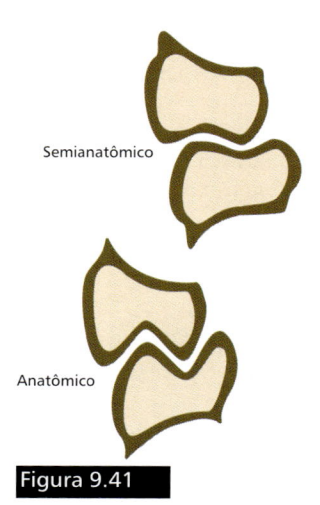

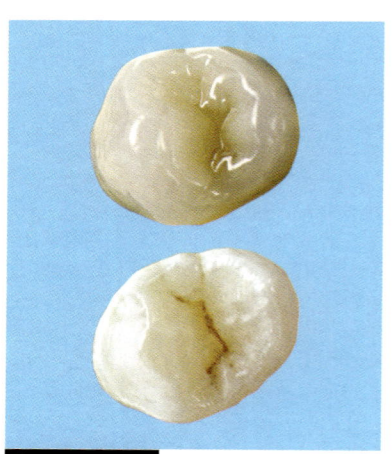

Figura 9.44

Figura 9.42

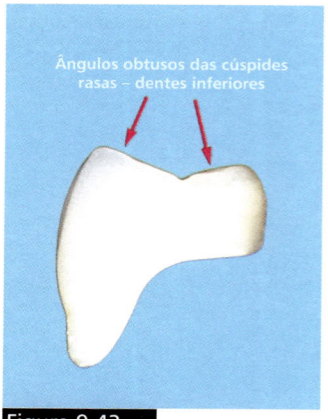

Ângulos obtusos das cúspides rasas – dentes inferiores

Figura 9.43

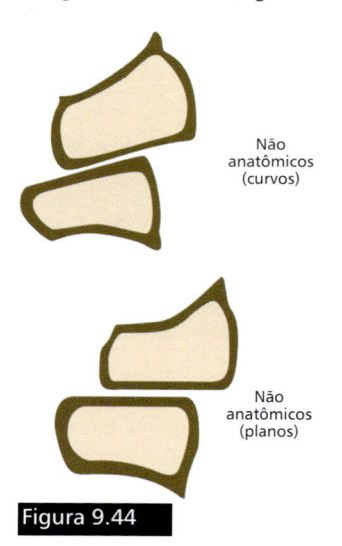

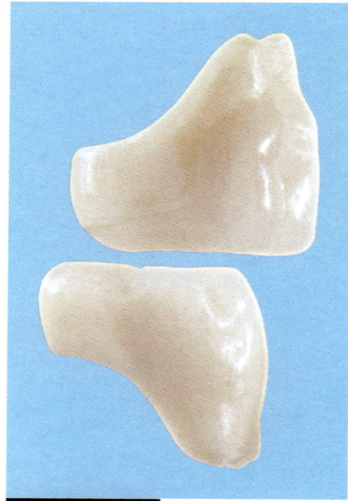

Figura 9.45

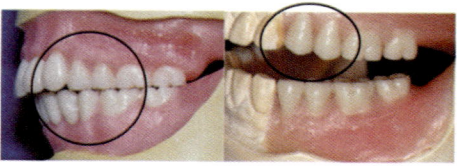

CONVENCIONAIS   ORTOPLANOS
Figura 9.46

VANTAGENS Consulte a Figura 9.47.

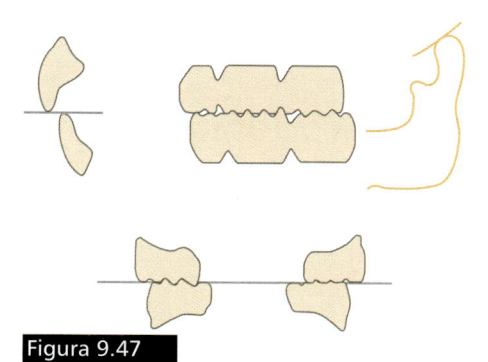

Figura 9.47

- Mínimas forças laterais
- Fácil de montar
- Fácil de ajustar

DESVANTAGENS Consulte a Figura 9.48.

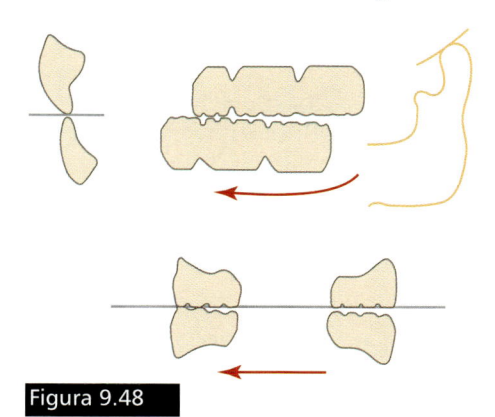

Figura 9.48

- Anatomia dentária não natural
- Exige mais forças verticais para penetrar os alimentos
- Difícil de ajustar nos movimentos excêntricos a não ser que sejam montados em uma rampa de balanceio
- Eliminação da guia incisal
- O trespasse vertical deve ser eliminado devido à ausência de angulação das cúspides

Lingualizados

Cúspides palatais íngremes superiores, cúspides baixas nos dentes inferiores e fossa central descomplicada caracterizam esses dentes. Eles podem acomodar os padrões de oclusão balanceada e não balanceada. Historicamente, existem duas variações da "oclusão de contato lingual". Tais variações dependem dos ângulos das cúspides dos dentes inferiores e se o plano de oclusão é plano ou curvo. Quando se planeja uma oclusão balanceada bilateral, os dentes posteriores inferiores devem ter ângulos de cúspides de 10 a 20 graus, e o plano de oclusão deve ser montado em curva. Quando se busca a máxima liberdade nas excursões laterais e não se planeja conseguir uma oclusão balanceada bilateral excêntrica, os dentes posteriores inferiores podem estar a zero grau e o plano de oclusão deve ser plano.

Para estabelecer uma oclusão lingualizada, os dentes superiores posteriores devem apresentar cúspides relativamente íngremes, preferencialmente 30 graus ou mais. As cúspides palatais dos dentes superiores devem contatar o sulco central dos dentes inferiores. As cúspides vestibulares dos dentes superiores devem ser eliminadas progressivamente desde o primeiro pré-molar até o segundo molar, liberando-as do contato. Com esse arranjo, as forças oclusais geradas durante as excursões no lado de trabalho são direcionadas para lingual da crista do rebordo residual. Em comparação, na oclusão anatômica, as cúspides vestibulares superiores entram em contato com os dentes inferiores posteriores durante as excursões do lado de trabalho, direcionando as forças oclusais para a crista do rebordo residual, resultando em uma situação de instabilidade. O esquema oclusal lingualizado é mais estável do que a oclusão anatômica (Figuras 9.49 a 9.51).

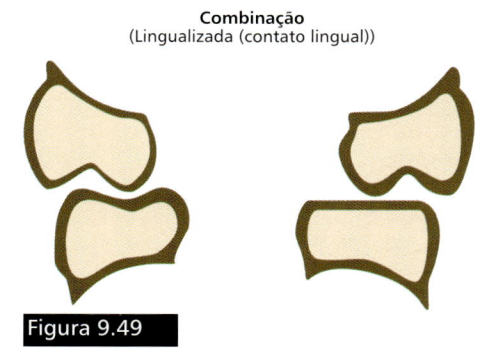

Combinação
(Lingualizada (contato lingual))

Figura 9.49

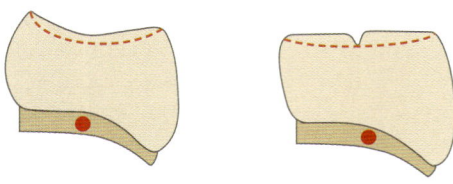

Sulco central inferior simplificado
Figura 9.50

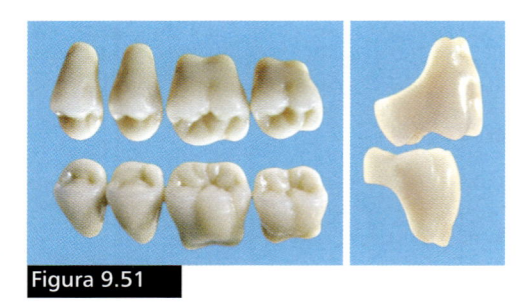

Figura 9.51

Vantagens biomecânicas

- Durante a oclusão cêntrica, as forças oclusais serão transferidas para o centro da crista alveolar residual.
- Durante as excursões no lado de trabalho, as forças oclusais serão transferidas para lingual da crista residual, o que resulta em maior estabilidade.
- Esse esquema oclusal minimiza a área de contato oclusal, fornece penetração mais eficiente dos dentes nos alimentos, provê uma melhor via de escape para os alimentos e minimiza os contatos causadores de instabilidade.

Vantagens clínicas e técnicas

- Previne que o paciente morda a mucosa jugal ao eliminar os contatos oclusais nas cúspides vestibulares superiores.
- Minimiza as desarmonias oclusais resultantes dos erros no registro das relações maxilo-mandibulares e de alterações dimensionais durante o processamento.
- Simplifica a montagem dos dentes da prótese e os ajustes oclusais subsequentes e elimina a intercuspidação precisa, que muitas vezes complica a montagem dos dentes artificiais anatômicos.

HISTÓRIA DA OCLUSÃO LINGUALIZADA (CONTATO LINGUAL)

Em 1927, Gysi, na Suíça, introduziu o conceito de um esquema de oclusão lingualizada. Em 1941, Payne publicou o conceito de "montagem posterior modificada". Esse arranjo oclusal consistia em cúspides linguais superiores proeminentes que ocluíam com superfícies oclusais inferiores planas e simplificadas. Somente as cúspides linguais superiores entram em contato com os dentes inferiores. As forças oclusais são transferidas para lingual da crista alveolar inferior. Devido a esse padrão de carga, passou a se chamar de "oclusão lingualizada". Recentemente, o termo foi alterado para "oclusão de contato lingual" para eliminar a interpretação de que os dentes são montados mais para lingual na crista alveolar inferior, o que pode limitar o espaço da língua. Esse padrão oclusal tornou-se popular devido a sua estética, biomecânica, simplicidade e a alta satisfação do paciente.

PROCEDIMENTO DE MONTAGEM PARA OCLUSÃO LINGUALIZADA UTILIZANDO DENTES ORTHOLINGUAL IVOCLAR

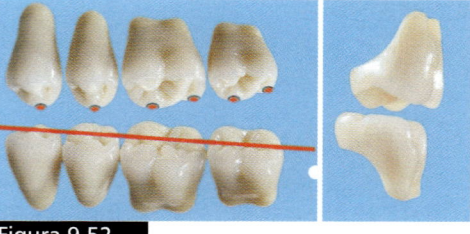

Figura 9.52

Sequência de montagem dos dentes
1. Posicionar os dentes inferiores.
2. Posicionar os dentes superiores.
3. Eliminar as interferências nas cúspides vestibulares superiores.
4. Eliminar as interferências anteriores.
5. Obter equilíbrio excêntrico nos planos inclinados dos dentes posteriores inferiores.

1: Posicionamento dos dentes inferiores

Vários pontos de referência anatômicos como a papila retromolar, o flanco bucal e a crista milo-hióidea, que guiam a montagem dos dentes, estão localizados no modelo inferior. Assim, recomenda-se que os dentes inferiores sejam montados primeiro.

ALTURA DO PLANO OCLUSAL A papila retromolar é um excelente guia para estabelecer a altura do plano oclusal. A superfície oclusal do último molar deve ser colocada no nível do terço superior da papila retromolar (Figura 9.53).

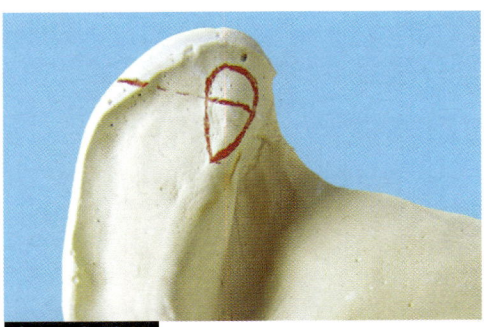

Figura 9.53

POSIÇÃO VESTIBULOLINGUAL Existem dois guias principais para o posicionamento vestibulolingual dos dentes posteriores inferiores:

- O posicionamento do sulco central dos dentes posteriores inferiores em uma linha que se estende da distal do ponto de contato mesial do canino até o meio da papila retromolar (Figura 9.54).

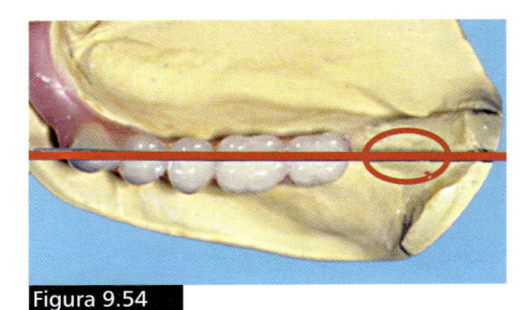

Figura 9.54

- A utilização do Triângulo de Pound. As cúspides linguais inferiores devem se localizar dentro desse triângulo. Os lados vestibular e lingual da papila retromolar e o ponto de contato mesial do canino formam o Triângulo de Pound (Figura 9.55).

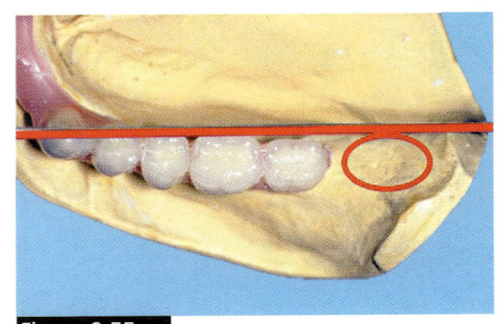

Figura 9.55

PLANO OCLUSAL (CURVO *VS.* PLANO) Caso sejam desejados contatos oclusais bilaterais balanceados, recomenda-se que os dentes inferiores sejam montados com curvas de compensação anteroposterior e mesiolateral (Figuras 9.56 e 9.57).

Montar os pré-molares e a cúspide mesial do primeiro molar em um plano formado pela ponta da cúspide do canino até o terço superior da papila retromolar (Figura 9.58).

Montar a distal do primeiro e do segundo molares progressivamente acima do plano para criar uma curva de compensação anteroposterior (Curva de Spee). Observar que a distal do segundo molar não deve ultrapassar a altura dos dois terços da papila retromolar (Figura 9.59).

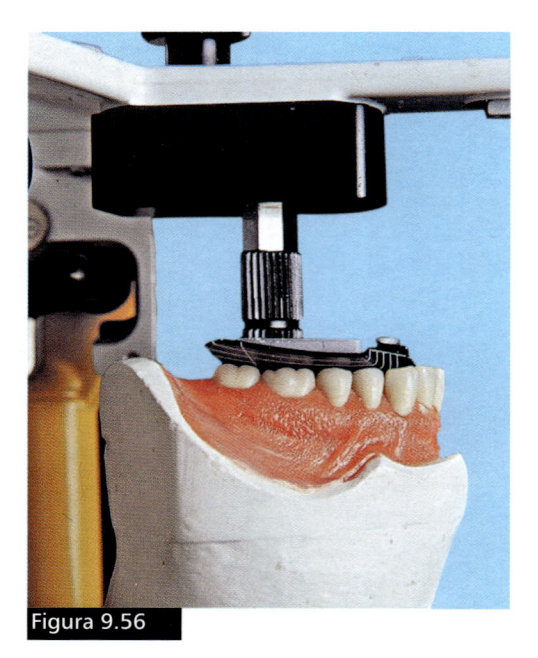

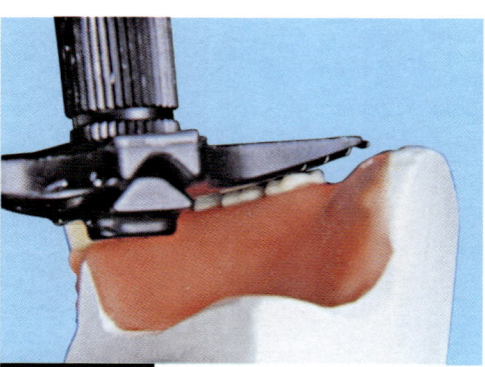

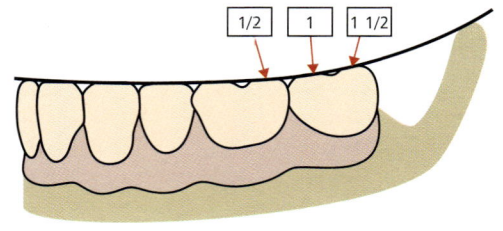

Figura 9.56

Figura 9.57

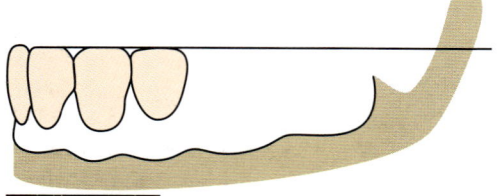

Figura 9.58

Figura 9.59

As pontas das cúspides vestibulares e linguais são montadas em um plano bilateral reto (sem curva mesiolateral de Wilson) (Figura 9.60).

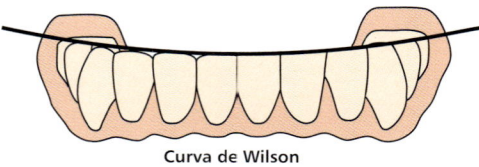

Figura 9.60

2: Posicionamento dos dentes superiores

Posicionar as cúspides linguais dos superiores no sulco central dos dentes inferiores. As cúspides palatais podem ocluir em qualquer local do canal central em forma de V dos dentes inferiores. Esse conceito simplifica e acelera o processo de montagem dos dentes superiores (Figura 9.61).

Os únicos pontos de contato em oclusão cêntrica são as pontas das cúspides palatais dos superiores e seus contatos opostos nos sulcos centrais dos dentes inferiores. Esses contatos são

periores não entram em contato com os dentes antagonistas (Figura 9.63).

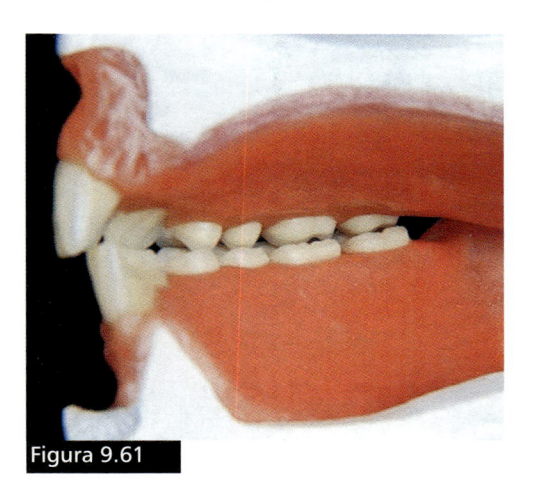

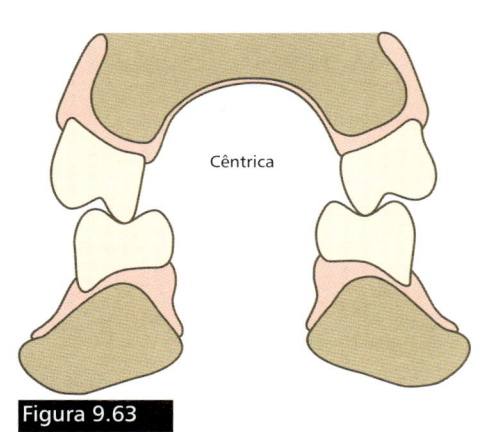

Figura 9.61

facilmente estabelecidos e identificados mediante o uso de papel articular (Figura 9.62).

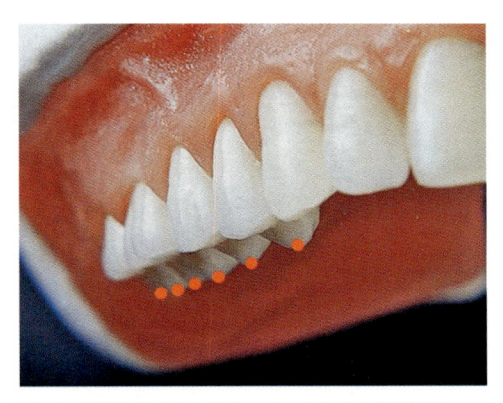

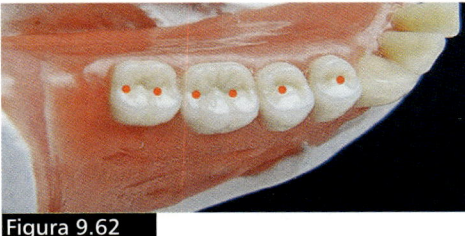

Figura 9.63 — Cêntrica

3: Eliminação das interferências nas cúspides vestibulares superiores

Os contatos nas cúspides vestibulares superiores podem ser eliminados removendo seletivamente as superfícies inclinadas dessas cúspides e/ou verticalizando o longo-eixo dos dentes. Entretanto, a maneira mais fácil é utilizar os dentes posteriores superiores com formato especial, como os dentes Ortholingual da Ivoclar. Esses dentes foram especificamente desenvolvidos para a oclusão de contatos linguais e possuem uma redução anteroposterior progressiva na altura das cúspides vestibulares dos dentes superiores (Figuras 9.64 e 9.65).

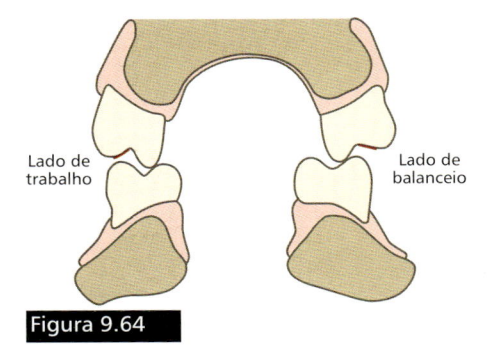

Figura 9.62

A montagem dos dentes superiores e inferiores deve ser feita em posição de oclusão cêntrica. Observar que as cúspides vestibulares su-

Figura 9.64 — Lado de trabalho / Lado de balanceio

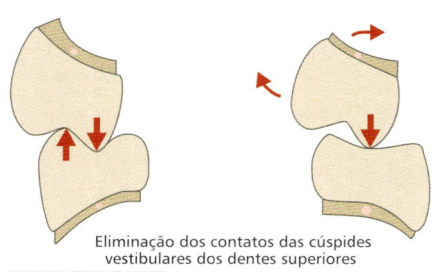

Figura 9.65 Eliminação dos contatos das cúspides vestibulares dos dentes superiores

4: Eliminação das interferências anteriores

Os contatos dos dentes anteriores podem ser um fator de desequilíbrio e devem ser eliminados reduzindo-se o trespasse vertical (*overlap*) e/ou aumentando o trespasse horizontal (*overjet*) (Figura 9.66).

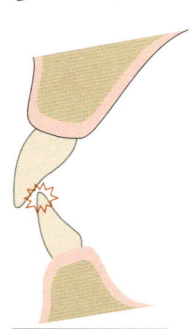

Figura 9.66

O reposicionamento dos dentes anteriores superiores e/ou inferiores nos movimentos excêntricos até que todos os contatos sejam eliminados pode reduzir o trespasse vertical (Figura 9.67).

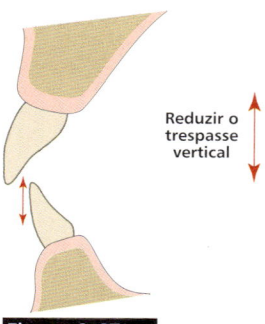

Figura 9.67 Reduzir o trespasse vertical

O aumento do trespasse horizontal, a fim de obter espaço para os movimentos funcionais, também pode eliminar os contatos dentários anteriores. Para a maioria dos pacientes, um trespasse horizontal de 2 mm é adequado (Figura 9.68).

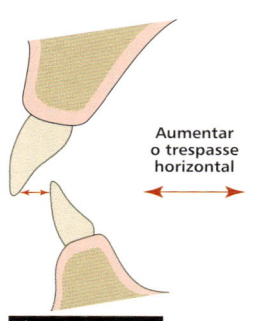

Figura 9.68 Aumentar o trespasse horizontal

5: Equilíbrio excêntrico

LADO DE TRABALHO Na excursão do lado de trabalho, as cúspides palatais dos dentes superiores devem contatar as vertentes vestibulares das cúspides linguais dos dentes inferiores. Observar que as cúspides vestibulares dos superiores não realizam contato (Figuras 9.69 e 9.70).

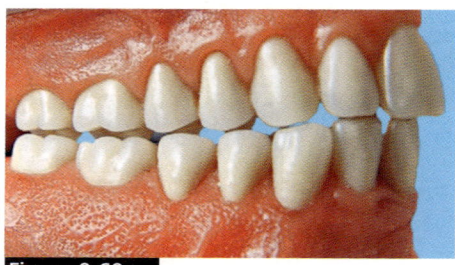

Figura 9.69

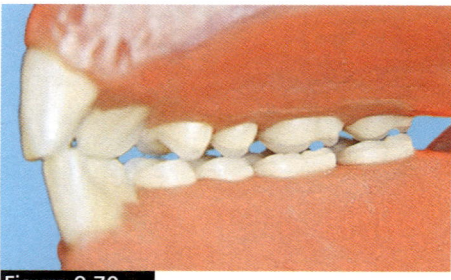

Figura 9.70

LADO DE BALANCEIO Na excursão em balanceio, as cúspides palatais dos dentes superiores contatam as vertentes linguais das cúspides vestibulares dos dentes inferiores (Figuras 9.71 e 9.72).

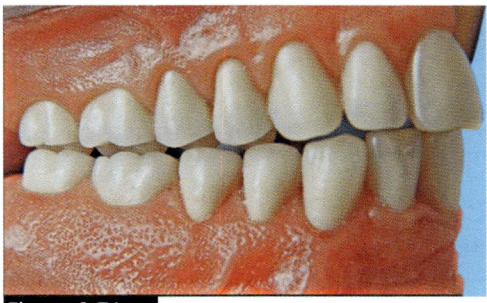

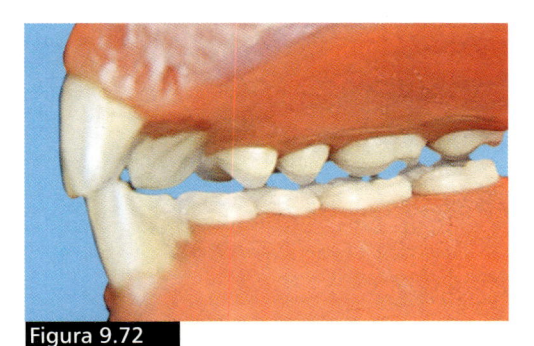

Figura 9.71

Figura 9.72

PROTRUSÃO Os contatos protrusivos seguem, tipicamente, as inclinações do lado de trabalho (vertentes vestibulares das cúspides linguais dos dentes inferiores) (Figuras 9.73 e 9.74).

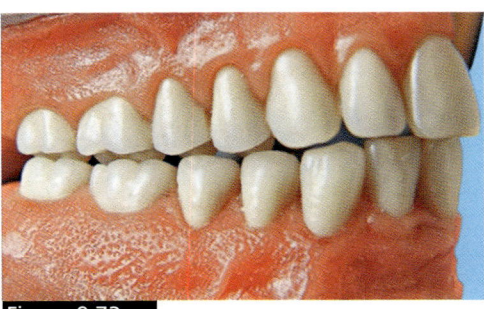

Figura 9.73

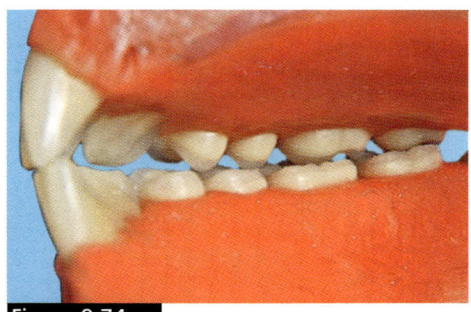

Figura 9.74

OBTENDO EQUILÍBRIO APÓS O PROCESSAMENTO

Como rotina, as próteses necessitam de ajustes oclusais após o processamento para corrigir possíveis distorções do registro de mordida, bem como alterações dimensionais durante a acrilização.

Sequência do ajuste
1. Restabelecer os contatos em oclusão cêntrica.
2. Eliminar as interferências nas cúspides vestibulares dos superiores e/ou anteriores.
3. Terminar o ajuste oclusal mexendo apenas nos planos inclinados dos dentes inferiores.

1: Restabelecimento dos contatos em oclusão cêntrica

As marcas oclusais na posição cêntrica devem ser ajustadas até que se obtenha o maior número de contatos entre as cúspides palatais superiores e os sulcos centrais dos dentes inferiores. As cúspides palatais dos dentes superiores *NUNCA* devem ser ajustadas. Uma vez que os contatos em cêntrica estejam restabelecidos, eles são marcados e não necessitam de mais ajustes. Para evitar que ocorram desgastes inadvertidos nos *stops* cêntricos, recomenda-se que sejam marcados com caneta marcadora permanente após seu restabelecimento. Após o término do ajuste oclusal, as marcas podem ser removidas com pasta de pedra-pomes e roda de pano (Figura 9.75).

Figura 9.75 — Cêntrico

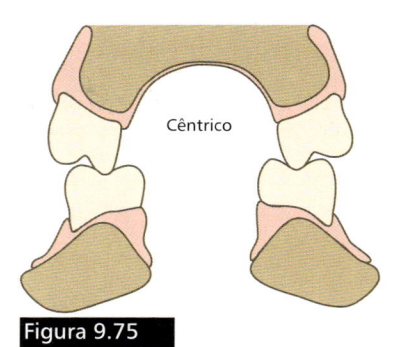

2: Eliminação das interferências nas cúspides vestibulares dos dentes superiores e/ou anteriores

Mover o articulador nas relações excêntricas. Marcar e remover quaisquer contatos nas cúspides vestibulares dos dentes superiores e/ou anteriores por meio do ajuste seletivo. Caso os dentes tenham sido montados da forma correta, pode ser que esse ajuste não seja necessário ou deva ser mínimo (Figuras 9.76 e 9.77).

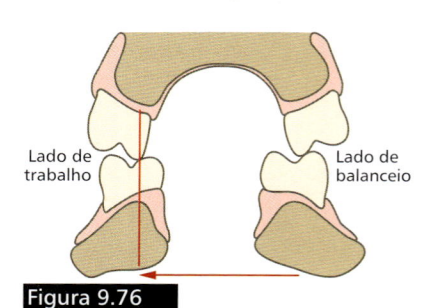

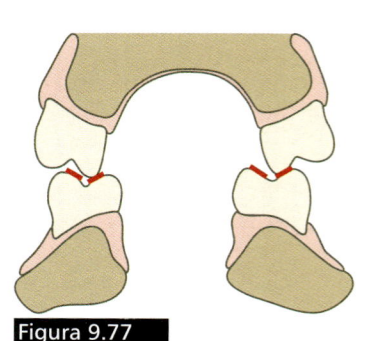

Figura 9.76 — Lado de trabalho / Lado de balanceio

Figura 9.77

3: Término do equilíbrio pelo ajuste apenas dos planos inclinados dos dentes posteriores inferiores

Uma vez restabelecidos os contatos em cêntrica e removidas as interferências anteriores, o restante do ajuste excêntrico deve se concentrar apenas nos planos inclinados dos dentes posteriores inferiores. Como previamente mencionado, as *cúspides linguais* e os *stops cêntricos restabelecidos* não devem ser alterados (Figura 9.78).

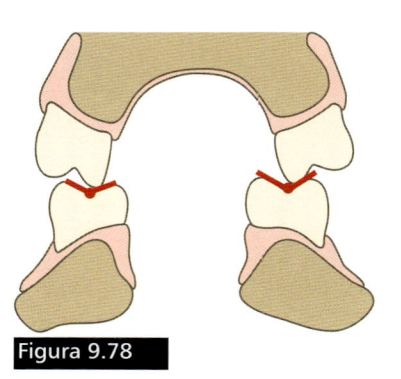

Figura 9.78

MOVIMENTOS MANDIBULARES EXCÊNTRICOS

É desejável conseguir o maior número de contatos excêntricos possíveis. O esquema oclusal lingualizado simplifica a interpretação das várias marcações oclusais (Figura 9.79).

- Nas excursões em *trabalho* (preto), as cúspides palatais dos dentes superiores contatam as vertentes vestibulares das cúspides linguais dos inferiores.
- Nas excursões em *balanceio* (azul), as cúspides palatais dos dentes superiores contatam as vertentes linguais das cúspides vestibulares dos inferiores.
- Os contatos *protrusivos* (vermelho) seguem um ângulo mais íngreme das vertentes vestibulares das cúspides linguais dos dentes inferiores em relação aos contatos no lado de trabalho.

Figura 9.79

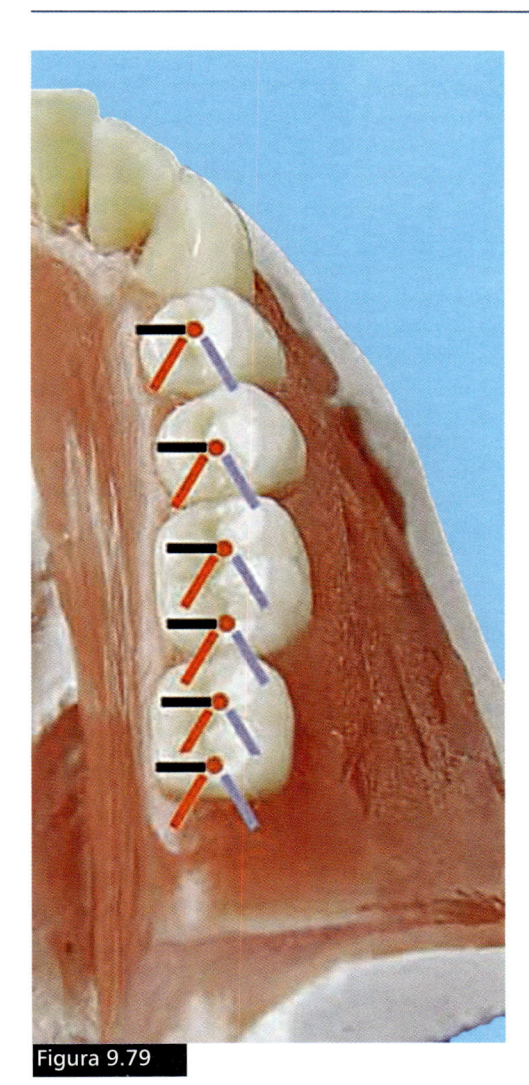

LEITURAS RECOMENDADAS

Bascom, P. W. (1962). Masticatory efficiency of complete dentures, *Journal of Prosthetic Dentistry*, 12, 453–459.

Becker, C. M., Swoope, C. C., & Guckes, A. D. (1977). Lingualized occlusion for removable prosthodontics. *Journal of Prosthetic Dentistry*, 38(6), 601–607.

Brewer, A. A., Reibel, P. R., & Nassif, N. J. (1967). Comparison of zero degree teeth and anatomic teeth on complete dentures. *Journal of Prosthetic Dentistry*, 17, 28–35.

Clough, H. E., et al. (1983). A comparison of lingualized occlusion and monoplane occlusion in complete dentures. *Journal of Prosthetic Dentistry*, 50, 176–179.

Folz, S. & Byars, B. (1980). Lingualized bilateral balanced occlusion complete dentures constructed on fixed articulators. *Texas Dental Journal*, 99(10), 12–17.

Garg, A. *Practical Implant Dentistry*. Dallas: Taylor Publishing, 1997.

Haraldson, T. & Zarb, G. (1988). A 10-year follow-up study of the masticatory system after treatment with osseointegrated implant bridges. *Scandinavian Journal of Dental Research*, 96, 243–52.

Kelly, E. (1977). Centric relation, centric occlusion, and posterior tooth forms and arrangements. *Journal of Prosthetic Dentistry*, 37, 5–11.

Khamis, M. M., Hussein, S. Z., & Rudy, T. E. (1998). A comparison of the effect of different occlusal forms in mandibular implant overdentures. *Journal of Prosthetic Dentistry*, 79, 422–429.

Koyama, M., Inaba, S., & Yokoyama, K. (1972). Quest for ideal occlusal patterns for complete dentures. *Journal of Prosthetic Dentistry*, 27, 269–274.

Kydd, W. L. (1956). Complete denture base deformation with varied occlusal tooth form. *Journal of Prosthetic Dentistry*, 6, 714–718.

Lang, B. R. & Kelsey, C. C. (ed.) (1973). International Prosthodontic Workshop on Complete Denture Occlusion. Ann Arbor, The University of Michigan School of Dentistry.

Lang, B. R. & Razzoof, M. E. (1983). A practical approach to restoring occlusion for edentulous patients: Part II. Arranging the functional & rational mold. *Journal of Prosthetic Dentistry*, 50, 599–606.

Lang, B. R. & Razzoog, M. E. (1983). A practical approach to restoring occlusion for edentulous patients: Part I. Arranging the functional & rational mold. *Journal of Prosthetic Dentistry*, 50, 455–458.

Lang, B. R. & Razzoog, M. E. (1992). Lingualized integration: tooth molds and an occlusal scheme for edentulous implant patients. *Implant Dentistry*, (3), 204–211.

Lundgren, D., Laurell, L., Falk, H., & Bergendal, T. (1987). Occlusal force pattern during mastication in dentitions with mandibular fixed partial dentures. *Journal of Prosthetic Dentistry*, 58(2), 197–203.

Lundquist, L. W., Carlsson, G. E., & Hedegard, B. (1986). Changes in bite force and chewing efficiency after denture treatment in edentulous patients with denture adaptation difficulties. *Journal of Oral Rehabilitation*, 13, 21–29.

Manly, RS, Vinton P. (1951). Factors influencing denture function, *Journal of Prosthetic Dentistry* 1, 578–586.

Massad, J. & Connelly, M. (2000). A simplified approach to optimizing denture stability with lingualized occlusion, *Compendium of Continuing Education in Dentistry*, 21, No 7, 555–571.

Mehringer, E. J. (1973). Function of steep cusps in mastication with complete dentures. *Journal of Prosthetic Dentistry*, 30, 367–372.

Murrell, G. A. (1974). The management of difficult lower dentures. *Journal of Prosthetic Dentistry*, 32, 243–250.

Ortman, H. R. (1988). "Complete denture occlusion." In *Essentials of Complete Denture Prosthodontics* (2nd edition), ed. Winkler, S. St Louis: Mosby–Year Book, 217–249.

Parr, G.R. & Ivanhoe, J. R. (1996). Lingualized occlusion: an occlusion for all reasons. *Dental Clinics of North America*, 40(1), 103–112.

Parr, G. R. & Loft, G. H. (1982). The occlusal spectrum and complete dentures. *Compendium of Continuing Education in Dentistry*, Vol III.

Payne, S. H. (1952). A comparative study of posterior occlusion. *Journal of Prosthetic Dentistry*, 2, 661–666.

Payne, S. H. (1958). Posterior occlusion. *Journal of the American Dental Association*, 57, 174–176.

Pound, E. & Murrell, G. A. (1973). An introduction to denture simplification, Phase I. *Journal of Prosthetic Dentistry*, 29, 570.

Pound, E. & Murrell, G. A. (1970). An introduction to denture simplification, Phase II. *Journal of Prosthetic Dentistry*, 29, 598.

Pound, E. (1966). Utilizing speech to simplify a personalized denture on chewing efficiency. *Journal of Prosthetic Dentistry*, 16, 34–43.

Sauser, C. W. & Yurkstas, A. A. (1957). The effect of various geometric occlusal patterns on chewing efficiency. *Journal of Prosthetic Dentistry*, 7, 634–645.

Swoope, C. C., Kydd, W. L. (1966). The effect of cusp form and occlusal area on denture base deformation, *Journal of Prosthetic Dentistry*, 16, 34–43.

Yurkstas, A. A. & Manly, R. S. (1950). Value of different test foods in estimating masticatory ability. *Journal of Applied Physiology*, 3, 45–53.

10
Considerações Cirúrgicas das *Overdentures* sobre Implantes

Richard Green
George Obeid
Roy Eskow
Hamid R. Shafie

INSTRUÇÕES PRÉ-CIRÚRGICAS

Antes de se engajar em um tratamento cirúrgico para um paciente idoso, é necessário realizar um inventário de saúde completo. Ao mesmo tempo que várias anormalidades podem ser registradas, processos patológicos específicos podem afetar negativamente o resultado da cirurgia de implante. Muitos pacientes idosos utilizam medicações que afetam o processo de coagulação. Clopridogrel (Plavix), varfarina (Coumadin) e aspirina são medicamentos em geral usados e que exercem efeitos profundos na homeostase pós-cirúrgica. É necessária a avaliação pré-operatória realizada pelo médico responsável, a fim de verificar as razões para o uso de anticoagulantes e a possibilidade de suspender a medicação antes da cirurgia. Caso seja utilizada varfarina, é necessária a mensuração do Índice de Normalização Internacional (INR) para determinar o nível de anticoagulação.

Muitos pacientes idosos candidatos a cirurgias utilizam esteroides no tratamento de distúrbios sistêmicos. Os esteroides podem afetar a capacidade do paciente de enfrentar o estresse da cirurgia e sua cicatrização. Prednisona, dexametasona e betametasona são exemplos comuns de corticosteróides. Enquanto alguns pacientes utilizam doses subfisiológicas de corticosteróides (menos de 20 mg de cortisol por dia), outros podem estar usando doses que suprimem a liberação de cortisol pela glândula adrenal. É necessário decidir juntamente com o médico do paciente sobre a necessidade de suplementação esteroidal.

O diabete é uma doença que afeta o metabolismo da glicose. Muitos pacientes precisam somente de alguns ajustes no seu estilo de vida, mas a maioria necessita utilizar medicação oral ou injetável. Enquanto um diabético bem-controlado é um bom candidato para cirurgias, um paciente não controlado tem maior risco de desenvolver infecções e outros danos microvasculares. Caso o controle da glicose do paciente seja desconhecido, o exame Hemoglobina A1C fornecerá uma noção dos três meses anteriores ao controle. Caso o paciente utilize insulina, é necessário medir a taxa de glicose no pré-operatório (na manhã da cirurgia) para certificar-se de que ele não apresentará hipoglicemia durante o procedimento.

A hipertensão é comum nos pacientes idosos candidatos a cirurgia. Embora ela não seja uma contraindicação para a cirurgia, se não controlada, pode resultar em acidente cardiovascular. É importante confirmar que o paciente esteja tomando a medicação prescrita pelo médico.

A mensuração da pressão arterial logo antes da cirurgia é, sem dúvida, desejável.

Geralmente, evita-se a analgesia por inalação devido ao desconforto do dispositivo nasal durante o procedimento, quando se necessita posicionar os afastadores cirúrgicos e as brocas-piloto em relação ao plano horizontal. A pré-medicação com Ibuprofeno 600 mg e Aprazolam (Xanax) 0,25-0,50 mg uma hora antes do procedimento é útil quando a sedação intravenosa não é utilizada. Esse tipo de sedação é recomendado para pacientes altamente apreensivos, porém, ao ser utilizada a técnica da *overdenture* imediata, a sedação IV é contraindicada, pois é necessária a cooperação do paciente durante o procedimento. Também é recomendável realizar um bochecho de clorexidina 0,12%, durante um minuto, ou outro antisséptico bucal, para reduzir os níveis de flora e microflora.

Preparo da sala clínica e protocolo de utilização

A sala clínica deve ter uma mesa grande coberta por campos estéreis sobre a qual todo o instrumental e equipamento esterilizado deve ser organizado. A área estéril deve ser tocada apenas por aqueles que estiverem calçando luvas estéreis. A cadeia asséptica não deve ser quebrada.

Todas as pessoas envolvidas na cirurgia devem se preparar da seguinte forma:

- *Cobertura protetora:* Avental limpo, touca, óculos de proteção e máscara.
- *Luvas:* Usar apenas luvas estéreis descartáveis.
- *Desinfecção cirúrgica das mãos:* Desinfetar as mãos e os braços por meio da escovação com detergente específico.

Paciente

- *Boca:* Proceder à limpeza da boca do paciente usando bochecho de clorexidina a 0,12%.
- *Campo:* Usar campo cirúrgico estéril.

Instrumentos

Organizar os instrumentos na caixa cirúrgica e esterilizá-los, ou colocar os instrumentos esterilizados sobre uma bandeja cirúrgica esterilizada coberta por um campo cirúrgico estéril. Somente as pessoas que estiverem calçando luvas estéreis podem manusear os instrumentos. Certificar-se de que há instrumentos sobressalentes esterilizados, bem como luvas e implantes, a fim de evitar imprevistos.

DESENHO DAS INCISÕES E DOS RETALHOS

A anestesia regional e infiltrativa é obtida utilizando-se anestésicos locais contendo vasoconstritor (epinefrina 1:100.000). A lâmina ideal para incisar a crista alveolar totalmente edêntula é a lâmina de bisturi número 15, montada em um cabo de secção circular. O bisturi de Orban número ½ é passado através da linha da incisão para assegurar que o periósteo foi completamente rompido antes de realizar a deflexão do retalho mucoperiosteal com um descolador de Prichard.

Objetivos do desenho da incisão e do retalho

- Prover fácil acesso à visualização das estruturas ósseas subjacentes.
- Preservar o tecido gengival existente na crista do rebordo.
- Evitar estruturas neurovasculares críticas.
- Permitir o posicionamento estável do afastador cirúrgico.

Desenhos básicos dos retalhos

São considerados três desenhos básicos de retalhos para o arco edêntulo. Todos esses retalhos são de espessura total, e sua seleção depende da localização e do número de implantes.

INCISÃO ANTERIOR SOBRE A CRISTA COM OU SEM ALÍVIO VESTIBULAR Esse tipo de retalho permite acesso para a colocação de implantes na região intercanina da maxila e da mandíbula. Esse desenho é utilizado quando são colocados dois a quatro implantes. A incisão deve separar a mucosa ceratinizada na crista do rebordo de forma a ter, nas margens de cada lado da incisão, tecido ceratinizado resistente para a sutura e um fechamento por primeira intenção. O retalho é defletido em toda a espessura, possibilitando que o cirurgião tenha acesso à crista alveolar, avaliando sua espessura e seu contorno. Isso é importante, já que concavidades apicais e irregularidades frequentemente estão mascaradas pela mucosa que as recobre, dando uma falsa impressão de tecido ósseo disponível para sustentar o implante. As incisões relaxantes verticais anteriores não afetam a crista alveolar posterior, deixando uma base estável para posicionar o afastador cirúrgico e marcar os locais das perfurações para os implantes. Deve-se tomar cuidado no arco inferior para identificar a posição dos forames mentuais. Geralmente, a artéria, a veia e o nervo mentuais estão próximos da crista alveolar na mandíbula atrófica. É necessário localizar e evitar essas estruturas na incisão principal e nas relaxantes para prevenir lesões ao nervo que podem resultar em parestesia pós-cirúrgica do lábio. Da mesma forma, o cirurgião deve preferir não romper ou lesar o plexo nasopalatino (artéria, veia e nervo) ao trabalhar no arco maxilar. Embora não seja uma estrutura tão crítica quanto o plexo neurovascular mentual, a lesão da artéria nasopalatina pode resultar em sangramento excessivo durante o procedimento, causando uma complicação que poderia ser evitada. Uma modificação dessa incisão e desse retalho consiste em "mini" retalhos localizados diretamente sobre a região onde se quer colocar os implantes. Essa técnica é minimamente invasiva e preserva o tecido ceratinizado para a margem tecidual vestibular.

INCISÃO SOBRE A CRISTA EM TODA A EXTENSÃO DO ARCO O desenho da incisão e do retalho sobre a crista estendida em todo o arco é realizado para a colocação de seis implantes para a confecção de uma *overdenture* híbrida fixa, destacável, ou uma *overdenture* totalmente implanto-suportada sobre barra. O retalho é defletido em espessura total, e a crista alveolar superior ou inferior é efetivamente descoberta ou exposta. Esse retalho preserva o tecido ceratinizado na margem, mas é deficiente em fornecer estabilidade para o afastador cirúrgico. Isso acontece principalmente na mandíbula.

INCISÃO VESTIBULAR Essa incisão é realizada na porção lateral da crista do rebordo. O objetivo desse tipo de incisão é permitir o fechamento do retalho afastado da crista, provendo cobertura total dos parafusos tapa-implante. É importante observar que essa incisão pode trazer o risco de lesão dos nervos mentuais posicionados muito superficialmente. Não há preocupações quanto a isso na maxila.

CIRURGIA MANDIBULAR

1: Incisão sobre a crista

SEM INCISÕES RELAXANTES A incisão na crista sem incisões relaxantes é indicada para a colocação de implantes para *overdenture*, bem como para expor implantes durante o segundo estágio cirúrgico (Figura 10.1).

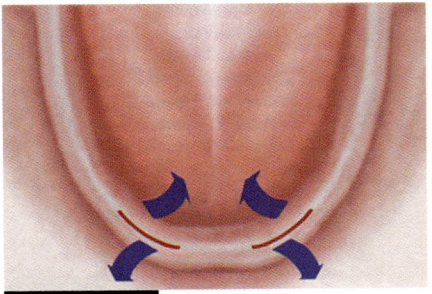

Figura 10.1

COM INCISÕES RELAXANTES VESTIBULARES Quando são colocados vários implantes regulares, é importante que se tenha uma visão da crista do rebordo, bem como da espessura do osso. Esse tipo de incisão permite visualizar a topografia da crista alveolar, inclusive sua espessura e suas concavidades vestibulares ou linguais quando da não realização de tomografias prévias à intervenção. As incisões relaxantes verticais devem ser rasas ou colocadas muito mais para anterior ou posterior dos forames mentuais (Figuras 10.2 e 10.3).

2: Incisão sobre a crista estendida

Essa incisão é indicada quando o plano de tratamento envolve a colocação de implantes dis-

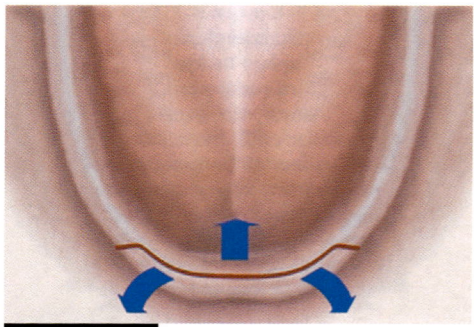

Figura 10.2

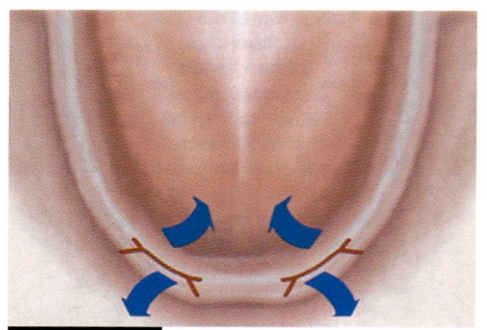

Figura 10.3

talmente aos forames mentuais. Deve-se tomar cuidado para localizar o forame mental. Nos ossos de quantidade óssea Classe C e D, a atrofia avançada da crista alveolar resulta, frequentemente, na saída do plexo neurovascular mandibular praticamente na crista do rebordo (Figuras 10.4 e 10.5).

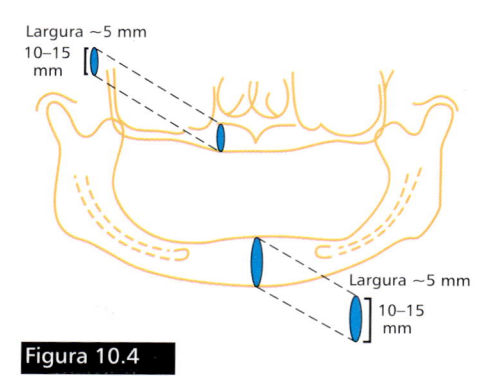

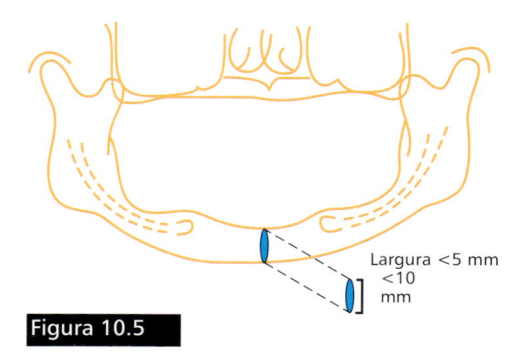

Figura 10.4 — Largura ~5 mm, 10–15 mm

Figura 10.5 — Largura <5 mm, <10 mm

Caso seja possível palpar o forame, evite-o localizando a incisão lingualmente a essa estrutura. Caso não haja segurança quanto à posição do nervo, o retalho deve ser cuidadosamente defletido com um descolador rombo até que essa estrutura seja localizada. Assim, pode-se proteger o nervo mentual de incisões e perfurações mal-localizadas (Figura 10.6).

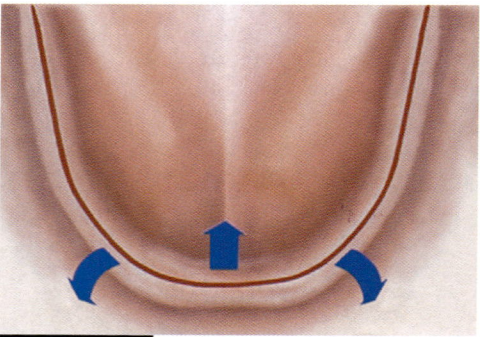

Figura 10.6

3: Incisão vestibular

A incisão vestibular é indicada quando múltiplos implantes submersos são colocados entre os forames mentuais e quando a gengiva sobre a crista é estreita (Figura 10.7). Essa abordagem cria um retalho defletido para lingual e possibilita a cobertura total dos implantes. Com esse tipo de incisão, corre-se maior risco de lesar o nervo mentual. Deve-se tomar cuidado para localizar e evitar essa estrutura.

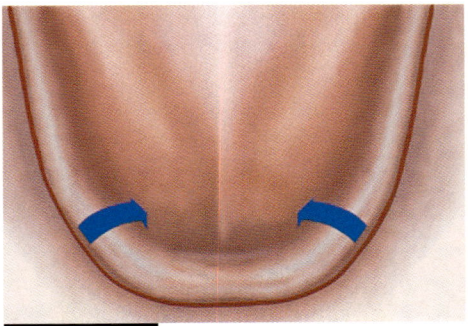

Figura 10.7

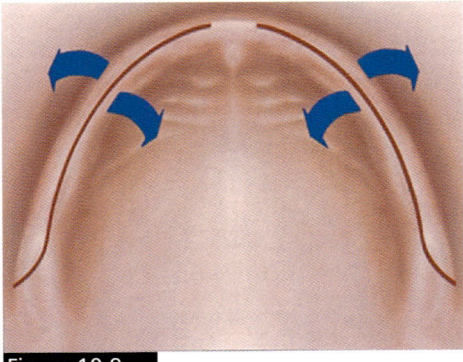

Figura 10.9

CIRURGIA MAXILAR

1: Incisão sobre a crista

A incisão sobre a crista é ideal para a realização de implantes para *overdentures* em estágio único, bem como para a exposição dos implantes no segundo tempo cirúrgico. Uma porção generosa de mucosa ceratinizada é preservada nas margens do retalho vestibular (Figuras 10.8 e 10.9).

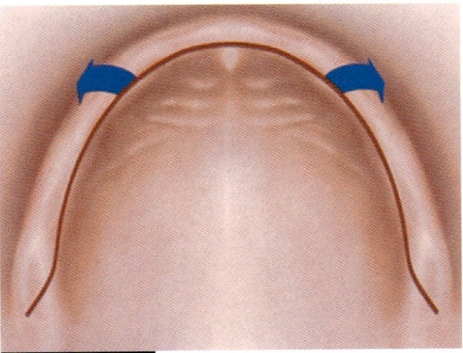

Figura 10.10

3: Incisão vestibular

A incisão principal é localizada deslocada para vestibular da crista do rebordo. O retalho será defletido para palatal. Esse desenho fornece um acesso visual muito bom, assim como possibilita o uso de guias cirúrgicos tradicionais ou gerados pela TC (Figura 10.11). Com esse retalho, o paciente pode apresentar maior edema e desconforto pós-operatório.

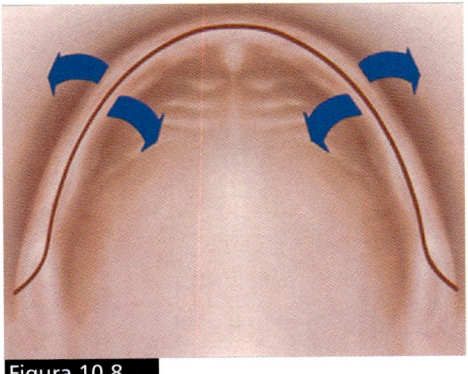

Figura 10.8

2: Incisão palatal

A incisão principal é localizada palatalmente à crista do rebordo, com duas incisões relaxantes em direção ao vestíbulo bucal (Figura 10.10). O retalho será defletido para vestibular. Esse desenho fornece um acesso visual muito bom.

Técnica de *Punch* tecidual

A técnica alternativa de *punch*, ou sem retalho, para colocação de implantes faz com que se perca todo o tecido ceratinizado, necessitando de um procedimento de enxerto gengival, que de outra forma

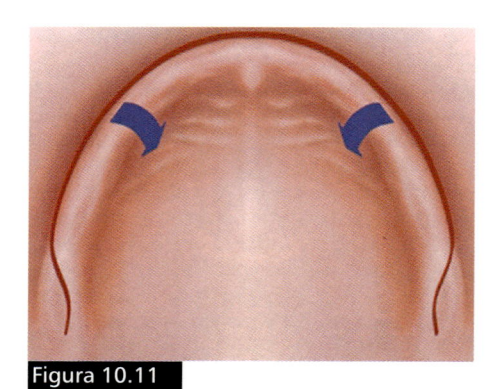

Figura 10.11

não seria necessário, para restabelecer uma margem de tecido ceratinizado ao redor do implante (Figura 10.12). Essa técnica é indicada quando a largura do tecido ceratinizado é de pelo menos 6 a 8 mm e a crista do rebordo é larga. Assim, permanecerá 1 a 2 mm de gengiva peri-implantar ao se utilizar um implante de plataforma regular. A desvantagem dessa técnica está na impossibilidade de o cirurgião-dentista visualizar as concavidades da crista alveolar ao posicionar a broca para a perfuração. Ele pode, inadvertidamente, perfurar a cortical vestibular ou lingual, colocando em risco a osseointegração do implante.

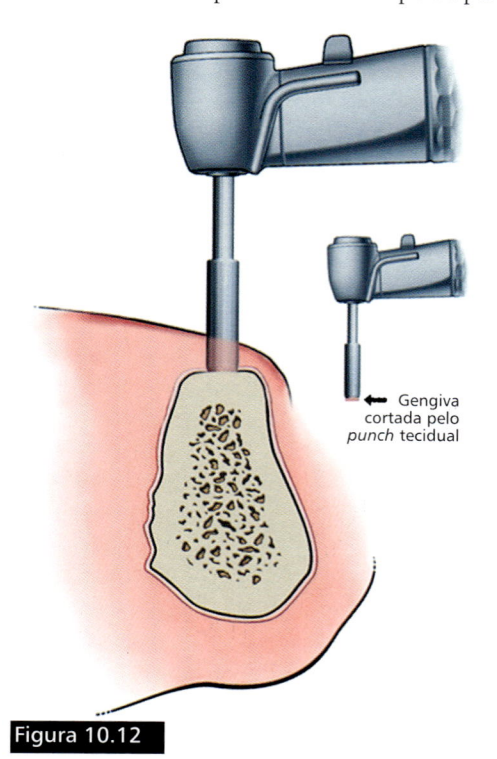

PERFURAÇÃO E COLOCAÇÃO DO IMPLANTE

O paciente deve ser posicionado de forma que o cirurgião-dentista fique confortável e possa visualizar o campo cirúrgico e o plano horizontal relacionado ao plano oclusal mandibular ou maxilar. O primeiro implante colocado geralmente é utilizado como referência para paralelizar os demais em um caso de *overdenture*. Caso o primeiro implante não seja perpendicular à via de inserção da prótese, os implantes seguintes também ficarão desalinhados, comprometendo o funcionamento dos encaixes. O desenho dos encaixes dita o posicionamento dos implantes. No caso de uma *overdenture* com barra, é necessário um espaço mínimo de 18 a 20 mm entre os dois implantes para permitir espaço suficiente para o sistema de barra e clipe. Os afastadores cirúrgicos devem ser usados plenamente, pois a orientação espacial nos pacientes edêntulos é muito difícil.

A perfuração sempre deve ser preparada de acordo com as instruções do fabricante do implante no tocante à velocidade e à sequência das brocas. É imprescindível o uso de brocas cirúrgicas afiadas para evitar trauma durante a perfuração. Isso é ainda mais importante para osso tipo I e tipo II, em que a velocidade ou a força excessiva com a broca gera aquecimento e necrose óssea. O cirurgião também deve observar limites de torque para inserção dos implantes rosqueados. Sítios ósseos densos devem receber preparo em rosca para a colocação dos implantes rosqueados, uma vez que o torque excessivo durante a inserção pode danificar ou fraturar o desenho interno ou externo de encaixe do implante.

CONSIDERAÇÕES SOBRE PROCEDIMENTOS DURANTE A CIRURGIA

Todos os instrumentos devem ser usados apenas para seu propósito específico. É importante

← Gengiva cortada pelo *punch* tecidual

Figura 10.12

manter as brocas cirúrgicas livres de sangue seco durante o procedimento, deixando-as imersas em solução salina ou de Ringer. O sangue seco pode impossibilitar a correta leitura das marcações na broca. Partículas de osso que permaneçam aderidas às brocas devem ser coletadas e preservadas para possível uso no momento da colocação do implante.

TÉCNICAS DE SUTURA UTILIZADAS NAS CIRURGIAS PARA *OVERDENTURES*

1: Simples interrompida

A técnica de sutura interrompida é simples e eficaz no fechamento da maioria das incisões. É particularmente útil em ferimentos desiguais e irregulares. As suturas de múltiplos pontos isolados não se soltam quando um dos nós se desfaz ou se desprende do tecido. Essa técnica é um pouco mais demorada do que uma técnica de sutura contínua (Figura 10.13).

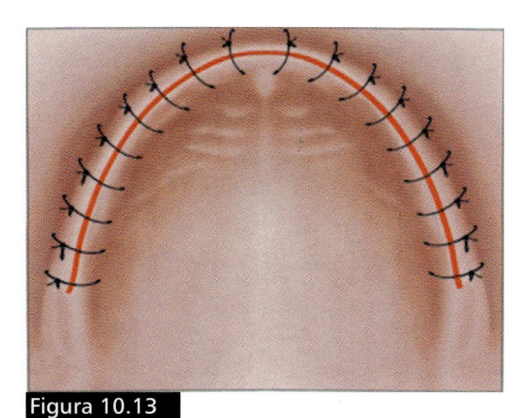

Figura 10.13

2: Contínua (trançada ou não trançada)

A sutura contínua possibilita a distribuição da tensão ao longo de toda a sutura e margem tecidual (Figuras 10.14 e 10.15). É simples e rápida. Fornece o fechamento rápido de uma incisão longa com um único nó colocado no início e outro no final da sutura. Deve-se deixar uma margem generosa de pelo menos 4 mm no tecido apreendido para reduzir rasgos e evitar a perda da tensão da sutura. Indica-se que incisões longas sejam fechadas utilizando-se técnicas de sutura contínua.

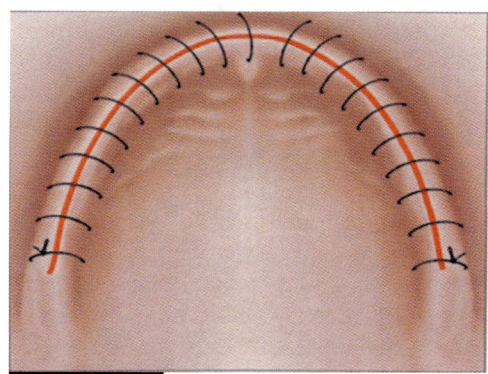

Figura 10.14

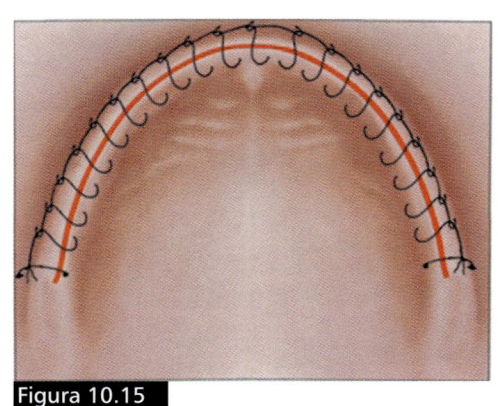

Figura 10.15

Desvantagens
- A desvantagem da técnica de sutura contínua é o fato de, caso ela se solte ou um dos segmentos se rasgue, a tensão do retalho ser perdida ao longo de toda a margem, permitindo seu deslocamento e causando a cicatrização por segunda intenção.
- Pequenos sangramentos sob o retalho geralmente se infiltram pelas extremidades ou migram pelos planos musculares, causando equimoses ou edema em locais distantes da incisão.
- Suturas contínuas trançadas podem gerar maior pressão nas extremidades da incisão, comprometendo a vascularização desses locais e aumentando a chance de necrose.

3: Sutura tipo colchoeiro horizontal

O objetivo dessa técnica de sutura é provocar a eversão das margens da incisão, maximizando o contato entre elas e provendo um fechamento mais seguro e sem tensão (Figura 10.16). Isso é particularmente útil quando se utiliza material de enxerto. Nesses casos, recomenda-se o emprego de uma combinação entre a técnica de incisões relaxantes no retalho, que aumenta sua mobilidade possibilitando o fechamento sobre as barreiras regenerativas, e a técnica de sutura tipo colchoeiro horizontal. Os grandes segmentos apreendidos nessa sutura permitem o uso de uma sutura secundária, contínua ou em pontos isolados na linha de incisão, a fim de aumentar a segurança.

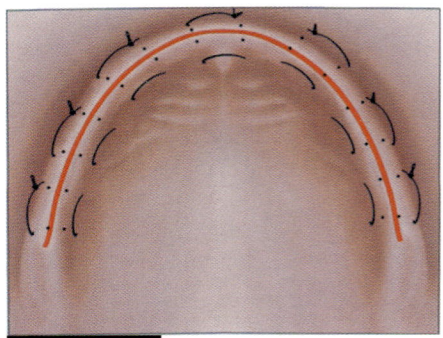

Figura 10.16

Técnicas de sutura mais comumente utilizadas em casos de *Overdenture* sobre implantes

A seleção da técnica de sutura mais simples e confiável depende da extensão da incisão a ser fechada. Uma incisão curta é facilmente suturada com pontos isolados, enquanto uma incisão mais longa é fechada mais efetivamente com uma técnica contínua, complementada com uma técnica de pontos isolados nos locais críticos, nos quais se necessita maior segurança caso a sutura contínua se rompa.

Material para sutura

As opções de material para sutura nos casos de *overdenture* sobre implantes são as seguintes:

Materiais reabsorvíveis
- Chromic gut
- Vicryl

Materiais não reabsorvíveis
- Seda
- Monofilamentos (prolene, *nylon*)
- PFTE politetrafluoretileno

Os materiais reabsorvíveis são aqueles que o cirurgião-dentista não precisa remover e devem permanecer pelo período apropriado para conseguir a estabilidade da ferida cirúrgica. Feridas que necessitam de longa estabilização são beneficiadas com o uso de materiais monofilamentados não reabsorvíveis. Geralmente, eles permanecem limpos e duram por muito tempo. Os tamanhos mais comuns são 4-0 ou 5-0 montados com agulha circular cortante 3/8 ou 1/2.

CUIDADOS PÓS-OPERATÓRIOS

Após terminada a sutura, a prótese antiga do paciente deve ser bastante aliviada sobre a localização dos implantes. Isso irá minimizar cargas prematuras sobre os implantes em direções variáveis e não controladas. Após esse ajuste, a prótese deve ser reembasada com condicionador de tecido como o Coe-Comfort. O paciente é instruído a não remover a prótese por 48 horas após a cirurgia, pois, neste caso, o edema pode impedir sua inserção. O condicionador de tecido é trocado em uma semana e mantido por mais uma. Após a segunda semana, é colocado um material reembasador macio. O paciente deve ser visto a cada 3 a 4 semanas dali em diante para monitorar a cicatrização ao redor dos implantes.

Critérios para identificar a integração bem-sucedida dos implantes após a cicatrização

- Ausência de sintomas subjetivos
- Ausência de inflamação ou supuração peri-implantar
- Implantes estáveis à leve percussão
- Ausência de radiolucidez peri-implantar

Considerações sobre os procedimentos após a cirurgia

Resíduos de sangue, saliva, tecido ou osso devem ser removidos dos instrumentos imediatamente.

Observação: Não permitir que sangue, saliva, tecido ou osso seque sobre os instrumentos. Desmontar os instrumentos contendo várias peças, como catracas. Colocar os instrumentos em um meio de desinfecção apropriado.

Observação: Os instrumentos usados sempre devem ser desinfetados antes de serem lavados. Colocar somente os instrumentos sujos na bandeja. Os instrumentos danificados devem ser separados, desinfetados e lavados antes de seu descarte.

O manuseio cuidadoso de todas as brocas e fresas é de importância primordial. Podem ocorrer danos às pontas das brocas quando elas são "jogadas" dentro da pia com água. Com o cuidado apropriado, a boa qualidade do material garante que as brocas e os perfuradores possam ser usados até o número de cirurgias recomendado pelo fabricante. Descartar as brocas cirúrgicas após alcançar o número máximo de utilizações.

Observação
- Manusear as brocas com cuidado.
- Nunca permitir que os instrumentos caiam de ponta.
- Não misturar os instrumentos para cirurgias de implante com outros instrumentos durante a limpeza na cuba ultrassônica.
- Separar os instrumentos de aço inox dos de titânio antes de colocar na cuba ultrassônica.

PREPARO DO LEITO PARA OVERDENTURES

As *overdentures* e os implantes que as sustentam necessitam de um perfil ósseo sólido. Isso é especialmente importante no local onde os implantes serão colocados para a posterior confecção da *overdenture*. Aí aplicam-se os princípios básicos da análise médica, liberações e tratamentos pré-cirúrgicos. Da mesma forma, todas as técnicas cirúrgicas padrão devem ser empregadas rigorosamente. Entretanto, altura, largura e profundidade insuficientes da crista alveolar e/ou baixa qualidade óssea também são responsáveis por falhas. O planejamento cuidadoso, com base em princípios sólidos de oclusão e distribuição das forças, aumenta grandemente as chances de sucesso. Assim, o TPD deve determinar a posição ideal para a colocação dos implantes. Na sequência, essa informação deve ser transmitida ao cirurgião. Este, por sua vez, deve se esforçar para criar o leito adequado, tanto dimensionalmente como em qualidade, para colocar os implantes de forma adequada, com retenção e manutenção em longo prazo.

Técnicas para o preparo do leito

- Preservação do osso alveolar durante as extrações
- Expansão da crista
- Aumento da crista
- Enxerto sobreposto
- Distração osteogênica

Os materiais utilizados para conseguir esses objetivos envolvem materiais para enxerto ósseo, membranas e dispositivos, como osteótomos e expansores, que podem modelar ou modificar as dimensões do osso, assim como criar o posicionamento ideal para os implantes.

Materiais para enxerto ósseo

- *Autógeno*
- *Alógeno:* Liofilizado, FDBA, osso desmineralizado, DFDBA.
- Xenógeno: BioOss, Osteograft
- *Aloplástico*: Cerâmica de fosfato de cálcio (HANTCP), plástico bioativo, sulfato de cálcio, HTR
- *RH-BMP2 e Fatores de Crescimento*

Consultar a Tabela 10.1 e as Figuras 10.17 a 10.23.

TABELA 10.1 Materiais para enxerto ósseo

Categoria	Produto (fabricante)	Comentários	Aplicações
Osso Alógeno	DMB Partículas (Figuras 10.17 e 10.18)	Indutor ósseo (geralmente)	Exige membrana Defeitos periodontais intraósseos Sítios de extrações Reconstrução alveolar
	DynaGraft (GenSci) (Figura 10.19)	Em forma de matriz, utiliza esponja de colágeno para carregar DMB Em forma de gel/massa, utiliza copolímero de fase reversa para carregar DMB	Defeitos periodontais intraósseos Sítios de extrações Reconstrução alveolar Cobertura de implantes expostos Procedimentos para salvamento de implantes Gel como expansor ósseo para levantamento de seio Massa como expansor ósseo para aumento de crista
	Grafton (Osteotech) (Figuras 10.20 a 10.22)	Disponível em quatro formas: gel, massa, esponja flexível e matriz; todos usam glicerol para carregar DMB	Sítios de extrações Reconstrução alveolar
Osso Xenógeno	Bio-Oss (Osteohealth) (Figura 10.23)	Matriz óssea inorgânica bovina (partículas) Recomenda-se o uso com membrana	Sítios de extrações Reconstrução alveolar Procedimentos relacionados a implantes Expansor ósseo
	Osteograft (Ceramed)	HA bovina	Sítios de extrações Reconstrução alveolar Procedimentos relacionados a implantes

Figura 10.17

Figura 10.19

Figura 10.18

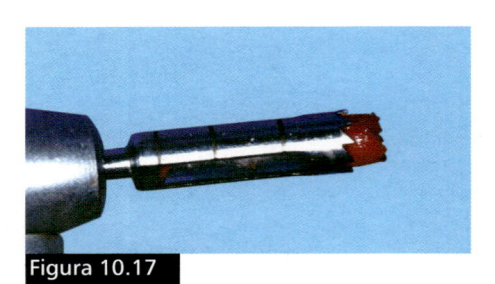

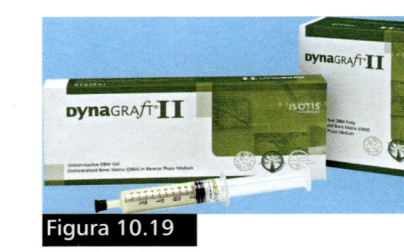

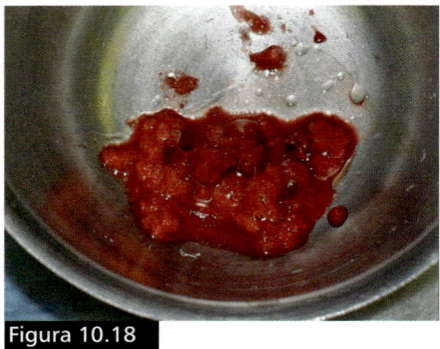

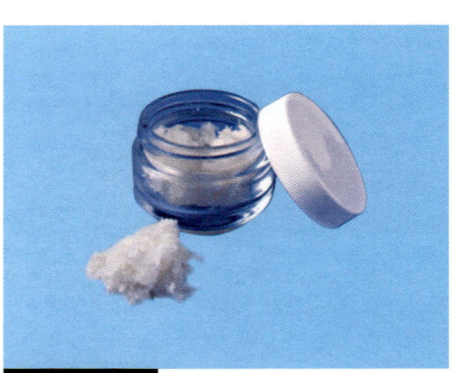

Figura 10.20

Figura 10.21

Figura 10.22

Figura 10.23

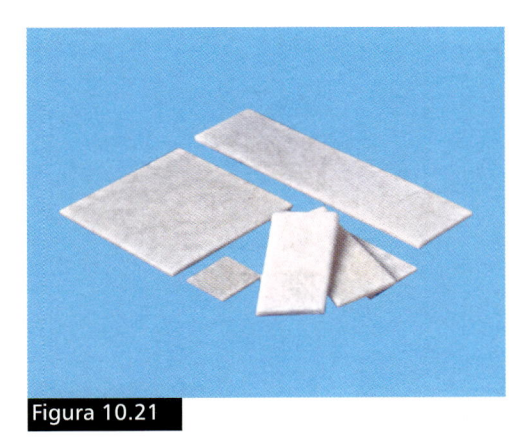

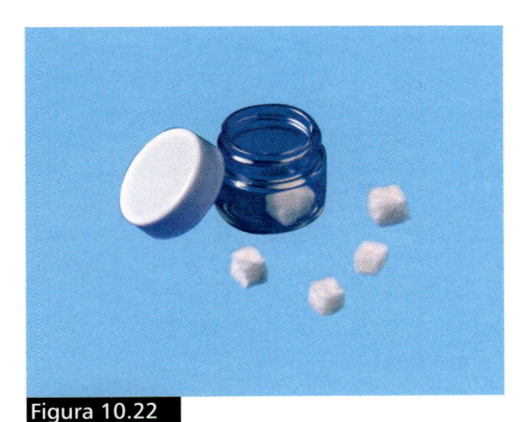

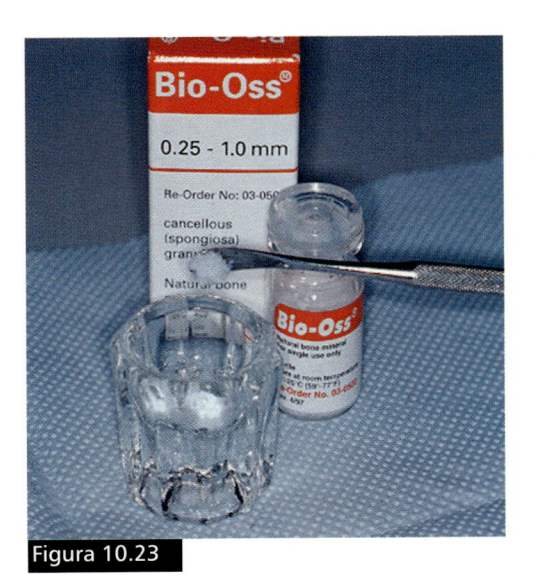

Além dos materiais para enxerto, as membranas também são amplamente utilizadas para permitir a maturação óssea, maximizando a cirurgia subsequente. O tecido mole, o tecido conjuntivo e o epitélio sofrem maturação muito mais rapidamente – em 10 semanas, aproximadamente – do que o osso, que leva cerca de seis meses. Assim, o uso das membranas garante tempo suficiente para esse período de maturação. Ela pode ser crítica no estabelecimento da posição, do volume e da topografia ideais para a subsequente colocação e retenção do implante.

Existem muitos produtos no mercado, mas eles se dividem em duas categorias básicas: reabsorvíveis e não reabsorvíveis. As membranas não reabsorvíveis são fabricadas com politetrafluoretileno (PTFE), que é extremamente biocompatível e maleável para criar espaço. Certas configurações vêm acondicionadas em esqueletos de titânio que ajudam na manutenção da forma ou na estimulação de maior crescimento. Duas preocupações durante o uso são o completo fechamento do tecido mole sobre essas membranas no momento da colocação e a necessidade de sua remoção em um segundo tempo cirúrgico, antes da colocação dos implantes. Alguns profissionais afirmam que essas membranas acarretam uma maior incidência de infecções pós-operatórias, pois o tecido pode se abrir. A marca comercial mais utilizada e reconhecida é a Gore-Tex.

As membranas reabsorvíveis são um tanto mais fáceis de manipular, sendo comercializadas em diversas taxas de reabsorção. Algumas são reabsorvidas relativamente rápido, outras perduram por até seis meses, dependendo de sua composição e do tipo de colágeno utilizado. Ainda assim, todas são bastante maleáveis quando saturadas e facilmente adaptáveis às configurações da crista alveolar. Entretanto, nenhuma delas vem com armações de reforço. Da mesma forma, muitas são reabsorvidas muito rapidamente, não permitindo a maturação óssea ou o processo de engenharia tecidual de forma tão previsível quanto as membranas não reabsorvíveis.

Membranas reabsorvíveis

- *BioMend:* Colágeno tipo I que reabsorve em oito semanas (Zimmer)

- *BioMend Extend:* Colágeno tipo I que reabsorve em 18 semanas (Zimmer) (Figura 10.24)

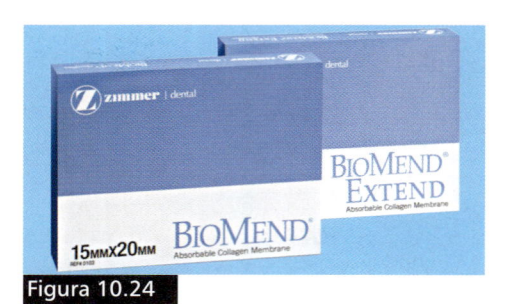

Figura 10.24

- *Bio-Gide:* Colágeno tipos I e III que reabsorve em 24 semanas (Osteohealth) (Figuras 10.25 e 10.26)

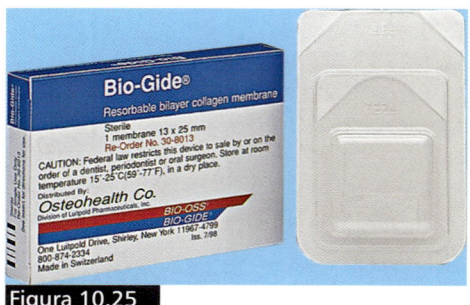

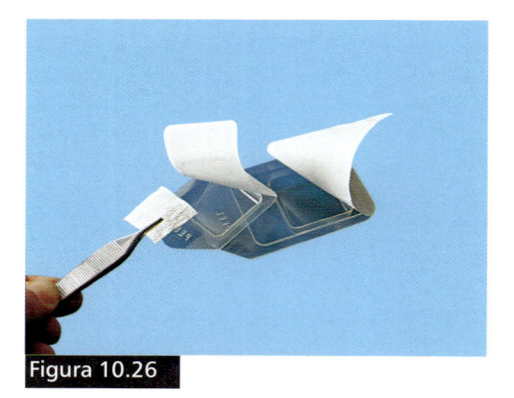

Figura 10.25

Figura 10.26

- *Neomem*: colágeno bovino tipo I que reabsorve em 26 a 38 semanas (Innova, Inc.) (Figura 10.27)

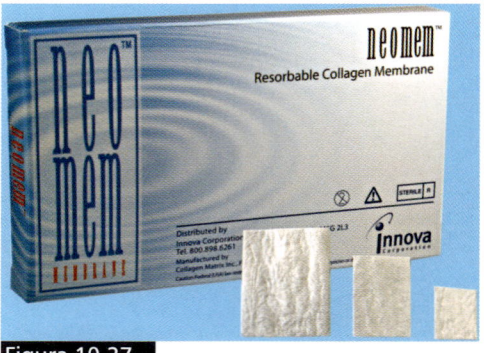

Figura 10.27

Independentemente do tipo de membrana utilizada, as pesquisas recentes indicam que o osso que cresce fora dos limites originais da maxila ou da mandíbula pode não reter sua nova configuração em longo prazo, sofrendo uma remodelação até voltar à forma original. Frequentemente, o sucesso das membranas é melhorado com o uso de pinos ou tachas para fixação. Isso auxilia na obtenção de um selamento mais previsível das bordas da membrana com o osso circundante, minimizando o escape do material e as vias de entrada para o tecido conjuntivo.

Além disso, existem vários dispositivos, e outros estão sendo desenvolvidos, para auxiliar na remodelação mecânica do osso. Primeiramente, esses dispositivos alteram as dimensões vestibular/palatolingual expandindo ou separando os rebordos, permitindo, assim, que o espaço recém-criado seja preenchido por novo material ósseo. Os osteótomos aumentam a dimensão vertical por meio das reconstruções de seios. Além disso, eles podem ser utilizados na maxila para distração e ampliação do rebordo.

As microsserras cirúrgicas (Frios) podem ser utilizadas para coletar blocos de osso autógeno para enxertos sobrepostos que são estabilizados com parafusos até sua fixação no sítio receptor (Figuras 10.28 e 10.29).

Mesmo as técnicas cirúrgicas avançadas como a distração osteogênica (Ace) podem ser realizadas para desenvolver osso em certos sítios deficientes.

Figura 10.28

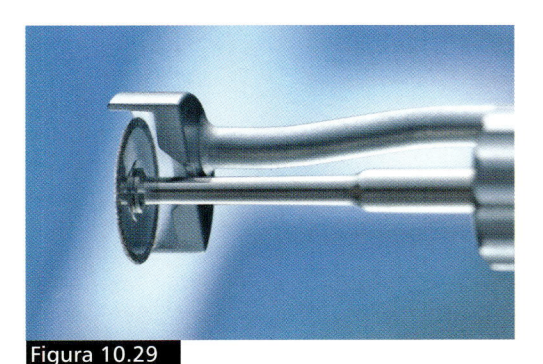

Figura 10.29

Vantagens

- Alternativa minimamente invasiva aos osteótomos
- Fornece uma expansão controlada do rebordo alveolar com reabsorção horizontal
- Na maioria dos casos, elimina a necessidade de aumento horizontal do rebordo
- Aumenta a firmeza do osso alveolar no local da osteotomia
- Aumenta a estabilidade primária do implante pela condensação óssea
- Pode ser utilizada em combinação com qualquer sistema de implante

Sequência de expansão óssea

1. Iniciar a perfuração com a broca inicial. Isso evita que a broca-piloto escorregue lateralmente (Figuras 10.30 e 10.31).

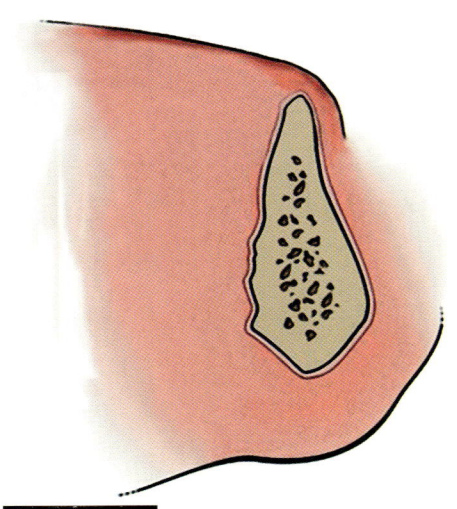

Figura 10.30

SISTEMA *SPLIT-CONTROL*

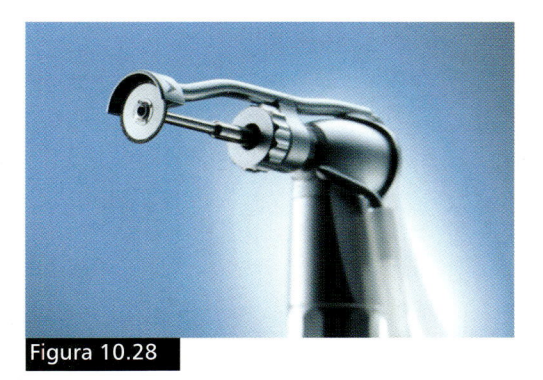

O sistema *split-control* é um sistema de expansão e condensação óssea desenvolvido pelos Drs. Streckbein e Hassenpflug. Consiste em um sistema minimamente invasivo alternativo à expansão do rebordo com osteótomos. A expansão e a condensação ósseas são conseguidas utilizando-se uma série de instrumentos denominados *espalhadores*. O uso dos espalhadores permite que o cirurgião consiga uma expansão controlada e padronizada do rebordo reabsorvido horizontalmente, bem como uma leve condensação do osso esponjoso. A crista alveolar pode ser preparada de maneira ótima para o subsequente processo de inserção do implante ao mesmo tempo que mantém a massa óssea existente sem a necessidade de enxertos complicados horizontais ou verticais.

2. Continuar a perfuração com a broca-piloto. Preparar a osteotomia até a profundidade apropriada, a qual corresponde ao comprimento do implante desejado (Figura 10.32).
3. Usar o disco para osteotomia fazendo um corte horizontal na crista do rebordo. Isso aumentará a expansão óssea (Figura 10.33).

Figura 10.33

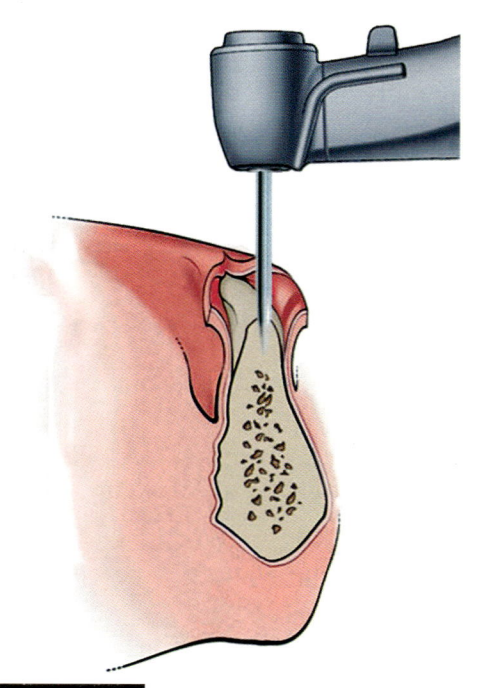

Figura 10.31

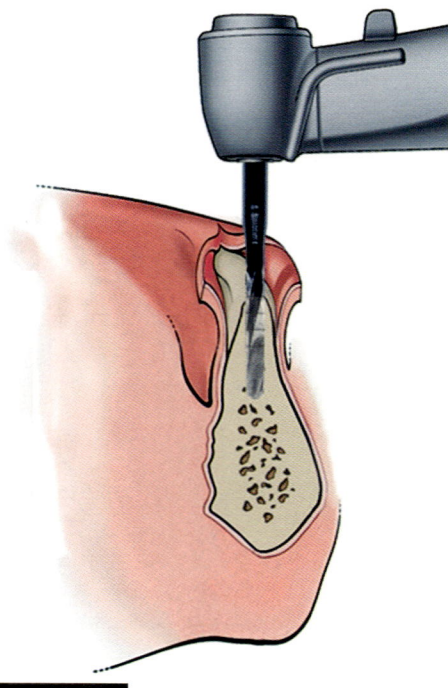

Figura 10.32

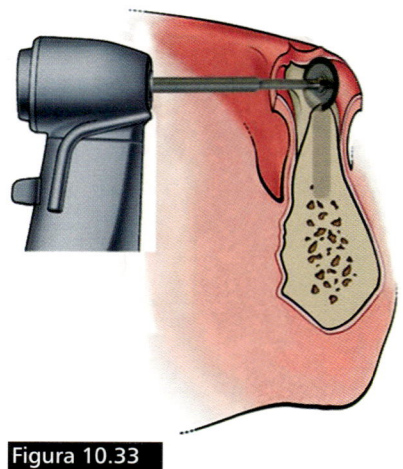

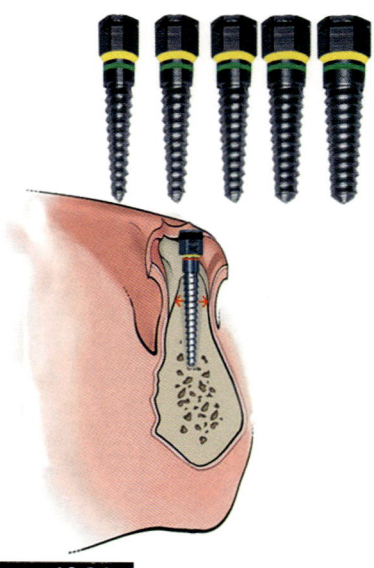

Figura 10.34

4. Iniciar a utilização dos espalhadores pelo mais estreito e terminar por aquele que mais se assemelhe em diâmetro ao implante desejado. O uso sequencial dos espalhadores leva ao espalhamento do osso e à expansão do rebordo alveolar. Os espalhadores podem ser inseridos na perfuração guiados por um posicionador manual ou uma catraca. Nas densidades ósseas D1 e D2, usar a broca expansora após a broca-piloto, antes de iniciar com os espalhadores (Figuras 10.34 e 10.35).

Figura 10.35

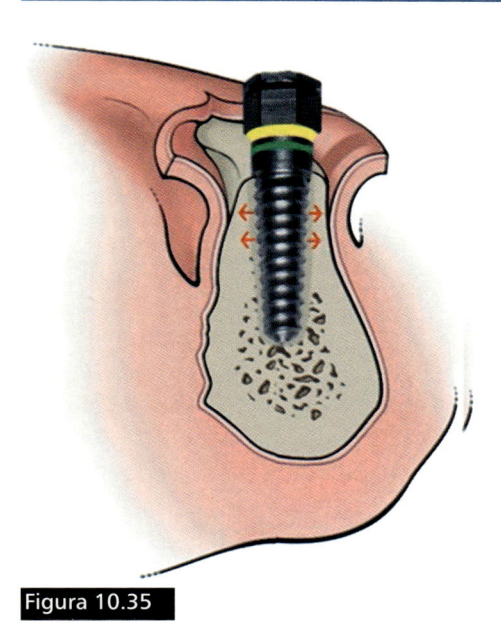

5. Após alcançar a expansão desejada, inserir o implante designado na perfuração. Essa técnica não apenas expande o rebordo, mas também aumenta a firmeza do osso por meio da condensação. Em última instância, isso aumenta a estabilidade primária do implante (Figura 10.36).

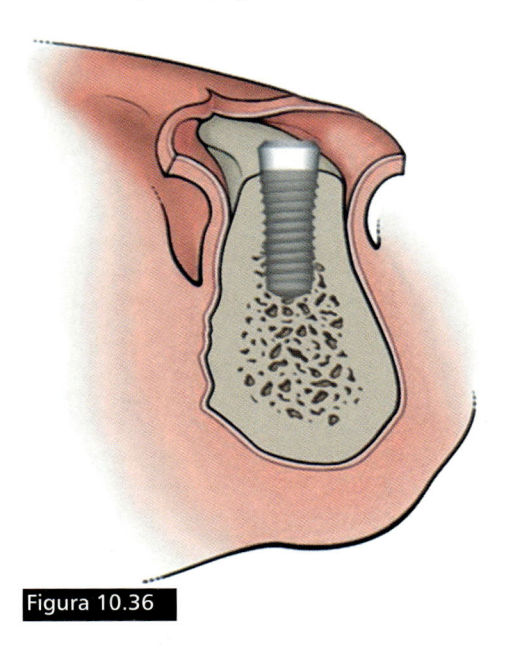

Figura 10.36

PROBLEMAS RELACIONADOS À CIRURGIA

Problema: Hemorragia durante a perfuração.

Possíveis causas: Lesão ou rompimento de uma artéria (vaso sanguíneo).

Soluções: Localizar a posição e a profundidade da perfuração-piloto inicial por meio de uma radiografia, ao trabalhar na proximidade do canal mandibular. Realizar os ajustes necessários na técnica de perfuração para evitar a lesão de vasos ou nervos. Outras complicações de sangramento podem ser tratadas com pressão local e agentes hemostáticos. O sangramento no interior do local da perfuração geralmente para com a colocação do implante.

Problema: Mobilidade do implante após sua colocação.

Possíveis causas: Osso macio, preparo impreciso da perfuração.

Soluções: Remover o implante e substituí-lo por um de diâmetro maior. Caso a mobilidade seja mínima, prolongar o tempo de cicatrização.

Problema: Roscas do implante expostas.

Possíveis causas: Crista alveolar muito estreita.

Solução: Cobrir as roscas com coágulo ósseo ou material para enxerto ósseo disponível juntamente com uma barreira feita com membrana regenerativa.

Problema: Edema lingual imediatamente após a colocação do implante na região anterior da mandíbula.

Possíveis causas: Lesão em vaso sanguíneo no soalho bucal.

Soluções: *Isso é uma emergência.* Encaminhar o paciente para o hospital. Os vasos devem ser identificados e suturados ou cauterizados, e o hematoma deve ser drenado.

Problema: Dor pós-operatória significativa que perdura após alguns dias.

Possíveis causas: Osteíte devido ao preparo agressivo da perfuração, como velocidade de rotação inadequada, irrigação deficiente ou contaminação bacteriana.

Solução: Remover o implante afetado e aguardar o reparo do sítio.

Problema: Distúrbio sensorial do lábio inferior no período pós-operatório imediato.

Possíveis causas: Lesão do nervo alveolar inferior.

Soluções: Mapear e documentar a localização e o tipo de déficit sensorial. Utilizar radiografias para determinar se alguma porção do implante está dentro do canal mandibular e removê-lo, se necessário. Acompanhar o paciente semanalmente durante o primeiro mês para documentar a melhora dos sintomas. Geralmente as parestesias menores se resolvem em um período de um a oito meses.

Problema: Distúrbio sensorial do lábio inferior iniciando várias semanas após a cirurgia.

Possíveis causas: Osteomielite da mandíbula.

Soluções: Determinar qual dos implantes está causando o problema e removê-lo. Realizar desbridamento ósseo, se necessário, e colocar o paciente em um regime antibiótico em longo prazo. Recomenda-se a realização de uma TC da mandíbula.

Problema: Exposição do parafuso tapa-implante após algumas semanas.

Possíveis causas: Posicionamento superficial do implante, mucosa fina, parafuso frouxo, pressão sobre o tecido pela prótese provisória.

Soluções: Tentar apertar o parafuso tapa-implante. Prescrever higiene bucal rigorosa. Evitar o uso da prótese provisória.

Problema: Abscesso ao redor do tapa-implante após algumas semanas.

Possíveis causas: O implante não está osseointegrando (baixa probabilidade). Infecção ao redor do tapa-implante frouxo ou fechamento primário incompleto.

Soluções: Apertar o parafuso tapa-implante se estiver frouxo. Caso o implante esteja móvel, removê-lo. Substituir o tapa-implante pelo cicatrizador para abrir o ambiente tecidual.

Problema: Implante levemente dolorido e móvel.

Possíveis causas: Falta de osseointegração.

Solução: Remover o implante.

Problema: Implante levemente sensível, mas totalmente imóvel.

Possíveis causas: Osseointegração inadequada.

Solução: Cobrir o implante por mais dois ou três meses e depois testar novamente.

Problema: Dificuldade de inserir um transferente, um parafuso de ouro ou o cicatrizador.

Possíveis causas: Dano à rosca do parafuso do pilar em questão ou dano à rosca interna no implante.

Solução: Trocar o parafuso do pilar. Recondicionar a rosca interna do implante utilizando uma tarracha de reparo fornecida pelo fabricante. Caso o dano seja irreparável, o implante deve ser removido. Remover o implante com uma trefina de tamanho apropriado, enxertar o sítio e colocar outro implante mais adiante.

Problema: Impossibilidade de conectar perfeitamente o pilar ao implante.

Possíveis causas: Crista óssea interferindo no assentamento do pilar.

Soluções: Injetar anestésico local, utilizar uma fresa com guia, remover o osso, lavar com solução salina e recolocar o pilar.

Problema: Tecido de granulação ao redor da cabeça do implante.

Possíveis causas: Colocação traumática do implante, compressão do implante pela prótese provisória.

Soluções: Abrir a área e desinfetar com clorexidina. Caso a lesão seja muito grande, considerar uma técnica de regeneração óssea ou enxerto.

Problema: Fratura do implante da *overdenture* durante a inserção na perfuração.

Possíveis causas: Qualidade óssea tipo I, não sendo utilizado macho de rosca antes da inserção do implante. Esse problema é mais comum com implantes de diâmetro menor que 3,5 mm.

Soluções: Sempre utilizar o macho de rosca no osso tipo I. Caso o pedaço fraturado não possa ser removido do osso, deixá-lo onde está e colocar outro implante em outra localização.

Problema: Falha de um implante colocado na região anterior da mandíbula. No momento da cirurgia, apresentava perfeita estabilidade primária e não havia etiologia óbvia para a falha.

Possíveis causas: Necrose por pressão. Esse problema é mais comum em implantes do tipo cônico de rosca colocados em osso tipo I sem utilizar o macho de rosca previamente.

Soluções: Remover o implante, permitir a cicatrização do sítio por oito semanas e fazer nova tentativa. Sempre usar o macho de rosca antes de colocar implantes em osso tipo I.

LEITURAS RECOMENDADAS

Alloderm Universal Soft Tissue Graft Manual. Woodland, TX: LifeCell Corporation.

Anitua, E. (1999). Plasma rich in growth factors: preliminary results of use in the preparation of future sites for implants. *International Journal of Oral & Maxillofacial Implants*, 14, 529.

Anson, D. (1996). Calcium sulfate: a 4-year observation of its use as a resorbable barrier in guided tissue regeneration of periodontal defects. *Compendium of Continuing Education in Dentistry*, 17, 895.

Babbush, C. A. (1999). The use of platelet rich plasma with implant reconstructive procedures. Buenos Aires, Argentina, International College of Oral Implants; World Congress.

Babbush, C. A. (2000). The use of platelet rich plasma with implant reconstruction using SMARTPReP™ technology. New Delhi, India, Pre-Congress Seminar, 54th Commonwealth International Congress.

Babbush, C. A. (2000). The use of platelet rich plasma with implant reconstruction use of SMARTPReP™ technology, Atlanta, Pre-Congress Seminar, Annual Meeting of the Academy of Osseointegration.

Babbush, C. A. (1998). Porous hydroxyapatite and autograft. Report of the sinus consensus conference 1996. *International Journal of Oral & Maxillofacial Implants*, 13, 33.

Bartee, B. K. (1995). The use of high-density polytetrafluoroethlene membrane to treat osseous defects: clinical reports. *Implant Dentistry*, 4(1), 21.

Becker, W., et al. (1996). A prospective multi-center study evaluating periodontal regeneration for class II furcation invasions and intrabony defects after treatment with a bioabsorbable barrier membrane: 1-year results. *Journal of Periodontology*, 67, 641.

Betts, N. J. & Miloro, M. (1994). Modification of the sinus lift procedure for septa in the maxillary antrum. *Journal of Oral & Maxillofacial Surgery*, 52, 332.

BioMend Absorbable Collagen Membrane Manual. Calcitek, Colla-Tec, Inc, 1995.

Block, M. & Kent J. N. (1997). Sinus augmentation for dental implants. The use of autogenous bone. *Journal of Oral & Maxillofacial Surgery*, 55, 1281.

Block, M. S., Kent, J. N. (1995). "Maxillary sinus bone grafting." In *Endosseous Implants for Maxillofacial Reconstruction*, ed. Block, M., Kent, J. N. Philadelphia: W.B. Saunders.

Blumenthal, N. & Steinberg J. (1990). The use of collagen membrane barriers in conjunction with combined demineralized bone-collagen gel implants in human infrabony defects. *Journal of Periodontology*, 61, 319.

Blumenthal, N. M. (1993). A clinical comparison of collagen membranes with e-PTFE membranes in the treatment of human mandibular buccal class II furcation defects, *Journal of Periodontology*, 64, 925.

Boyne, P. J. & James R. A. (1980). Grafting of the maxillary sinus floor with autogenous marrow and bone. *Journal of Oral Surgery*, 38, 613.

Caffesse, R. G. & Quinones, C. R. (1992). Guided tissue regeneration: biologic rationale, surgical technique, and clinical results, *Compendium of Continuing Education in Dentistry*, 13(3), 166.

Caton, J. & Greenstein, G. (1993). Factors related to periodontal regeneration, *Periodontology 2000*, 1, 9.

Chanavaz, M. (1996). Sinus grafting related to implantology. Statistical analysis of 15 years of surgical experience (1979–1994). *Journal of Oral Implantology*, 22, 119.

Connolly, J. F., et al. (1987). Clinical and experimental studies of bone marrow infection to promote osteogenesis. Helsinki, Meeting of International Society of Fracture Repair.

Connolly, J. F., et al. (1989). Development of an osteogenic bone marrow preparation. *Journal of Bone and Joint Surgery—American Volume*, 71(5), 684.

Degenshoin, G., Hurwitz, A., & Ribaceff, S. (1963). Experience with regenerative oxidized cellulose. *NY State Journal of Medicine*, 63, 18.

Fleisher, N., Waal, H. D., & Bloom, A. (1988). Regeneration of lost attachment apparatus in the dog using Viryl® absorbable mesh (polyglactin 910), *International Journal of Periodontics & Restorative Dentistry*, 8, 45.

Fritz, M. E., Eke, P. L., Malmquist, J., & Hardwick, R. (1996). Clinical and microbiological observations of early polytetrafluoroethylene membrane exposure in guided bone regeneration. Case reports in primates. *Journal of Periodontology*, 67, 245.

Galgut, P. (1990). Oxidized cellulose mesh used as a biodegradable barrier membrane in the technique of guided tissue regeneration. A case report. *Journal of Periodontology*, 61, 766.

Garey, D. J., Whittaker, J. M., James, R. A., Lozada, J. L. (1991). The histologic evaluation of the implant interface with heterograft and allograft materials—an eight month autopsy report, Part II. *Journal of Oral Implantology*, 17, 404.

Gore-Tex Regenerative Material Manual. Flagstaff, AZ: W. L. Gore, 1986.

Gottlow, J., et al. (1992). New attachment formation in the monkey using Guidor, a bioresorbable GTR-device (abstract 1535). *Journal of Dental Research*, 71, 298.

Gottlow, J., et al. (1993). Treatment of infrabony defects in monkeys with bioresorbable and nonresorbable GTR devices (abstract 823). *Journal of Dental Research*, 72, 206.

Gottlow, J., et al. (1992). Clinical results of CTRtherapy using a bioabsorbable device (Guidor) (abstract 1537). *Journal of Dental Research*, 71, 298.

Gottlow, J. (1993). Guided tissue regeneration using bioresorbable and nonresorbable devices: initial healing and long-term results. *Journal of Periodontology*, 64, 1157.

Greenstein, G. & Caton, J. (1993). Biodegradable barriers and guided tissue regeneration. *Periodontology 2000*, 1, 36.

Hardwick, R., Hayes, B. K., & Flynn, C. (1995). Devices for dentoalveolar regeneration: an up-to-date literature review. *Journal of Periodontology*, 66, 495.

Hirsch, J. M. & Ericsson, I. (1991). Maxillary sinus augmentation using mandibular bone grafts and simultaneous installation of implants: a surgical technique. *Clinical Oral Implants Research*, 2, 91.

Holmes, R., et al. (1984). A coralline hydroxyapatite bone graft substitute. *Clinical Orthopaedics & Related Research*, 188, 252.

Hugoson, A., et al. (1995). Treatment of Class II furcation involvements in humans with bioresorbable and nonresorbable guided tissue regeneration barriers. A randomized multi-center study. *Journal of Periodontology*, 66, 624.

Hyder, P. R., Dowell, P., & Dolby, A. E. (1992). Freeze-dried, cross-linked bovine type I collagen: analyses of properties. *Journal of Periodontology*, 63, 182.

Jensen, O. T., Perkins, S., Van de Water, F. (1992). Nasal fossa and maxillary sinus grafting of implants from a palatal approach. *Journal of Oral & Maxillofacial Surgery*, 50, 415.

Jensen, O. T. (1990). Allogeneic bone or hydroxylapatite for the sinus lift procedure? *Journal of Oral & Maxillofacial Surgery*, 48, 771.

Jortikka, L., et al. (1998). Use of myoblasts in assaying the osteoinductivity of bone morphogenetic proteins. *Life Sciences*, 62, 2359.

Karring, T., Nyman, S., Gottlow, J., & Laurell, L. (1993). Development of the biological concept of guided tissue regeneration—animal and human studies, *Periodontology 2000*, 1, 26.

Kent, J. N. & Block, M. S. (1989). Simultaneous maxillary sinus floor bone grafting and placement of hydroxylapatite-coated implants. *Journal of Oral & Maxillofacial Surgery*, 47–238.

Kirsch, A., Acherman, K., Hurzeler, M., & Hutmacher, D. "Sinus grafting using porous hydroxylapatite." In *The Sinus Bone Graft*, ed. Jensen, O. T. Chicago: Quintessence Publishing, 1998.

Lang, N. P. & Karring, T. (1994). Proceedings of the 1st European Workshop on Periodontology, London.

Langer, B. & Langer, L. "Use of allografts for sinus grafting." In *The Sinus Bone Graft*, ed. Jensen, O. T. Chicago: Quintessence Publishing, 1998.

Laurell, L., et al. (1994). Clinical use of a bioresorbable matrix barrier in guided tissue regeneration therapy. Case series. *Journal of Periodontology*, 65, 967.

Laurell, L., et al. (1993). Gingival response to GTR therapy in monkeys using two bioresorbable devices (abstract 824). *Journal of Dental Research*, 72, 206.

Laurell, L., et al. (1992). Ginigival response to Guidor, a bioresorbable device in GTR-therapy (abstract 1536). *Journal of Dental Research*, 71, 298.

Leder, A. J., McElroy, J., & Deasy, M. J. (1993). Reconstruction of the severely atrophic maxilla with autogenous iliac bone graft and hydroxylapatite/ decalcified freeze-dried bone allograft in the same patient: a preliminary report. *Periodontal Clinical Investigations*, Fall, 5.

Lidhe, A., et al. (1993). Osteopromotion: a soft-tissue exclusion principle using a membrane for bone healing and bone neogenesis. *Journal of Periodontology*, 64, 1116.

LifeCore Biomedical Manual. Woodland, TX: Life-Cell Corporation, 1995.

Livesey, S., et al. (1994). An acellular dermal transplant processed from human cadaver skin retains normal extracellular components and ultrastructural characteristics. Presented at the American Association of Tissue Banks Conference in New Orleans.

Lundgren, D., et al. (1995). The influence of the design of two different bioresorbable barriers on the results of guided tissue regeneration therapy. An intra-individual comparative study in the monkey. *Journal of Periodontology*, 66, 605.

Magnusson, I., Batic, C., & Collins, B. R. (1988). New attachment formation following controlled tissue regeneration using biodegradable membranes. *Journal of Periodontology*, 9, 290.

Magnusson, I., Stenberg, W. V., Batich, C., & Egelberg, J. (1990). Connective tissue repair in circumferential periodontal defects in dogs following use of a biodegradable membrane. *Journal of Clinical Periodontology*, 17, 243.

Marx, R. E., Garg, A. K. Bone graft physiology with use of platelet-rich plasma and hyperbaric oxygen. In *The Sinus Bone Graft*, ed. Jensen, O. T. Chicago: Quintessence Publishing, 1999.

Maze, G. I., Hinkson, D.W., Collins, B. H.,&Garbin, C. (1994). Bone regeneration capacity of a combination calcium sulfate-demineralized freeze-dried bone allograft. Presented at the AAP meeting.

Meffert, R. (1986). Guided tissue regeneration/ guided bone regeneration. A review of the barrier membranes, *Practical Periodontics and Aesthetic Dentistry*, 8, 142.

Melcher, A. H. (1976). On the repair potential of periodontal tissues. *Journal of Periodontology*, 47(5), 256.

Mellonig, J. T.&Triplett, R. G. (1993). Guided tissue regeneration and endosseous dental implants. *International Journal of Periodontics & Restorative Dentistry*, 13(2), 108-19.

Mishkin, D., Shelly, L. Jr., & Neville, B. (1993). Histologic study of a freeze-dried skin allograft in a human. A case report. *Journal of Periodontology*, 54, 534.

Moss-Salentijin, L. "Anatomy and embryology." In *Surgery of the Paranasal Sinuses*, ed. Bletzer, A., Lawson, W., & Freedman, W. H. Philadelphia: W.B. Saunders, 1991.

Moy, P. K., Lundgren, S., & Holmes, R. E. (1993). Maxillary sinus augmentation: histomorphometric analysis of graft materials for maxillary sinus floor augmentation. *Journal of Oral & Maxillofacial Surgery*, 51, 857.

Nowzari, H. & Slots, J. (1994). Microogranisms in polytetrafluoroethylene barrier membranes for guided tissue regeneration. *Journal of Clinical Periodontology*, 21, 203.

Nyman, S., Lindhe, J., Karring, T., Rylander, H. (1982). New attachment following surgical treatment of human periodontal disease. *Journal of Clinical Periodontology*, 9, 290.

Payne, J., et al. (1996). Migration of human gingival fibroblasts over guided tissue regeneration barrier materials. *Journal of Periodontology*, 67, 236.

Piecuch, J. F., et al. (1983). Experimental ridge augmentation with porous hydroxylapatite implants. *Journal of Dental Research*, 62, 148.

Pitaru, S., et al. (1991). Heparan sulfate and fibronectin improve the capacity of collagen barriers to prevent apical migration of the junctional epithelium. *Journal of Periodontology*, 62(10), 598.

Pitaru, S., et al. (1988). Partial regeneration of periodontal tissues using collagen barriers. Initial observations in the canine. *Journal of Periodontology*, 59, 380.

Pitaru, S., Tal, H., Soldinger, M., & Noff, M. (1989). Collagen membranes prevent apical migration of epithelium and support new connective tissue attachment during periodontal wound healing in dogs. *Journal of Periodontal Research*, 24, 247.

Polson, A. M., et al. (1995). Initial study of guided tissue regeneration in Class II furcation after use of a biodegradable barrier, *International Journal of Periodontics & Restorative Dentistry*, 15, 43.

Polson, A. M., et al. (1995). Periodontal healing after guided tissue regeneration with Atrisorb barriers in beagle dogs. *International Journal of Periodontics & Restorative Dentistry*, 15(6), 575.

Polson, A. M., et al. (1995). Guided tissue regeneration in human furcation defects after using a biodegradable barrier: a multi-center feasibility study. *Journal of Periodontology*, 66, 377.

Ricci, G., Rasperini, G., Silvestri, M., & Cocconcelli, P. S. (1996). In vitro permeability evaluation and colonization of membranes for periodontal regeneration by *Porphomonas gingivalis*. *Journal of Periodontology*, 67, 490.

Roccuzzo, M., Lungo, M., Corrente, G., & Gondolfo, S. (1996). Comparative study of a bioresorbable and non-resorbable membrane in the treatment of human buccal gingival recessions. *Journal Periodontology*, 67(1), 7–14.

Rowe, D., Leung, W., & DeCarlo, D. (1996). Osteoclast inhibition by factors from cells associated with regenerative tissue. *Journal of Periodontology*, 67, 414.

Scantlebury, T. (1993). 1982–1992: A decade of technology development for guided tissue regeneration. *Journal of Periodontology*, 64, 1129.

Schenk, R., Buser, D., Hardwick, W., & Dahlin, C. (1994). Healing pattern of bone regeneration in membrane-protected defects. *International Journal of Oral & Maxillofacial Implants*, 9, 13.

Seitz, W. H., Froimson, A. L., & Leeb, R. B. (1992). Autogenous bone marrow and allograft replacement of bone defects in the hand and upper extremities. *Journal of Orthopaedic Trauma*, 6(1), 36.

Selvig, K. A., et al. (1990). Scanning electron microscopic observations of cell population and bacterial contamination of membranes used for guided periodontal tissue regeneration in humans. *Journal of Periodontology*, 61, 515.

Shigeyama, Y., et al. (1995). Commercially prepared allograft material has biological activity in vitro. *Journal of Periodontology*, 66, 478.

Shulamn, J. (1996). Clinical evaluation of an acellular dermal allograft for increasing the zone of attached gingiva. *Practical Periodontics and Aesthetic Dentistry*, 8, 201.

Sigurdsson, T., Hardwick,W., Bogle, G., & Wilkesjo, U. (1994). Periodontal repair in dogs: space provision by reinforced ePTFE membranes enhances bone and cementum regeneration in large supraalveolar defects. *Journal of Periodontology*, 65, 350.

Simion, M., Scarano, A., Gionso, L., Piatelli, A. (1996). Guided bone regeneration using resorbable and nonresorable membranes: a comparative histologic study in humans. *International Journal of Oral & Maxillofacial Implants*, 11, 735.

Smiler, D. G., Holmes, R. E. (1987). Sinus lift procedure using porous hydroxylapatite: a preliminary clinical report. *Journal of Oral Implantology*, 13, 239.

Sottosanti, J. (1997). Calcium sulfate: a valuable addition to the implant/bone regeneration complex. *Dental Implantology Update*, 8, 25.

Sottosanti, J. (1995). Calcium sulfate-aided bone regeneration. A case report. *Periodontal Clinical investigations*, 17, 10.

Stankiewicz JA. "Endoscopic nasal and sinus surgery." In *Surgery of the Paranasal Sinuses*, ed. Bletzer, A., Lawson, W., & Freedman, W. H. Philadelphia: W.B. Saunders, 1991.

Tatum, O. H. Jr. (1986). Maxillary and sinus implant reconstructions. *Dental Clinics of North America*, 30, 207.

Tayapongsak, P., et al. (1994). Autologous fibrin adhesive in mandibular reconstruction with particulate cancellous bone and marrow. *Journal of Oral & Maxillofacial Surgery*, 52, 161.

Tinti C. & Vicenzi, G. (1993). Expanded polytetrafluoroethylene titanium reinforced membranes for regeneration of mucogingival recession defects. A 12-case report. *Journal of Periodontology*, 64, 1157.

Triplett, R. G. & Schow, S. R. (1996). Autologous bone grafts and endosseous implants: complementary techniques. *Journal of Oral & Maxillofacial Surgery*, 54, 486.

Vuddhakanok, S., et al. (1993). Histologic evaluation of periodontal attachment apparatus following the insertion of a biodegradable copolymer barrier in humans. *Journal of Periodontology*, 64, 202.

Wang, H., et al. (1994). Adherence of oral microorganisms to guided tissue membranes. An in vitro study. *Journal of Periodontology*, 65, 211.

Warrer, K., Karring, T., Nyman, S., & Gogolewski, S. (1992). Guided tissue regeneration using biodegradable membranes of polyactic acid or polyurethane. *Journal of Clinical Periodontology*, 19, 633.

Watzek, G. *Endosseous Implants: Scientific and Clinical Aspects*. Chicago: Quintessence Publishing, 1996.

Wetzel, A. C., Stich, H., & Caffesse, R. G. (1995). Bone apposition onto oral implants in the sinus area filled with different grafting materials. *Clinical Oral Implants Research*, 6, 155.

Wheeler, S. L., Holmes, R. E., & Calhoun, C. J. (1996). Six year clinical and histologic study of sinus-lift grafts. *International Journal of Oral & Maxillofacial Implants*, (11)1, 26.

Wheeler, S. L. (1997). Sinus augmentation for dental implants: the use of alloplast material. *Journal of Oral & Maxillofacial Surgery*, 55, 1287.

Whittaker, J. M., James, R. A., Lozada, J., Cordova, C., Garey, D. J. (1989). Histological response and clinical evaluation of heterograft and allograft materials in the evaluation of the maxillary sinus for the preparation of endosteal dental implant sites. Simultaneous sinus elevation and root form implantation: an eight-month autopsy report. *Journal of Oral Implantology*, 15, 141.

Wood, R. M. & Moore, D. L. (1988). Grafting of the maxillary sinus with intraorally harvested autogenous bone prior to implant placement. *International Journal of Oral & Maxillofacial Implants*, 3, 209.

Yukna, C. N. & Yukna, R. A. (1996). Multi-center evaluation of bioabsorbable collagen membrane for guided tissue regeneration in human Class II furcations. *Journal of Periodontology*, 67, 650.

Yumet, J. A. & Polson, A. M. (1985). Gingival wound healing in the presence of plaque-induced inflammation. *Journal of Periodontology*, 56, 107.

Zhang, M., et al. (1997). A quantitative assessment of osteoinductivity of human demineralized bone matrix. *Journal of Periodontology*, 68, 1076.

Zinner, I. D. & Small, S. A. (1996). Sinus-lift graft: Using the maxillary sinuses to support implants. *Journal of the American Dental Association*, 127, 51.

11
Sistema de Implantes Straumann®

Hamid R. Shafie

O Sistema de Implantes Dentários Straumann® está no mercado desde 1974. Foi o pioneiro no desenvolvimento do procedimento de um só estágio cirúrgico, com implantes idealmente desenvolvidos para serem colocados já em contato com o meio bucal (não submersos). Com a evolução da linha de produtos Straumann, o catálogo agora consiste em implantes que podem ser utilizados nas técnicas submersa, não submersa ou semissubmersa, ou até na técnica de carga imediata. Os implantes Standard são desenvolvidos para a colocação na qual não é necessário o segundo estágio cirúrgico, enquanto os implantes Standard Plus são ótimos para áreas com envolvimento estético. Os implantes especialmente desenvolvidos Tapered Effect são ideais para a colocação imediata em sítios de extração. Todos os implantes Straumann são confeccionados em titânio comercialmente puro (grau 4-ISO 5832/II).

Os implantes Standard (isto é, implantes Straumann com pescoço liso de 2,8 mm de altura) são recomendados para casos de *overdentures*.

DUAS PARTES DOS IMPLANTES STRAUMANN

Superfície irregular no corpo do implante

Essa parte deve ser completamente alojada no interior do osso.

Pescoço polido

Essa porção é a parte transgengival do implante, responsável pela saúde gengival. A altura do pescoço dos implantes Straumann Standard é de 2,8 mm. Os implantes Standard Plus e Tapered Effect possuem pescoço polido mais curto, de 1,8 mm, para coroas e próteses fixas em regiões estéticas. Como os casos de *overdentures* não exigem a colocação cirúrgica submersa do implante, os implantes Standard são recomendados para essa indicação (Figura 11.1).

Originalmente, a porção rugosa do implante possuía um preparo de superfície com TPS (*Spray* de Plasma de Titânio) para aumentar a

Figura 11.1

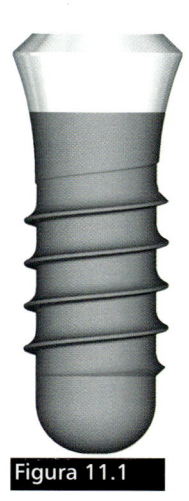

área da superfície e melhorar a osseointegração. Com base no sucesso apresentado pelo preparo de superfície com TPS, a Straumann desenvolveu uma superfície melhorada denominada SLA® (Sandblasted, Large grit, Acid-Etched – jateamento, granulação grossa, condicionamento ácido). Ambas as superfícies, TPS e SLA®, consistem, quimicamente, em óxido de titânio. Entretanto, a superfície do SLA® não possui a estrutura semiporosa da superfície do TPS. Além disso, o SLA® não é uma cobertura, e sim um preparo de superfície (Figura 11.2).

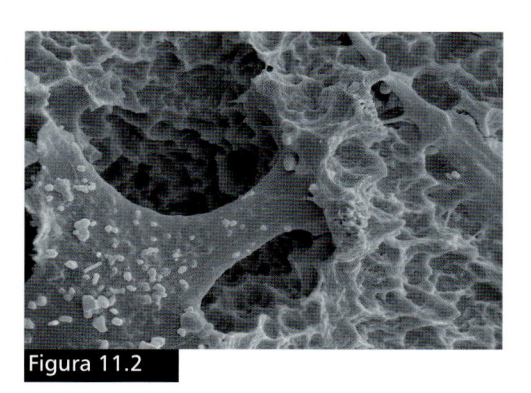

Figura 11.2

A superfície SLA® é produzida mediante um processo de jateamento grosso que leva à microrrugosidade do titânio e consegue como resultado ótima fixação ao osso. Depois desse processo, o condicionamento ácido produz a microcavidades que podem ser vistas nas imagens de microscopia e que promovem a atividade celular na superfície.

A superfície SLA® fornece um maior contato entre o implante e o osso, confirmado pelos momentos de liberação elevados que permitem exposição mais cedo às cargas funcionais. Nos pacientes saudáveis, com boa qualidade e quantidade ósseas, essa superfície testada e patenteada permite a possibilidade de instalar o sistema de encaixes e a *overdenture* somente seis semanas após a cirurgia de colocação dos implantes.

DIÂMETROS ENDÓSSEOS

Os implantes Straumann estão disponíveis em três diferentes diâmetros endósseos e variados comprimentos. Nos casos de *overdenture* implanto-suportada, são recomendados os seguintes implantes:

- Implante Standard, Ø 3,3 mm, RN (pescoço regular)
  Comprimento SLA: 8, 10, 12, 14, 16 mm
  (Figura 11.3)

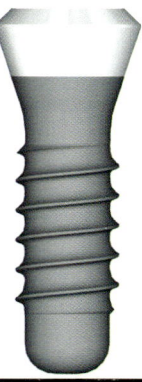

Figura 11.3

- Implante Standard, Ø 4,1mm, RN (pescoço regular)
  Comprimento SLA: 6, 8, 10, 12, 14, 16 mm
  (Figura 11.4)

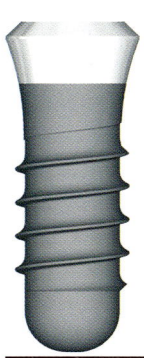

Figura 11.4

- Implante Standard, Ø 4,8 mm, RN (pescoço regular)
  Comprimento SLA: 6, 8, 10, 12, 14 mm (Figura 11.5)

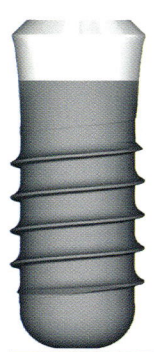

Figura 11.5

SISTEMAS DE ENCAIXE RECOMENDADOS PARA OS IMPLANTES STRAUMANN

- Implante Standard Ø 3,3 mm, RN (pescoço regular):
  – Barra única ou várias barras
- Implante Standard Ø 4,1 mm, RN (pescoço regular):
  – Barra única ou várias barras
  – Encaixe esférico retentivo
- Implante Standard Ø 4,8 mm, RN (pescoço regular):
  – Barra única ou várias barras
  – Encaixe esférico retentivo

PASSOS CIRÚRGICOS DO IMPLANTE STANDARD Ø 4,1 MM RN (PESCOÇO REGULAR)

1: Preparo do leito do implante

Após a deflexão do retalho, avaliar a largura do rebordo. Tipicamente, recomenda-se uma parede óssea de aproximadamente 1 mm nos aspectos lingual e vestibular. Para determinar a largura mínima de rebordo necessária, somar 2 mm ao diâmetro do implante a ser utilizado (Tabela 11.1).

TABELA 11.1 Requisitos para a largura mínima do rebordo

Tipo de implante	Diâmetro	Largura mínima do rebordo
Ø 3,3 mm, RN	2,8 mm	≥4,8 mm
Ø 4,1 mm, RN	3,5 mm	≥5,5 mm
Ø 4,8 mm, RN	4,2 mm	≥6,2 mm

Caso a crista do rebordo seja estreita, utilizar uma broca esférica grande (Ø 3,1 mm) e planificar a crista até o ponto necessário. Após preparar o osso, marcar o local de implantação com uma broca esférica pequena (Ø 1,4 mm) aumentando a marca com uma broca esférica maior (Ø 2,3 mm). Deve-se empregar leve pressão com irrigação suficiente durante toda a sequência de brocas (Figura 11.6).

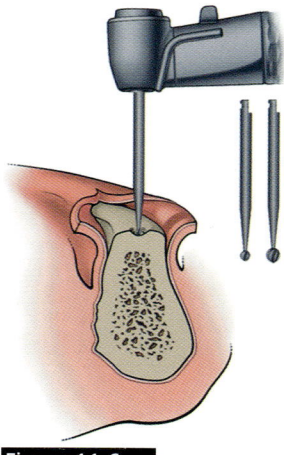

Figura 11.6

2: Sequência de brocas para o implante Standard Ø 4,1 mm RN (pescoço regular)

Começar com uma broca-piloto de Ø 2,2 mm e iniciar a perfuração até uma profundidade de 6 mm. Remover a broca-piloto e inserir o pino guia de Ø 2,2 mm para verificar a trajetória da perfuração. Nesse momento, um eixo insatisfatório do implante ainda pode ser corrigido. Continuar a perfuração com a broca-piloto Ø 2,2 mm até a profundidade selecionada para o comprimento do implante.

A seguir, utilizar uma broca-piloto de Ø 2,8 mm para alargar o orifício até a profundidade adequada. Verificar a profundidade com o medidor Ø 2,2/2,8 mm.

Após, usar uma broca helicoidal de Ø 3,5 mm para alargar a perfuração até a profundidade adequada. A profundidade deve ser verificada com um medidor de Ø 3,5 mm (Figura 11.7).

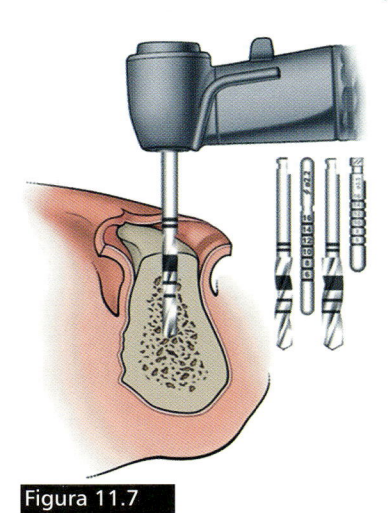

Figura 11.7

3: Criando a rosca no sítio do implante

Utilizar um macho de rosca de Ø 4,1 mm para criar a rosca no interior da perfuração. A rosca pode ser cortada manual ou mecanicamente.

- *Rosca manual:* Encaixar o macho de rosca na catraca e, a seguir, a chave de apreensão sobre o macho de rosca. Cortar a rosca usando toda a extensão do macho de rosca, com rotação lenta. Durante o processo, a chave de apreensão age como um estabilizador para manter a direção de corte (Figura 11.8).

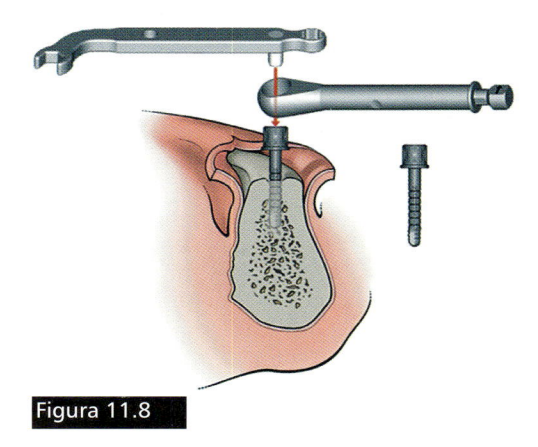

Figura 11.8

- *Rosca mecânica:* Inserir o adaptador para peça de mão no macho de rosca mecânico e usar uma velocidade baixa, 15 rpm, para criar a rosca no osso (Figura 11.9).

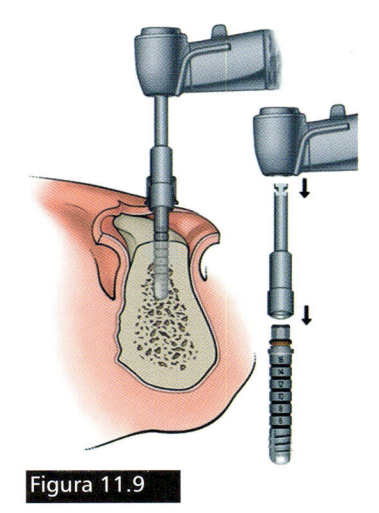

Figura 11.9

4: Inserção do implante

O implante pode ser colocado manual ou mecanicamente. A sequência para inserção é idêntica para ambas as abordagens. A única diferença é que, para a inserção manual, a catraca, os adaptadores correspondentes e outros instrumentos precisam ser utilizados; para a inserção mecânica são necessários a peça de mão e os adaptadores correspondentes, em uma velocidade de 15 rpm (Figura 11.10).

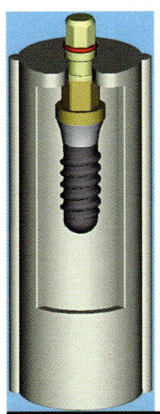

Figura 11.10

1. Pegar o invólucro do implante, sem tocar no implante. Conectar o adaptador ao montador que vem com o implante e certificar-se de que haja encaixe completo (Figuras 11.11 e 11.12).

Figura 11.11

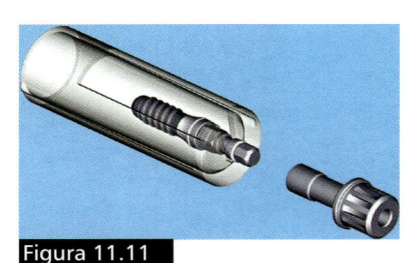

Figura 11.12

2. Para remover o implante do invólucro, girar e puxar suavemente o invólucro para baixo. Ao mesmo tempo, girar e puxar levemente o implante para cima (Figuras 11.13 e 11.14).

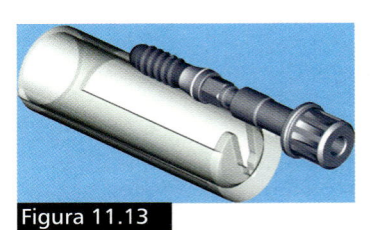

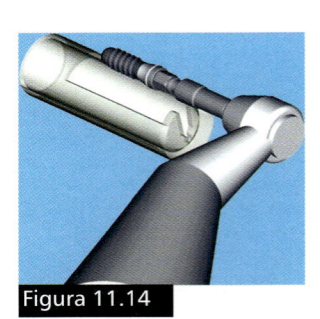

Figura 11.13

Figura 11.14

3. Colocar o implante na perfuração utilizando um adaptador para catraca, ou uma peça de mão com adaptador (Figuras 11.15 e 11.16).

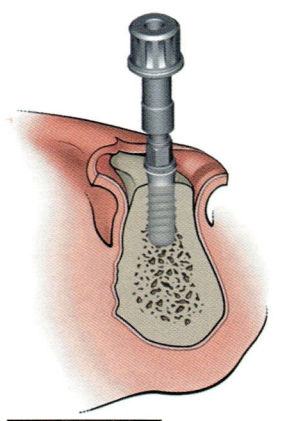

Figura 11.15

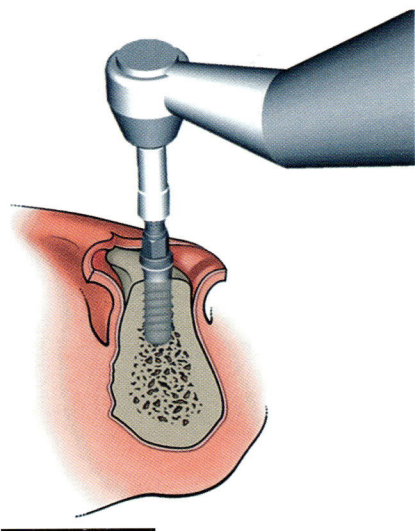

Figura 11.16

Para a inserção manual, realizar os seguintes passos:
- Colocar a catraca sobre o adaptador (certificar-se de que a seta esteja apontando na direção de inserção, em sentido horário). Usar a chave de apreensão para estabilizar enquanto a catraca é ativada e insere o implante em sua posição final com movimentos lentos (Figura 11.17).

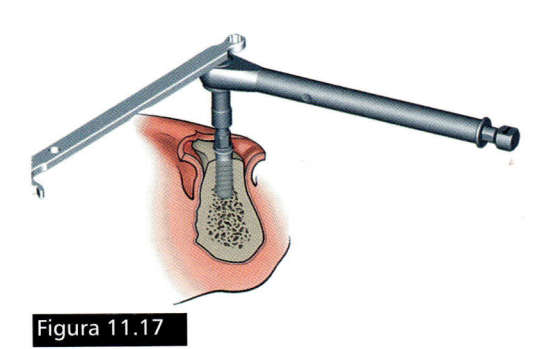

Figura 11.17

- Remover a chave e inverter a direção da catraca (empurrar a seta para fora e inverter o sentido) (Figura 11.18).

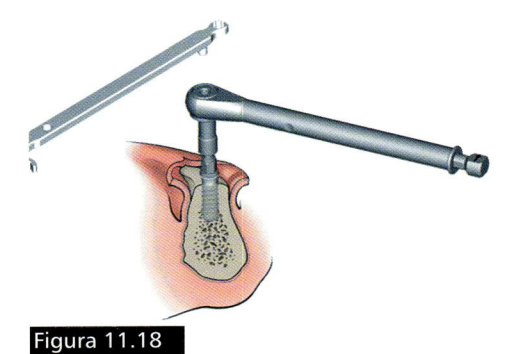

Figura 11.18

Para a inserção mecânica, realizar os seguintes passos:
- Após colocar o implante no interior da perfuração utilizando a peça de mão e os adaptadores correspondentes, inserir o implante (em sentido horário) até a posição final usando velocidade máxima de 15 rpm. Parar quando alcançar o final da perfuração. Nesse ponto, haverá certa resistência (Figura 11.19).

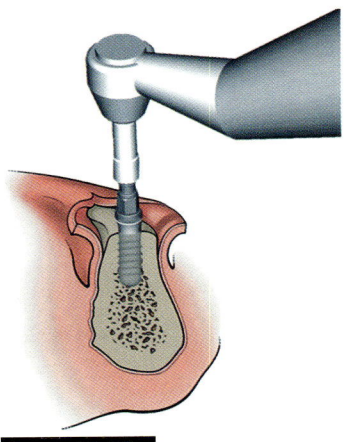

Figura 11.19

4. Remover o montador.
Manual:
- Prender o hexágono do montador com a chave e girar a catraca em sentido anti-horário (Figura 11.20).

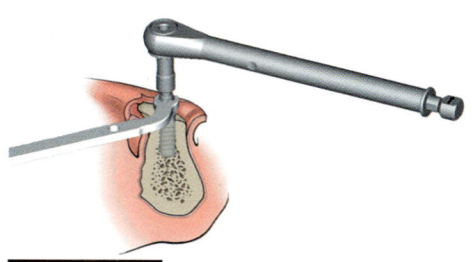

Figura 11.20

- Remover a chave. Segurar a parte inferior do adaptador e remover a catraca (Figura 11.21).

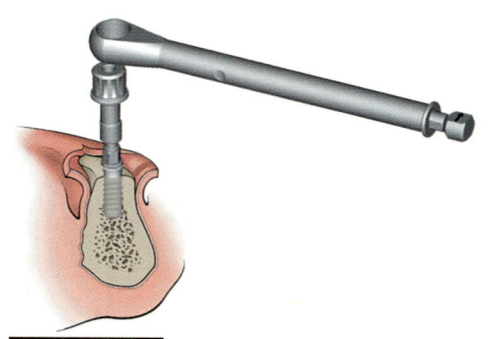

Figura 11.21

- Remover completamente o montador do implante usando a adaptador para catraca (Figura 11.22).

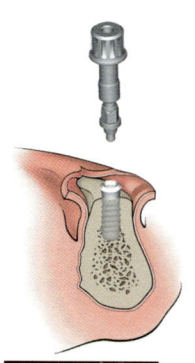

Figura 11.22

Mecânico:
- Prender o hexágono do montador com a chave. Antes de remover o montador, regular o motor cirúrgico para reversão e desparafusar o montador (Figura 11.23).

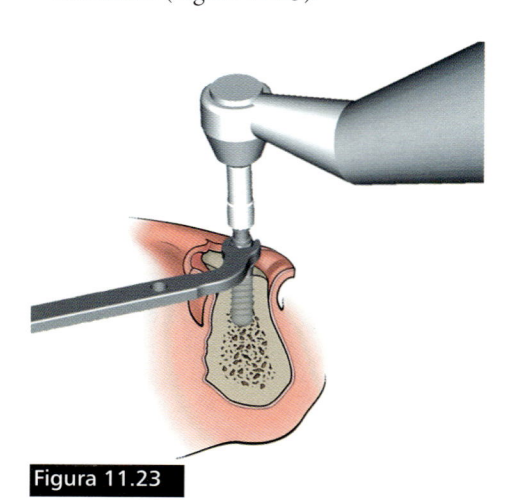

Figura 11.23

- Remover a chave e o montador do implante (Figura 11.24).

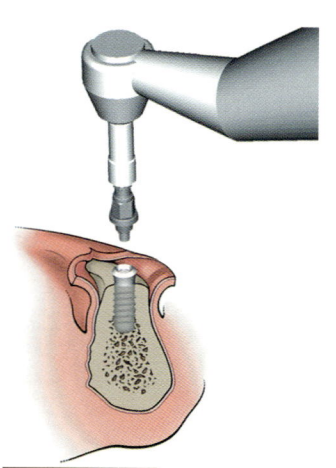

Figura 11.24

FECHAMENTO DA FERIDA CIRÚRGICA

Adaptar a gengiva ao redor do pescoço polido do implante, e, se necessário, realizar uma pequena gengivectomia para adaptar perfeitamente o tecido mole ao redor do pescoço do implante. Recomenda-se o uso de um material para sutura não reabsorvível, como poliamida ou Teflon.

PERÍODO DE CICATRIZAÇÃO PARA OS IMPLANTES STRAUMANN COM SUPERFÍCIE SLA

Nos pacientes saudáveis, com boa densidade e quantidade ósseas, a superfície de SLA possibilita a colocação de carga sobre os implantes após apenas seis semanas. No entanto, caso sejam utilizadas técnicas de aumento ósseo ou o paciente apresente osso de baixa qualidade, o período de cicatrização é de pelo menos 12 a 14 semanas. Não há diferença fundamental entre os implantes na maxila ou na mandíbula. Nos casos de *overdentures* implanto-suportadas, nos quais o desenho do sistema de encaixe exige que os implantes sejam esplintados de forma rígida, os implantes Straumann podem sofrer carga imediata.

12
Sistema de Implantes Dentários Endopore®

Hamid R. Shafie

INFORMAÇÕES BÁSICAS

O implante dentário Endopore® foi desenvolvido na Universidade de Toronto pelos Drs. Deporter, Watson e Pilliar, sendo usado pela primeira vez em humanos em 1989. Esse implante apresenta uma conicidade de 5 graus, forma troncocônica, e é feito de uma liga de alta resistência Ti6A14V (cone) com superfície porosa de multicamadas sobre a maior parte do seu corpo. A superfície porosa é conseguida por meio de partículas esféricas sinterizadas, que criam a possibilidade de imbricamento ósseo em três dimensões (Figuras 12.1 a 12.3).

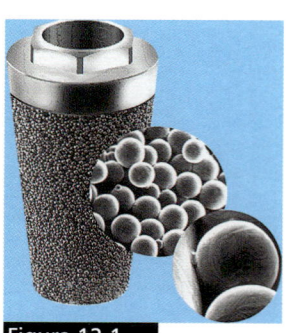

Figura 12.2

Figura 12.1

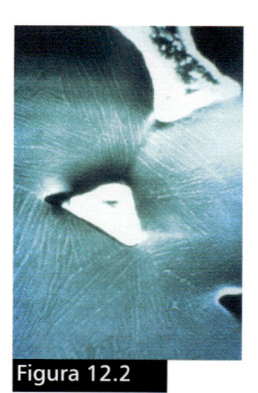

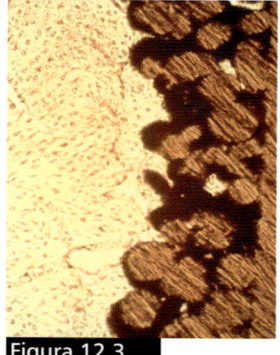

Figura 12.3

O implante Endopore® está disponível em duas formas de conexão ao pilar.

Conexão externa

(Consultar a Figura 12.4)

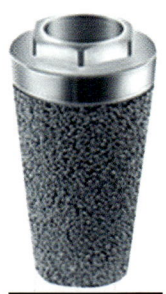

Figura 12.4

- Pescoço polido de 1 mm
- Pescoço polido de 2 mm

O pescoço polido entre a plataforma protética e a superfície porosa assegura a saúde gengival. O implante Endopore® com pescoço polido de 2 mm é o implante de escolha.

Conexão interna

(Consultar a Figura 12.5)

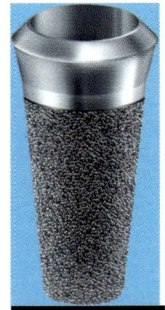

Figura 12.5

- Pescoço transgengival de 1,8 mm
- Pescoço transgengival de 2,8 mm

O osso fica em contato direto e se estende entre as partículas sinterizadas na superfície do implante. O implante dentário Endopore® liga-se à crista alveolar por meio do crescimento de osso cortical para dentro de sua superfície porosa. Durante a função, as forças oclusais são transferidas para a área do osso alveolar, e isso, eventualmente, estimula ainda mais o desenvolvimento do osso cortical.

Como o desenho poroso aumenta imensamente a área superficial da interface entre o osso e o implante, pode ser utilizado um implante de menor comprimento. Isso facilita para o paciente e para o profissional, evitando a necessidade de aumentos de tecido ósseo dispendiosos, como o *sinus lift*.

BASE LÓGICA PARA USO DE IMPLANTES DENTÁRIOS CURTOS ENDOPORE®

O imbricamento mecânico resultante da interface entre o osso e o implante fornece um meio muito eficaz de transmissão de forças entre o implante e os tecidos circundantes, inclusive a capacidade de transferência das forças de tensão. Ambos os componentes de força axial e transversos (tensão, cisalhamento e compressão) que agem sobre o implante sofrem resistência eficaz, resultando em uma distribuição mais uniforme dos estresses mecânicos no osso peri-implantar. Como resultado, os picos de tensão localizados na porção mais coronal do implante de superfície porosa são significativamente menores do que a tensão que ocorreria em um implante rosqueado, já que as forças são distribuídas mais uniformemente com um implante poroso.

Os implantes de superfície porosa possuem uma capacidade única de resistir efetivamente às forças de tensão que agem na interface implante-osso, resultando em uma resposta mais favorável.

Vantagens do sistema de implantes dentários Endopore®

- Imbricamento tridimensional do osso na superfície do implante
- Remodelação previsível e mínima do osso da crista alveolar
- Elimina a necessidade de enxerto ósseo no paciente com altura óssea comprometida

- Desenho cônico e técnica de inserção por pressão e encaixe, ideal para pacientes cujo planejamento inclui a técnica de divisão da crista (*split crest*)
- Sequência cirúrgica descomplicada; são necessárias somente duas brocas para preparar o leito do implante
- Opções ampliadas de encaixes para *overdenture*

Passos cirúrgicos

1. Com base no desenho do guia cirúrgico, a perfuração deve iniciar antes ou depois de realizado o retalho. Caso o guia cirúrgico tenha sido feito com base no molde da crista alveolar residual sobre a gengiva, a perfuração deve iniciar antes de rebater o retalho; caso contrário, após rebater o retalho, o guia não poderá ser encaixado de forma estável. Com esse tipo de guia cirúrgico, inserir o guia na boca do paciente, marcar a localização de cada implante usando uma broca-piloto de 2 mm e perfurar através da gengiva e do osso. A velocidade da broca deve ser estabelecida em 1.000 rpm, com irrigação constante. Caso o guia cirúrgico tenha sido confeccionado com base na TC e se encaixe sobre o osso subjacente, o retalho deve ser rebatido antes, a fim de assegurar o perfeito assentamento sobre o osso para só então iniciar a perfuração.
2. Rebater o retalho de espessura total. Consultar a seção "Desenho das incisões e dos retalhos", no Capítulo 10.
3. Identificar as marcas de perfuração obtidas no passo 1. Utilizar novamente a broca-piloto de 2 mm para perfurar até alcançar o comprimento desejado. A velocidade deve ser regulada em 1.000 rpm, e a irrigação deve ser constante. Caso as marcas iniciais não sejam profundas o suficiente, estas não serão um bom guia para a trajetória e o paralelismo dos implantes-suporte. Nesse caso, usar pinos guia como referência ao perfurar com a broca-piloto para certificar-se de que todos estão paralelos, ou usar um paralelizador, a fim de conseguir o paralelismo ideal (Figuras 12.6 a 12.8).

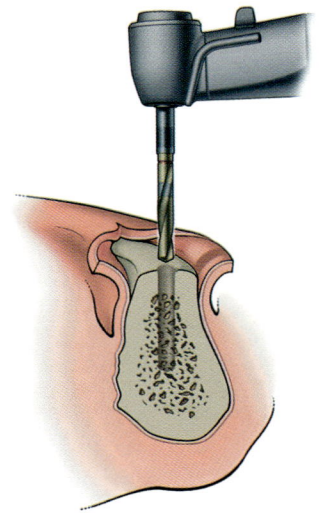

Figura 12.6

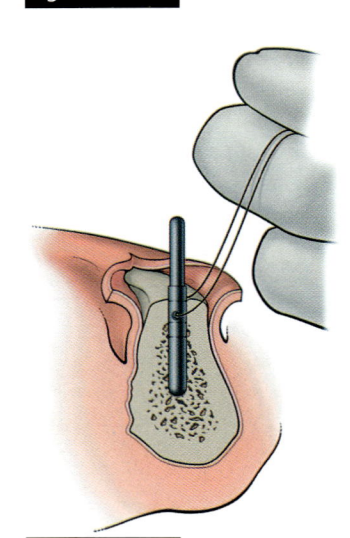

Figura 12.7

4. Após preparar o leito dos implantes com a broca-piloto, selecionar uma broca final para implantes cônicos que corresponda ao comprimento e ao diâmetro do implante em questão e finalizar o formato da perfuração para receber o implante. A velocidade da broca deve ser de 1.000 rpm, com irrigação constante. Nos casos de *overdenture*, não usar o *countersink* (escareador) no leito do implante. Toda a superfície porosa deve es-

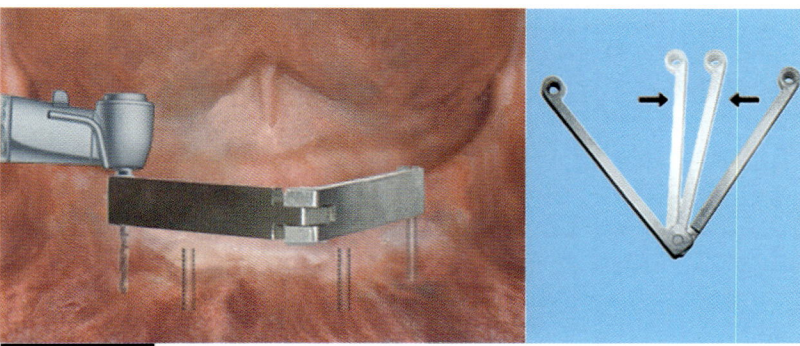

Figura 12.8

tar dentro do osso, e o pescoço polido deve ficar acima da crista alveolar. Caso seja utilizado um implante de 5 mm de diâmetro, recomenda-se expandir a perfuração gradualmente utilizando uma broca intermediária de 4,1 mm do mesmo comprimento. A seguir, finalizar o preparo usando a broca para implante de 5 mm e do comprimento correspondente (Figura 12.9).

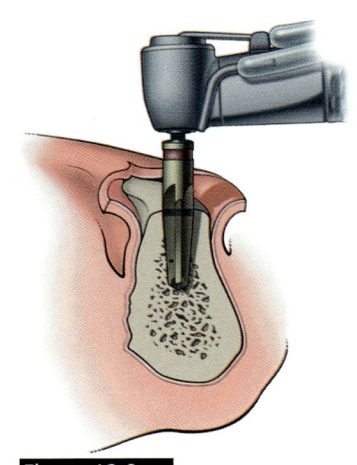

Figura 12.9

Exceção: Ao colocar um implante em osso tipo IV (como na região posterior da maxila), após completar o passo 3, usar o osteótomo para preparar a perfuração em vez da broca correspondente ao implante, ou uma broca de diâmetro um número menor, mas do mesmo comprimento do implante. Essas duas técnicas irão minimizar a chance de alargamento indesejado da perfuração, assim como assegurar uma boa estabilidade primária.

Observação: É crítica a utilização de brocas afiadas para evitar o superaquecimento do osso e o alargamento indesejável da perfuração. Recomenda-se a substituição das brocas a cada 10 ou 15 cirurgias, aproximadamente, dependendo da densidade do osso.

5. Irrigar generosamente a perfuração com solução salina estéril para remover fragmentos de osso ou resíduos após o preparo do leito. Antes de colocar o implante, verificar o leito inserindo o medidor de prova do tamanho apropriado. Os medidores de prova apresentam a mesma forma e dimensão dos implantes correspondentes. Após a inserção do medidor, os lados da sua porção cônica devem estar justos ou logo abaixo da crista óssea (Figura 12.10).

Observação: Fibras da gaze cirúrgica podem contaminar a superfície do implante ou a perfuração, aumentando o risco de falha do implante; assim, não é recomendado utilizar gaze nas proximidades do campo cirúrgico ou dos instrumentos utilizados no preparo do leito.

6. A altura e a largura do osso determinam o comprimento e o diâmetro do implante. A espessura do tecido gengival determina a altura do pescoço polido. Recomenda-se o uso de implantes com pescoço liso de 2 mm

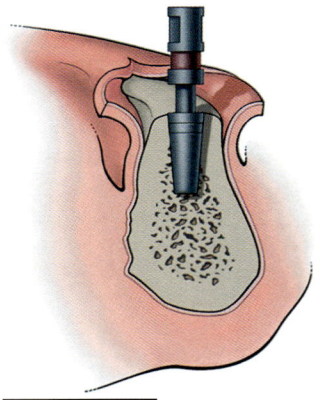

Figura 12.10

para casos de *overdentures*. Remover o implante Endopore® de seu invólucro estéril e transferi-lo para a perfuração segurando pelo suporte plástico. Pressionar o implante com força manual dentro da perfuração, até que ele fique travado e não mais avance para dentro da perfuração. A seguir, remover o suporte plástico e descartá-lo.

Observação: Nesse sistema de implantes, o tapa-implante é pré-inserido no implante, e um suporte plástico branco vem preso a ele (Figura 12.11).

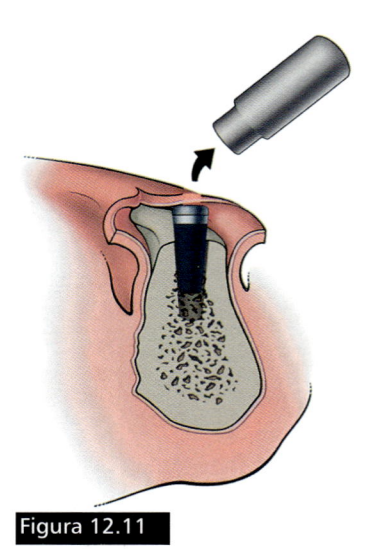

Figura 12.11

Percussão: Evitar qualquer contato com a superfície porosa do implante antes de sua inserção no leito. Caso ocorra algum contato, não usar esse implante. Abrir outro.

7. Levar o implante à sua posição final usando um martelo e um dos suportes de inserção. O *kit* cirúrgico contém dois suportes de inserção – reto e com desvio. Com base na localização do implante, selecionar aquele que oferece melhor acesso para realizar as batidas no implante. Aplicar várias batidas secas para firmar e estabilizar o implante no osso. No final, toda a superfície porosa deve estar inserida no osso, e o pescoço polido deve permanecer acima da crista óssea. Nesse momento, o implante deve estar completamente imóvel (Figura 12.12).

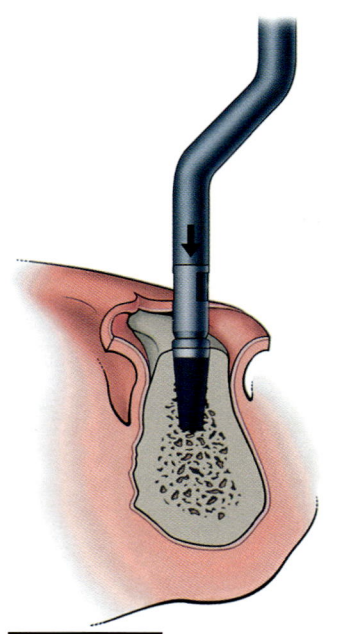

Figura 12.12

8. Usar uma chave hexagonal de 1,25 mm para verificar o aperto do tapa- implante e a estabilidade do implante. Apertar o tapa-implante, caso esteja frouxo. Depois

que ele estiver completamente apertado, um implante bem estável e seguro deve oferecer resistência a qualquer movimento de torque extra (Figura 12.13).

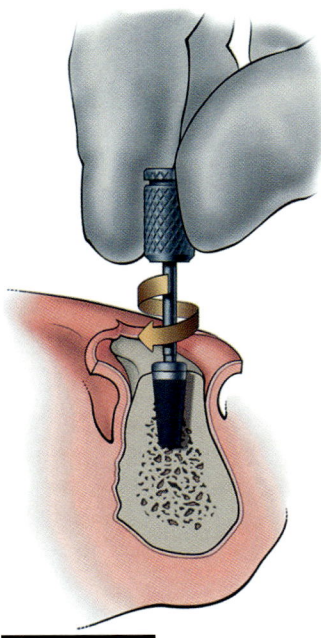

Figura 12.13

9. Fechar o retalho e suturar o tecido gengival utilizando a técnica apropriada (Figura 12.14). Consultar a seção "Técnicas de sutura utilizadas nas cirurgias para *overdentures*", no Capítulo 10.

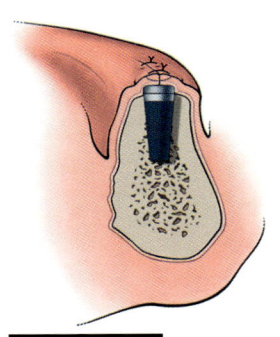

Figura 12.14

Instruções pós-operatórias

1. Preferencialmente, a prótese provisória não deve ser usada na primeira semana após a colocação dos implantes. No entanto, caso o paciente não possa ficar sem a prótese provisória, aliviar seu interior com uma broca (broca *carbide* usual) e reembasar com condicionador de tecido (CO-Comfort GC) (Figura 12.15).

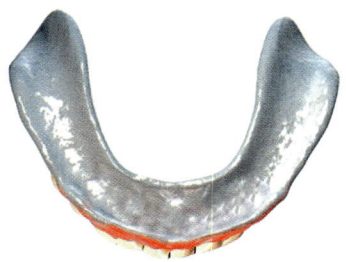

Figura 12.15

O condicionador de tecido irá manter suas propriedades por sete dias. Quando o paciente retornar para a revisão da cirurgia após uma semana, remover o condicionador e reembasar a prótese novamente com material novo. Catorze dias após a cirurgia, substituir o condicionador de tecido por um material reembasador macio. Este pode manter sua resiliência por 30 a 60 dias, dependendo da marca.

2. Instruir o paciente para a realização de bochechos com clorexidina a 2%, duas vezes ao dia.
3. Remover a sutura 7 a 10 dias após a cirurgia.
4. Instruir o paciente a manter uma dieta apropriada. Em geral, alimentos macios são recomendados para os sete primeiros dias. Após esse período, o paciente pode ir aumentado gradualmente a variedade de alimentos em sua dieta.
5. O paciente deve esperar três meses após a cirurgia de implante, no caso de implantes mandibulares, e seis meses no caso de implantes maxilares, para a abertura dos implantes.

Passos para a abertura dos implantes

1. Realizar radiografia panorâmica ou periapical dos implantes antes de abri-los.
2. Utilizar um *punch* tecidual estéril que corresponda ao diâmetro do implante e expor o tapa-implante. Caso não haja um *punch* disponível, uma pequena incisão sobre a crista é uma boa maneira de expor o tapa-implante.
3. Remover o tapa-implante utilizando uma chave hexagonal de 1,25 mm.
4. Considerando a espessura da gengiva, selecionar um cicatrizador que seja 2 mm mais alto do que ela. Usar a mesma chave hexagonal de 1,25 mm para parafusar o cicatrizador sobre o implante.
5. Marcar a localização dos cicatrizadores na parte interna da prótese provisória e, com uma broca *carbide*, aliviar o acrílico. Quando a prótese estiver em posição, não deve haver contato entre sua base e os cicatrizadores.
6. Reembasar a prótese provisória com condicionador de tecido na porção localizada sobre os cicatrizadores.

Passos protéticos

1. Caso o desenho do sistema de encaixe já tenha necessitado de trabalho no laboratório, realizar uma moldagem de transferência 4 a 6 semanas após a abertura dos implantes. Do contrário, iniciar a fase protética a partir do passo 2.
2. Caso o desenho do sistema de encaixe exija um encaixe do tipo botão de pressão pré-fabricado, selecionar o encaixe com altura de pescoço transgengival adequada, com base na espessura da gengiva. Do contrário, provar o sistema de encaixe confeccionado no laboratório utilizando o teste de Sheffield. (Consultar o Capítulo 7.)
3. Registrar as relações maxilomandibulares na posição de CR, bem como a adequada dimensão vertical.
4. Selecionar os dentes artificiais anteriores adequados. Selecionar os dentes posteriores desenhados para oclusão lingualizada ou dentes-padrão modificados para acomodar a oclusão lingualizada.
5. Incorporar o sistema de encaixe na base da prótese pela técnica de captura em consultório ou no processo laboratorial. (Consultar as instruções que se aplicam aos encaixes utilizados.)
6. Verificar a oclusão e realizar quaisquer desgastes necessários para conseguir uma oclusão lingualizada bilateral.

13
Implantes para *Overdentures*

Hamid R. Shafie

Nos últimos anos, uma nova geração de implantes dentários chamados de implantes para *overdentures* foi introduzida no campo da implantodontia. Esses mini-implantes foram desenvolvidos especificamente para sustentar uma *overdenture* sobre implantes. Um dos pioneiros desse conceito é o Dr. Victor Sendex, que conduziu mais de 20 anos de estudos e documentação sobre os conceitos e o desenho de Mini-Implantes Dentários. Atualmente, existem muitos tipos disponíveis no mercado. A principal diferença do desenho entre esse tipo de implante e os implantes tradicionais é que uma parte do encaixe tipo botão de pressão, a fêmea ou o macho (dependendo do fabricante), foi combinada ao corpo do implante. Nos implantes tradicionais, os encaixes devem ser parafusados no corpo do implante como um componente separado.

CLASSIFICAÇÃO DOS IMPLANTES PARA *OVERDENTURES* QUANTO ÀS CARACTERÍSTICAS DOS ENCAIXES

- *Implantes com encaixes macho:* Maximus OS^{TM} (Biohorizons) é um implante de lados paralelos em que a parte macho do encaixe é parte integrante do corpo do implante. O implante MDI® (Imtec) é tronco-cônico.
- *Implantes com encaixes fêmea:* O implante ERA® (Sterngold) é um implante troncocônico que incorpora a porção fêmea do encaixe no corpo do implante.

Esses tipos de implantes tornam o tratamento com *overdenture* mais simples e mais acessível economicamente. Eles são mais estreitos do que a maioria dos implantes de pequeno diâmetro tradicionais e, assim, podem ser usados em casos com deficiência na largura óssea, evitando os procedimentos de aumento ósseo horizontal.

DOIS OBJETIVOS PRINCIPAIS DOS IMPLANTES PARA *OVERDENTURES*

Fornecer estabilização imediata para a *overdenture*

Embora o Food and Drug Administration (FDA) nunca tenha aprovado um implante menor do que 3 mm de diâmetro para uso permanente, os implantes para *overdenture* são frequentemente utilizados como alternativa mais simples e barata aos implantes tradicionais para a estabilização de *overdentures* por um longo período de tempo. Essa técnica pode dar ao paciente um tempo maior para lidar com a realidade financeira da implantodontia ou pode ser uma forma menos traumática para que ele se acostume com a idéia dos implantes dentários. Nessa aplicação, é muito recomendada a utilização de características de superfícies consistentes como condicionamento ácido ou texturização por jateamento reabsorvível (RBT) para aumentar a interface implante-osso, bem como para acelerar o processo de osseointegração. A colocação desses implantes deve ser limitada à região anterior da mandíbula entre os dois forames mentuais. De fato, a maior necessidade de *overdentures* sobre implantes mais acessíveis dá-se nos pacientes que estão descontentes com suas próteses totais inferiores.

Agir como implante transitório durante a fase de cicatrização inicial

O pequeno tamanho dos implantes para *overdentures* permite que eles sejam colocados entre os implantes tradicionais, e, com frequência, encaixam-se melhor quando colocados levemente para lingual dos implantes tradicionais. Caso o aumento ósseo faça parte do plano de tratamento, os implantes para *overdentures* fornecem anteparo vertical positivo e estabilidade lateral para limitar as forças aplicadas à área aumentada. Esse procedimento aumenta muito a taxa de sucesso do crescimento de novo osso e limita o excesso de força aplicada sobre os implantes tradicionais.

Após terminado o período de cicatrização dos implantes tradicionais, os implantes para *overdentures* devem ser removidos, uma vez que já desempenharam seu papel transitório. O pequeno defeito ósseo geralmente se cura sem a necessidade de tratamento específico. Nesse cenário de tratamento, recomenda-se o uso de uma característica de superfície lisa ou maquinada em vez das avançadas superfícies tratadas com ataque ácido ou RBT, pois estas aumentam a interface de contato entre o implante e o osso, fazendo com que a remoção seja mais difícil em comparação com as superfícies preparadas mecanicamente.

O procedimento cirúrgico dos implantes para *overdentures* geralmente é composto por alguns poucos passos simples. Muitos cirurgiões-dentistas não preparados para a cirurgia de implante tradicional afirmam que a colocação de implantes para *overdentures* é um procedimento rápido, simples e previsível. Obviamente, é imprescindível identificar os acidentes anatômicos como os forames mentuais, o canal mandibular, a borda inferior da mandíbula, o soalho da cavidade nasal e os seios maxilares durante o planejamento e o procedimento cirúrgico.

IMPLANTE MAXIMUS OS PARA *OVERDENTURE*

O implante para *overdenture* Maximus OS é um implante de 3 mm de diâmetro confeccionado em liga de titânio. Ao corpo do implante foi acrescentado um encaixe tipo bola de 2,5 mm. Esse implante está disponível com duas alturas de pescoço transgengival diferentes, 2 e 4 mm, e três comprimentos, 12, 15 e 18 mm (Figuras 13.1 e 13.2).

Figura 13.1

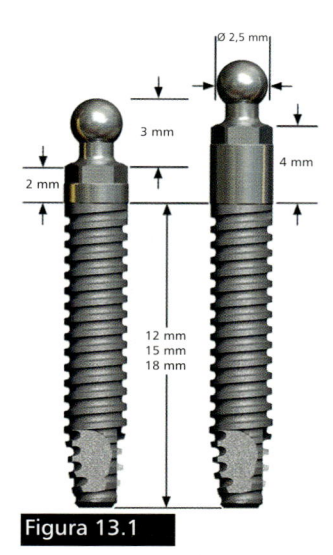

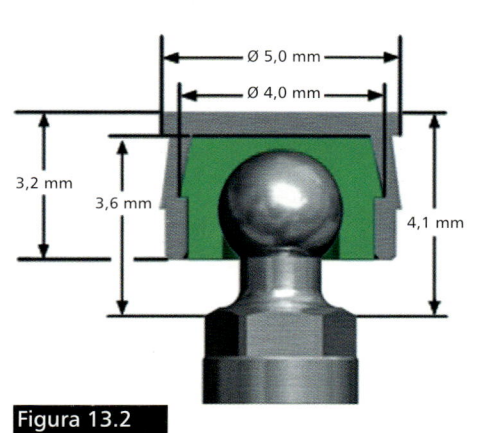

Figura 13.2

Características particulares

- *Padrão de rosca quadrada:* Esse padrão de rosca fornece melhor distribuição das forças e estabilidade comparado com a rosca tradicional em V.
- *Característica de Superfície RBT* (texturização por jateamento reabsorvível): A superfície desse implante recebe um jateamento com um meio de apatita (fosfato tricálcio) para criar uma rugosidade superficial, e então a superfície é limpa e inativada com solução ácida.
- *Fêmea Intercambiável, Componentes Incluídos no Pacote do Implante:* O componente fêmea está disponível em quatro níveis de retenção, do mais leve ao mais firme: Verde, extraleve, Amarelo, leve, Rosa, médio, e Branco, firme (Figura 13.3).
- *Corpo Paralelo com Porção Apical Tronco-Cônica:* O corpo paralelo fornece uma maior área de superfície em comparação com um implante troncocônico de comprimento e diâmetro semelhantes. Entretanto, sua porção apical tem lados convergentes, o que aumenta a penetração no osso e acelera a estabilização.

Consideração clínicas

- Sempre iniciar com a fêmea retentiva menor do encaixe durante a fase inicial de cicatrização. Após oito semanas, é possível mudar para uma de maior retenção. No entanto, caso o implante tenha sido colocado em osso do tipo D3, como em um caso de *overdenture* maxilar, evitar o uso dos encaixes fêmea no mesmo dia da colocação do implante. Em vez disso, marcar a localização da cabeça dos implantes no interior da prótese e aliviar a base acrílica nesses locais. A seguir, reembasar a parte interna da prótese com condicionador de tecido pelas duas primeiras semanas, substituir por reembasador macio e manter até o final da oitava semana. Usar o encaixe fêmea oito semanas após a colocação dos implantes.
- Os implantes Maximus OS sempre devem ser utilizados com uma prótese bem adaptada e de oclusão bem ajustada.
- Evitar o uso do Maximus OS como implante de transição, pois sua característica de superfície RBT ocasiona uma extensa interface implante-osso, o que torna muito difícil desparafusar o implante sem deixar um defeito

Figura 13.3

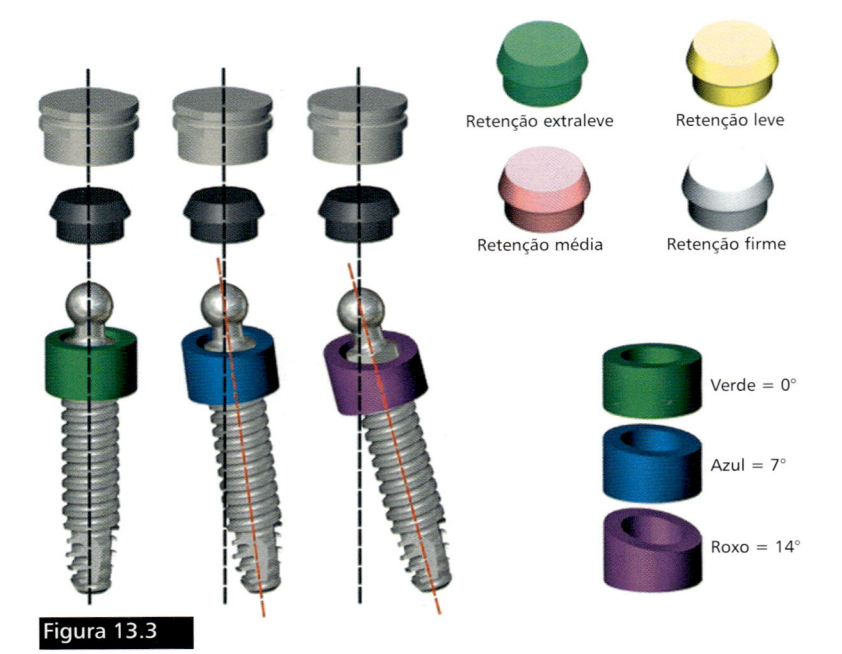

Retenção extraleve
Retenção leve
Retenção média
Retenção firme

Verde = 0°
Azul = 7°
Roxo = 14°

ósseo grande, havendo ainda o risco de fratura durante o processo de remoção.
- Deve ser empregado um mínimo de quatro implantes Maximus OS nos casos de *overdentures* inferiores, se a qualidade óssea for ideal. Com osso de pouca qualidade, recomendam-se cinco ou seis implantes.
- Todos os implantes Maximus OS devem ser colocados perfeitamente paralelos entre si. A utilização de um paralelizador ou de um guia cirúrgico bem confeccionado é de extrema importância. A discrepância corrigível máxima da trajetória dos implantes em relação ao plano sagital é de 14 graus. Nessa situação, deve ser usado um anel direcional para corrigir a discrepância. Existem três anéis direcionais disponíveis para os implantes Maximus OS: 0, 7 e 14 graus.
- Os implantes devem se colocados com uma distância mínima de 6 mm entre seus centros. Entretanto, para simplificar o espaçamento entre eles, a distância entre os forames mentuais pode ser dividida em cinco colunas iguais. Assim, ao colocar cinco implantes, pode ser colocado um implante no centro de cada coluna. Ao colocar quatro implantes, pular a coluna central e colocar um implante em cada coluna lateral (Figura 13.4).

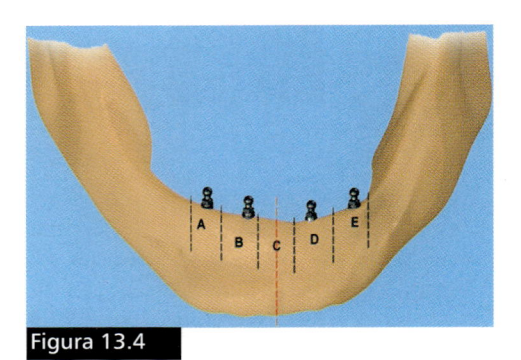

Figura 13.4

Passos cirúrgicos

1: Obtendo acesso ao osso alveolar

- *Realizando uma técnica de retalho:* Essa abordagem fornece um grande acesso e maximiza a visualização da forma e do contorno do osso alveolar (Figuras 13.5 e 13.6).

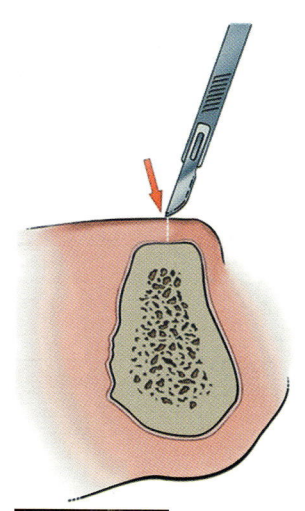

Figura 13.5

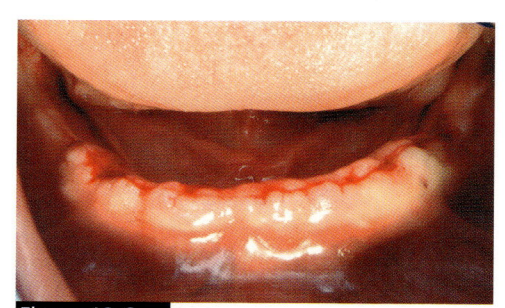

Figura 13.6

Ao realizar uma cirurgia com retalho, com base no desenho do campo cirúrgico, iniciar o processo de perfuração antes ou depois de rebater o retalho. Caso o guia cirúrgico tenha sido confeccionado com base no modelo da crista alveolar e se encaixe sobre a gengiva, iniciar a perfuração antes de rebater o retalho. Do contrário, após rebater o retalho não será possível inserir o guia cirúrgico de forma estável. Com esse tipo de guia, inseri-lo na boca do paciente, marcar a localização de cada implante utilizando uma broca inicial de 2 mm e perfurar através da gengiva e do osso. A velocidade da broca deve ser estabelecida em 1.000 rpm, sob constante irrigação. Caso o guia cirúrgico tenha sido confeccionado com base na TC e se encaixe sobre o osso alveolar, primeiro rebater o retalho, tendo certeza de que o guia se encaixa perfeitamente sobre o osso, e então iniciar o processo de perfuração.

- *Realizando uma técnica sem retalho:* Essa abordagem minimiza os sintomas e as complicações pós-operatórias, não havendo necessidade de sutura.

Para realizar uma cirurgia sem retalho, marcar a localização dos implantes sobre a gengiva e usar um *punch* tecidual para cortar uma porção circular de gengiva e obter acesso ao osso alveolar (Figura 13.7).

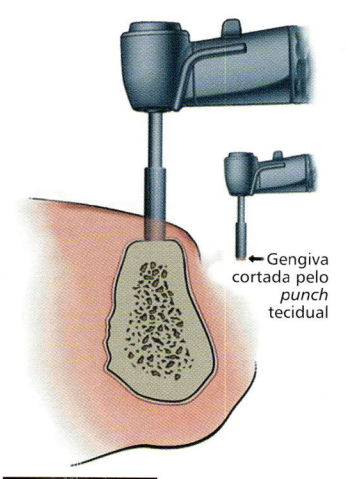

Figura 13.7

2: Alinhando a trajetória do implante

- *Utilizando a broca de alinhamento e os pinos guia:* Usar a broca de alinhamento para iniciar a primeira perfuração em uma profundidade de 5 mm. Após a preparação desse primeiro orifício, colocar um pino guia nesse local e iniciar a perfuração do próximo sítio com uma broca de 2 mm até a profundidade apropriada e perfeitamente paralela ao pino guia. A seguir, remover o pino guia do primeiro sítio e colocá-lo no segundo, usando uma broca de 2 mm para perfurar até a profundidade desejada. Certificar-se de que a trajetória da broca de perfuração permaneça paralela ao pino guia. Continuar o preparo dos demais sítios com a broca de perfuração (Figuras 13.8 a 13.18).

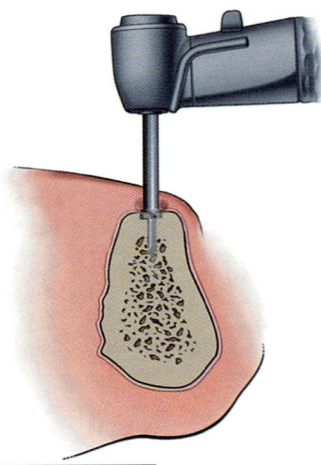

Figura 13.8

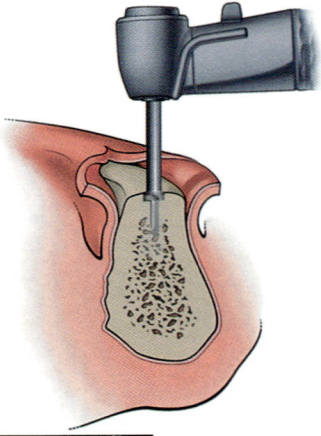

Figura 13.9

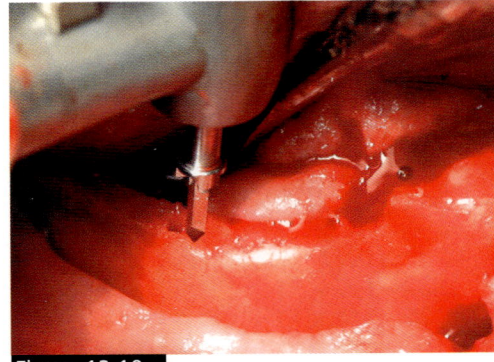

Figura 13.10

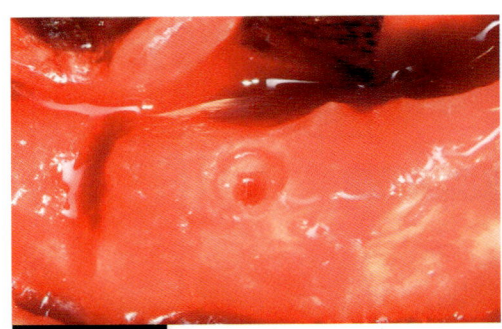

Figura 13.11

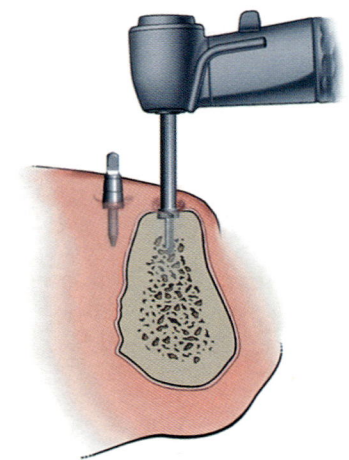

Figura 13.12

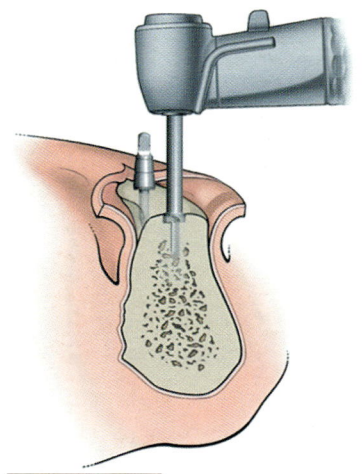

Figura 13.13

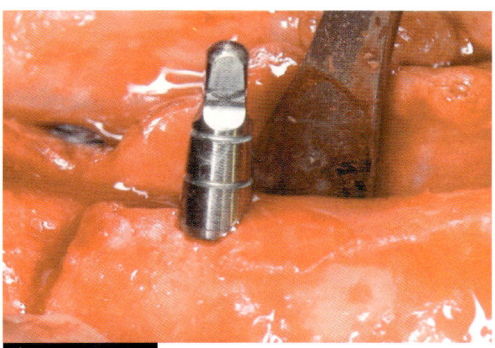

Figura 13.14

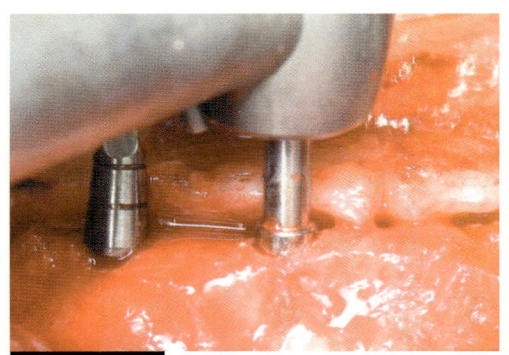

Figura 13.15

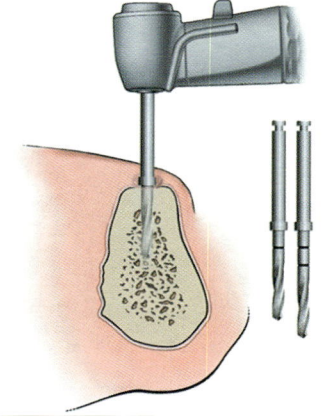

Figura 13.16

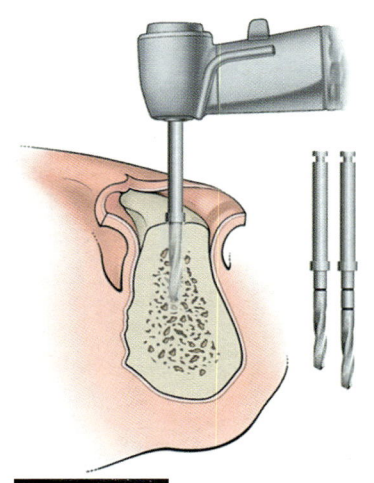

Figura 13.17

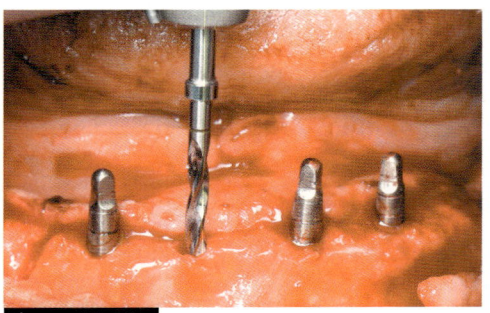

Figura 13.18

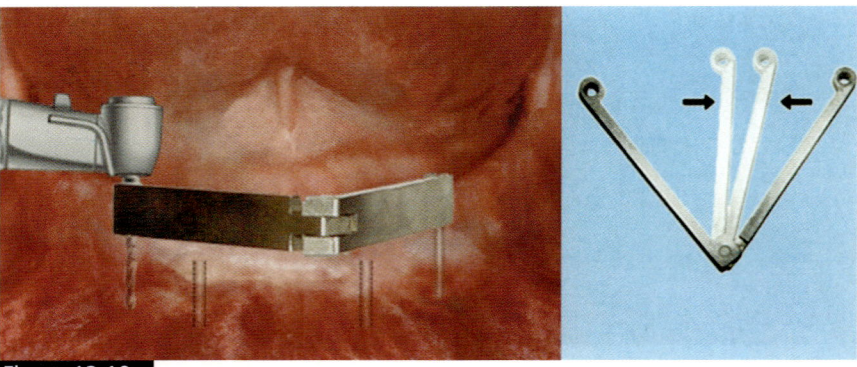

Figura 13.19

- *Utilizando o paralelizador:* Preparar a primeira perfuração com a broca de alinhamento; a seguir inserir o pino de ancoragem para o paralelizador no interior da perfuração e usar a broca de 2 mm para preparar as demais, na profundidade desejada. Remover o pino de ancoragem do paralelizador de dentro da primeira perfuração e inseri-lo em outra, terminando a perfuração do primeiro sítio até a profundidade desejada (Figura 13.19).

Observação: A perfuração deve ser realizada sob constante irrigação com solução salina estéril, em uma velocidade máxima de 1.000 rpm. Deve ser empregada uma pressão intermitente, a fim de evitar o superaquecimento do osso. Caso a broca não avance 2 mm/segundo no interior da perfuração, ela perdeu o fio e deve ser substituída.

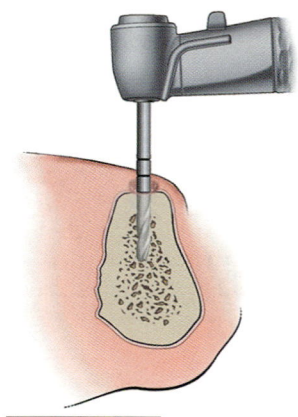

Figura 13.20

3: Alargamento da perfuração

Usar uma broca de finalização de 2,5 mm para alargar a perfuração até a profundidade inicialmente estabelecida (Figuras 13.20 a 13.22).

Observação: A broca de finalização não possui extremidade cortante, assim ela para automaticamente ao alcançar a profundidade determinada pela broca no passo 2. Não se recomenda utilizar a broca de finalização em osso de baixa

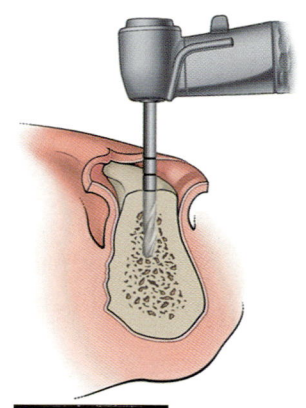

Figura 13.21

Figura 13.22

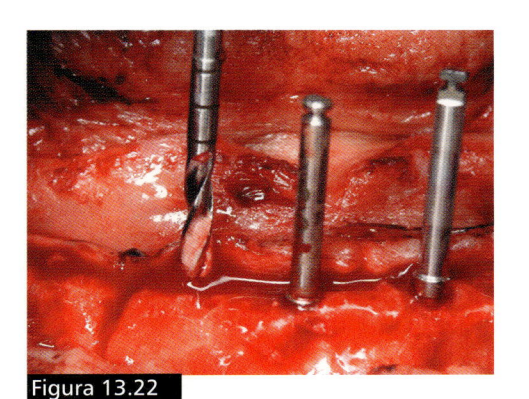

qualidade (D3), como em casos de *overdenture* superior, pois isso pode aumentar demais a largura da perfuração, comprometendo a estabilidade primária dos implantes. O uso do macho de rosca é recomendado caso os implantes sejam colocados em um osso cortical muito denso (D1). Utilizar o macho de rosca no sentido horário, com uma velocidade de 30 rpm. Removê-lo revertendo a rotação da peça de mão na mesma velocidade de 30 rpm (Figuras 13.23 a 13.25).

Figura 13.23

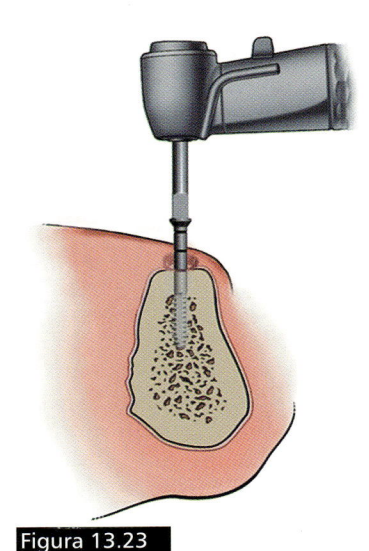

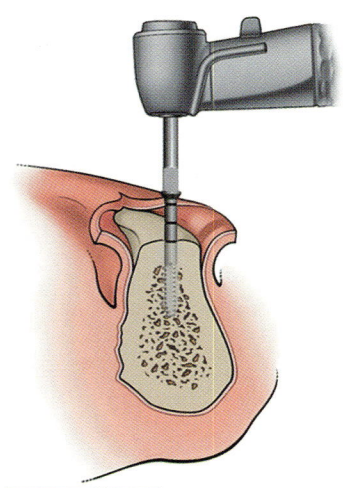

Figura 13.24

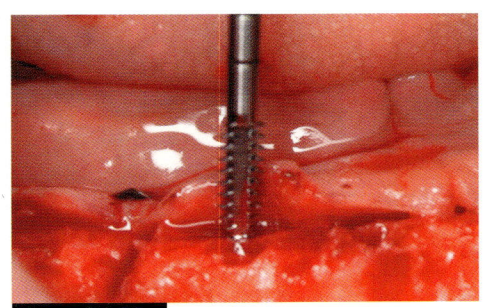

Figura 13.25

4: Colocação do implante

Medir a espessura da gengiva e, com base nessa medida, selecionar um implante Maximus OS com pescoço polido transgengival de 2 ou 4 mm. Certificar-se de que o encaixe tipo bola e o pescoço (total de 3 mm) estejam acima da gengiva. Toda a rosca e a superfície RBT devem ficar completamente inseridas no osso.

- *Colocação Mecânica:* Inserir o adaptador no contra-ângulo cirúrgico e apreender o implante do seu invólucro. Posicionar o implante na perfuração e parafusar a uma velocidade de 30 rpm (Figuras 13.26 a 13.31).

Figura 13.26

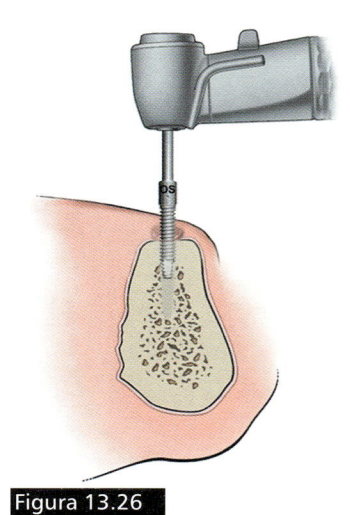

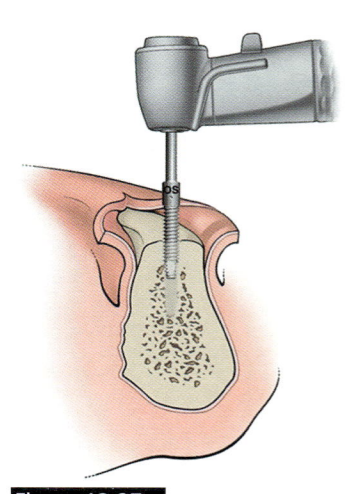

Figura 13.27

Figura 13.28

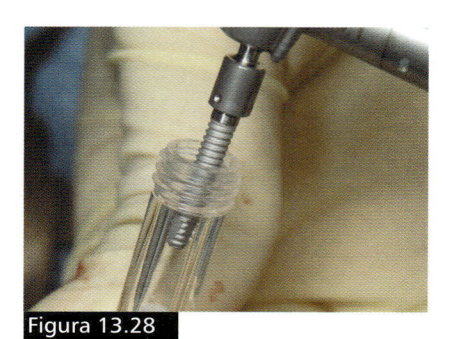

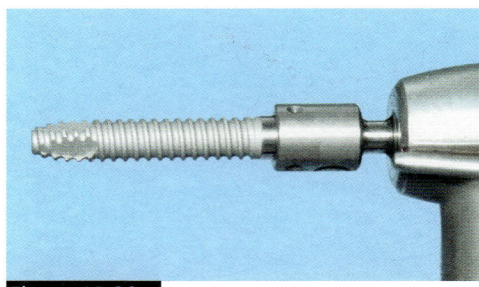

Figura 13.29

Figura 13.30

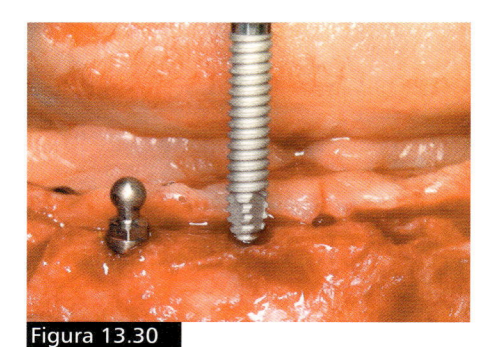

Figura 13.31

- *Colocação Manual:* Inserir o adaptador para catraca na chave de mão e apreender o implante do seu invólucro. Colocar o implante na perfuração e parafusá-lo manualmente até que fique estável. A seguir, substituir a chave de mão pela catraca e completar a inserção do implante (Figuras 13.32 e 13.33).

Figura 13.32

Figura 13.33

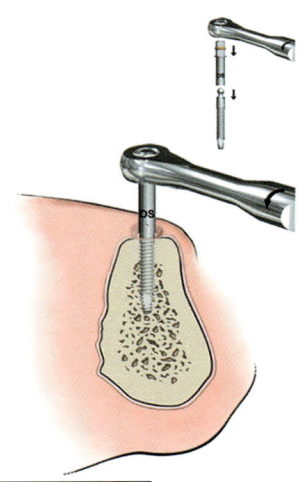

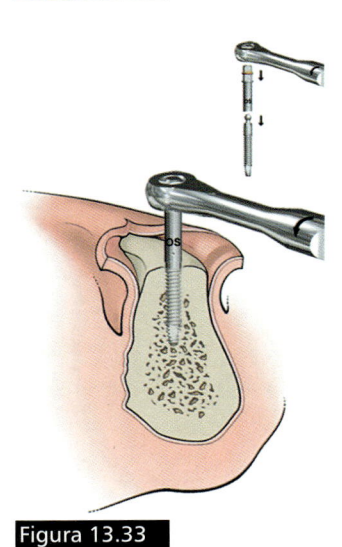

Observação: Certificar-se de não aplicar torque excessivo ao implante, já que pode ocorrer erosão ou necrose óssea (Figuras 13.34 a 13.36).

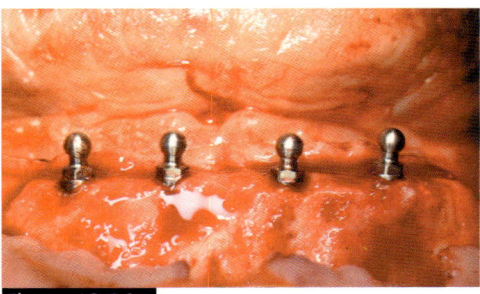

Figura 13.34

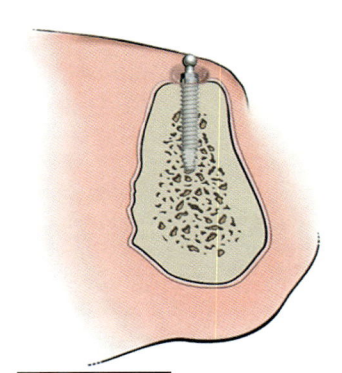

Figura 13.35

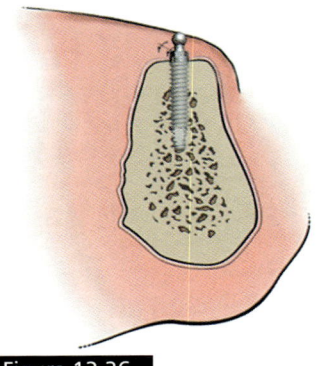

Figura 13.36

Passos protéticos

Os implantes Maximus OS devem estar paralelos na boca. A trajetória dos implantes-suporte e a relação entre eles determinam qual anel direcional deve ser usado: 0, 7 ou 14 graus.

Emprego no consultório

1. Usar os pinos direcionais para determinar a relação entre os implantes-suporte. Prender um pino direcional de 0 grau no implante com a melhor trajetória em relação à via de inserção da *overdenture*. Usar esse implante como guia para selecionar os pinos direcionais adequados, que serão paralelos ao pino de referência. Existem três pinos direcionais codificados por cores, semelhantes aos anéis direcionais: Verde, 0 grau; Azul, 7 graus; e Roxo, 14 graus.

   Após conseguir o paralelismo de todos os pinos direcionais, o profissional pode selecionar os anéis direcionais apropriados com base nas cores dos pinos direcionais utilizados.

   Caso nenhum dos implantes esteja colocado na via de inserção correta, realizar uma moldagem de transferência e confeccionar um modelo. A seguir, utilizar um conferente para determinar a discrepância na trajetória dos implantes-suporte.

2. Após selecionar os anéis direcionais apropriados, prender um soquete metálico pré-carregado com uma fêmea de cor preta em cada um dos encaixes tipo bola.

   Observação: O anel direcional cobre todas as retenções. Entretanto, no caso de uma cirurgia com retalho, na qual foi necessário sutura, utilizar um dique de borracha para proteger os pontos. Cortar um pequeno quadrado do lençol de borracha (1,5 × 1,5 cm) e fazer um pequeno orifício no meio do quadrado. O encaixe tipo bola e o hexágono do implante devem passar através do orifício. Assegurar-se de que o dique de borracha se assente sobre o tecido gengival e cubra todos os pontos.

3. Usar uma broca *carbide* esférica grande de laboratório para cortar um orifício na base da prótese, exatamente sobre cada implante. Continuar o orifício em direção ao flanco lingual e criar uma janela. Essa abertura deve ser grande o suficiente para inserir um soquete metálico pré-carregado sobre o implante sem que haja contato entre ele e a base da prótese.

4. Inserir a prótese e verificar se não há contato entre a base acrílica e os encaixes. Caso ocorra interferência, desgastar o acrílico da base da prótese.

5. Aplicar acrílico autopolimerizável ao redor e sobre cada soquete metálico, assim como dentro de cada orifício da base da prótese. Assegurar-se de que a retenção externa dos soquetes metálicos esteja completamente coberta por acrílico. Inserir a prótese na boca do paciente sobre os encaixes e guiar o paciente em máxima intercuspidação, mas sem permitir que ele feche firmemente a boca. Isso poderia causar o posicionamento inadequado dos machos em relação às fêmeas.

6. Após a polimerização do acrílico, remover a prótese, preencher os espaços vazios remanescentes com acrílico e dar acabamento e polimento à prótese.

7. Substituir as fêmeas pretas de *nylon* por fêmeas amarelas extra leves. Caso o paciente deseje retenção adicional, trocar as fêmeas amarelas por outras mais retentivas seis a oito semanas após a cirurgia de implante.

   Encaixes fêmea, do menos para o mais retentivo:
   - Verde: retenção extraleve
   - Amarelo: retenção leve
   - Rosa: retenção média
   - Branco: retenção firme

8. Verificar a oclusão e realizar os ajustes oclusais necessários.

IMPLANTE ERA® PARA OVERDENTURE

O implante ERA® foi desenvolvido em 1999 e introduzido no mercado em 2003. Consiste em um implante autorrosqueável com porção apical troncocônica. Esse implante é confeccionado em liga de titânio, e seu componente fêmea recebe uma cobertura de nitrito de titânio para reduzir o desgaste do encaixe. A profundidade agressiva das roscas desse implante auxilia na criação de um travamento mecânico com o osso circundante. Sua terminação apical, com roscas afiadas até a ponta mais afilada, corta até mesmo através de osso denso. De fato, a não ser que o osso seja muito denso, o terço apical do implante, que é cônico, é capaz de autorrosquear até mesmo no osso não preparado.

O implante ERA® fornece resiliência vertical e permite o movimento de charneira. O componente macho em *nylon* é capturado no acrílico da prótese. Existem seis machos de cores diferentes, de acordo com o nível de retenção. Na ordem do menos para o mais retentivo, são eles branco, laranja, azul, cinza, amarelo e vermelho. Um soquete metálico opcional sustenta os componentes machos, sendo pré-carregado com um macho preto. O macho preto é um pouco mais espesso no sentido oclusal (0,4 mm) do que os machos finais. Diferentemente de outros encaixes resilientes, que possuem um espaçador separado que se encaixa entre o macho e a fêmea durante o processamento, o ERA® possui um espaçador construído no macho preto. Assim, quando o macho preto é processado no interior da prótese, removido por meio de instrumentos especiais e substituído por um dos machos finais, permanece um espaço vazio de 0,4 mm entre o macho e a fêmea. Esse procedimento cria resiliência vertical verdadeira e permite o movimento de charneira.

Especificações do desenho

Características de superfície
- Condicionada
- Lisa ou maquinada

Diâmetro da porção rosqueada
- 2,2 mm

Comprimentos
- 8 mm
- 10 mm
- 13 mm
- 15 mm

Observação: O comprimento é medido da borda inferior do componente fêmea até a extremidade apical (Figura 13.37).

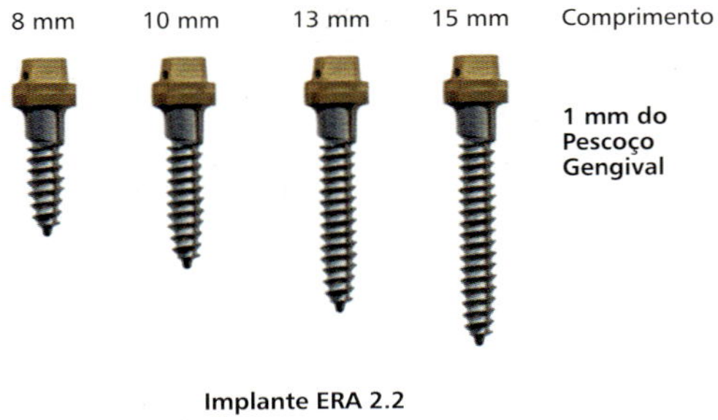

Figura 13.37

Comprimentos do pescoço gengival para o componente fêmea (Figura 13.38)
- 1 mm
- 2 mm
- 3 mm
- 4 mm

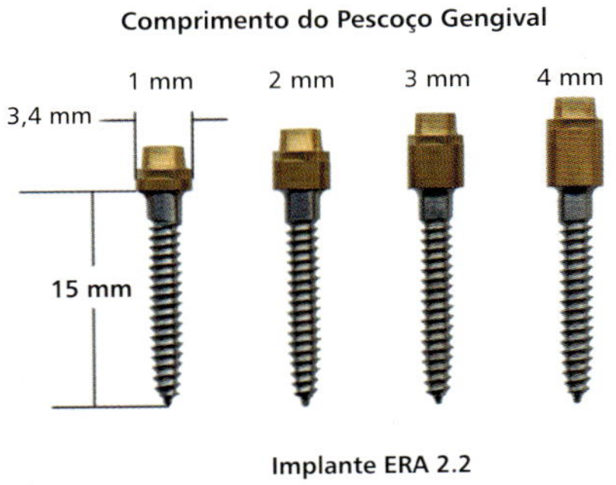

Figura 13.38

Dimensões do componente macho
- *Comprimento:* 2 mm
- *Diâmetro:* 3,4 mm

Passos cirúrgicos

1: Marcando a localização dos implantes

Inserir o guia cirúrgico na boca do paciente. Utilizando a broca inicial ou a piloto de 1,6 mm, perfurar através da gengiva e penetrar no osso (Figuras 13.39 a 13.42).

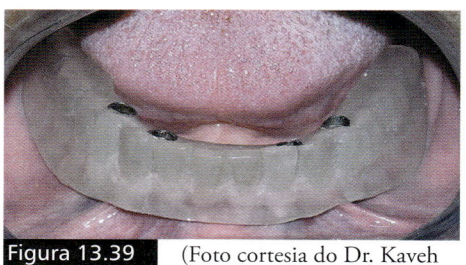

Figura 13.39 (Foto cortesia do Dr. Kaveh Seyedan.)

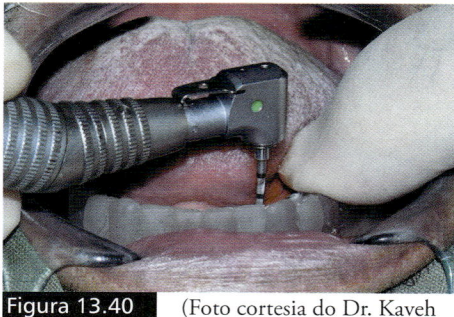

Figura 13.40 (Foto cortesia do Dr. Kaveh Seyedan.)

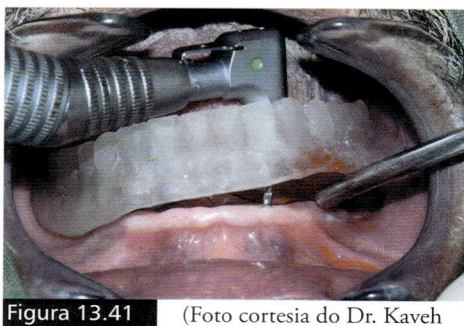

Figura 13.41 (Foto cortesia do Dr. Kaveh Seyedan.)

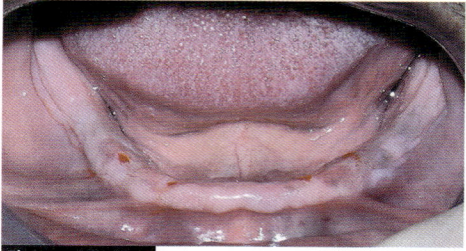

Figura 13.42 (Foto cortesia do Dr. Kaveh Seyedan.)

2: Obtendo acesso ao osso alveolar

- *Realizando uma técnica de retalho:* Essa abordagem fornece um grande acesso e maximiza a visualização da forma e do contorno do osso alveolar (Figuras 13.43 a 13.46).

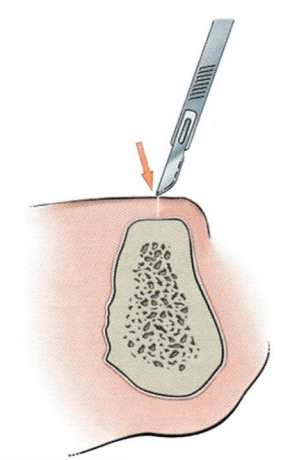

Figura 13.43

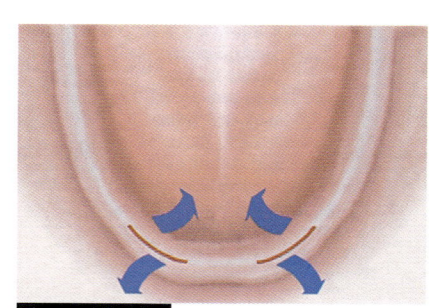

Figura 13.44

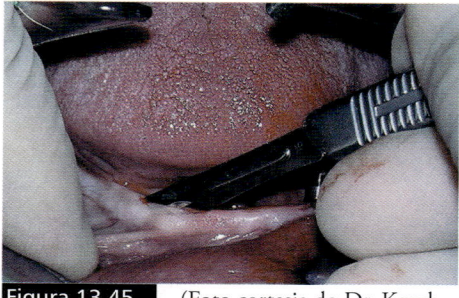

Figura 13.45 (Foto cortesia do Dr. Kaveh Seyedan.)

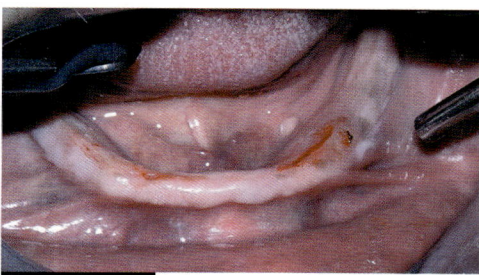

Figura 13.46 (Foto cortesia do Dr. Kaveh Seyedan.)

Ao realizar uma cirurgia com retalho, com base no desenho do campo cirúrgico, iniciar o processo de perfuração antes ou depois de rebater o retalho. Caso o guia cirúrgico tenha sido confeccionado com base no modelo da crista alveolar e se encaixe sobre a gengiva, iniciar a perfuração antes de rebater o retalho. Do contrário, após rebater o retalho não será possível inserir o guia cirúrgico de forma estável. Com esse tipo de guia, inseri-lo na boca do paciente, marcar a localização de cada implante utilizando uma broca inicial de 2 mm e perfurar através da gengiva e do osso. A velocidade da broca deve ser estabelecida em 1.000 rpm, sob constante irrigação. Caso o guia cirúrgico tenha sido confeccionado com base na TC e se encaixe sobre o osso alveolar, primeiro rebater o retalho, tendo certeza de que o guia se encaixa perfeitamente sobre o osso, e então iniciar o processo de perfuração.

- *Realizando uma técnica sem retalho:* Essa abordagem minimiza os sintomas e as complicações pós-operatórias, não havendo necessidade de sutura.

Para realizar uma cirurgia sem retalho, marcar a localização dos implantes sobre a gengiva e usar um *punch* tecidual para cortar uma porção circular de gengiva e obter acesso ao osso alveolar (Figura 13.47).

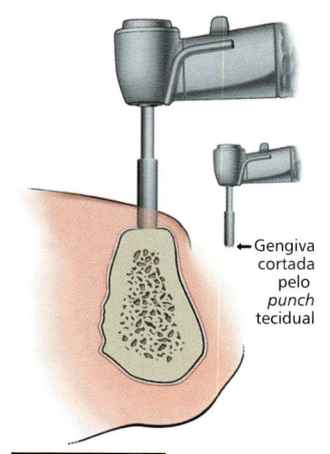

Figura 13.47

3: Marcando o osso

Utilizar a broca cirúrgica esférica ou a broca inicial de 1,6 mm para marcar a localização do implante. Ao utilizar a broca inicial em osso de qualidade D2 e D3, recomenda-se penetrar 3 mm menos do que o comprimento desejado para o implante. Ao colocar o implante em osso de qualidade D1, preparar a perfuração com o comprimento integral, que é igual ao comprimento do implante desejado (Figuras 13.48 e 13.49).

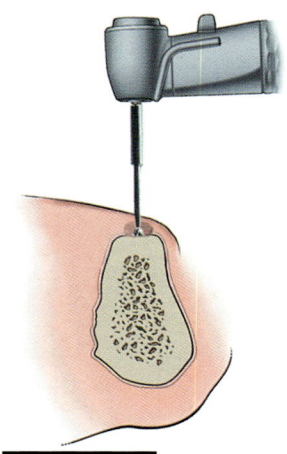

Figura 13.48

Figura 13.49

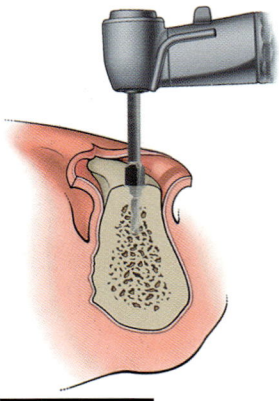

Figura 13.51

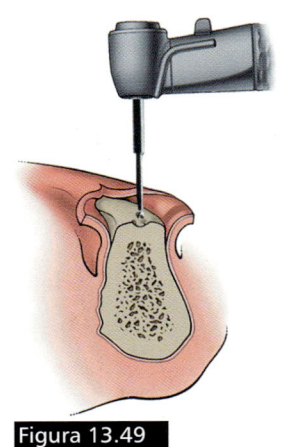

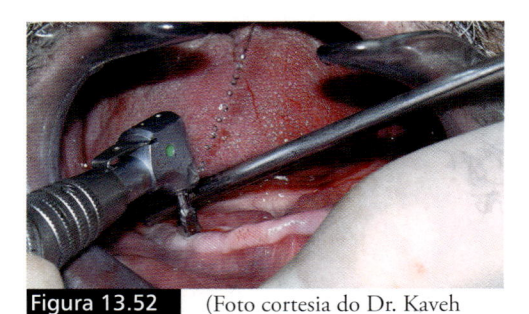

4: Preparando a perfuração

Utilizar a broca híbrida piloto/*countersink* (escareador) e finalizar o preparo da osteotomia. O comprimento da parte piloto da broca híbrida é igual ao comprimento da porção paralela do implante, o que significa que a porção cônica do implante irá se autorrosquear no osso. Essa abordagem maximiza a estabilidade primária do implante em osso de qualidade D2 e D3. A parte *countersink* da broca híbrida cria uma plataforma sobre a crista alveolar, sobre a qual se assentará a porção inferior do componente fêmea do implante. Ao colocar o implante em osso de qualidade D1, após usar a broca híbrida, estender a profundidade da perfuração até o comprimento total do implante e usar um macho de rosca para criar a forma rosqueada no interior da perfuração (Figuras 13.50 a 13.60).

Figura 13.52 (Foto cortesia do Dr. Kaveh Seyedan.)

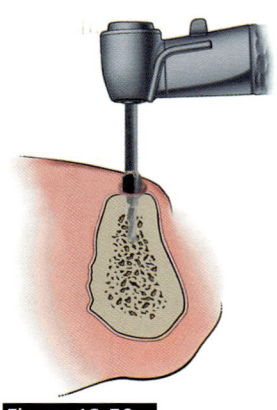

Figura 13.50

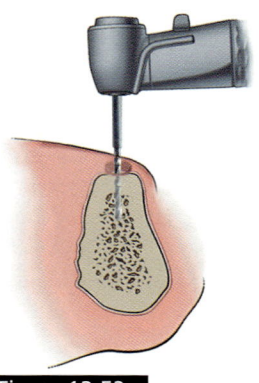

Figura 13.53

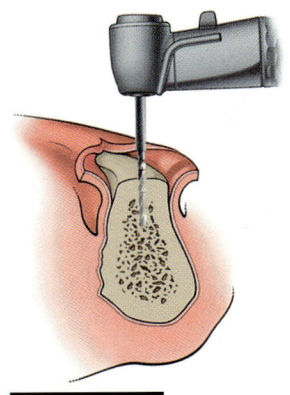

Overdentures sobre implantes: manual clínico e laboratorial 203

Figura 13.54

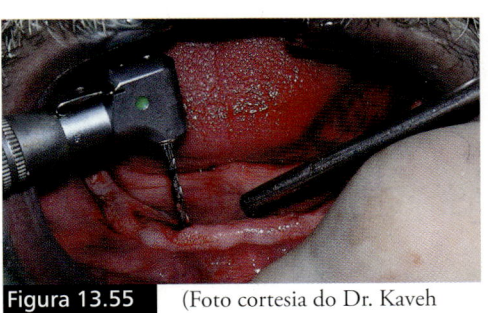

Figura 13.57

Figura 13.55 (Foto cortesia do Dr. Kaveh Seyedan.)

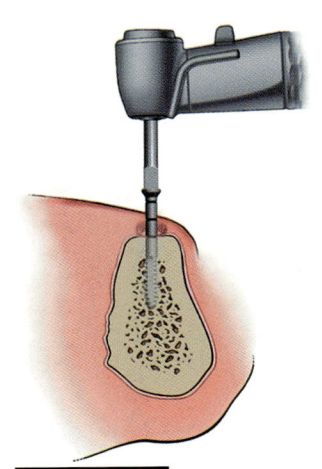

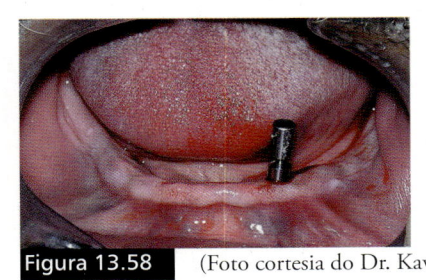

Figura 13.58 (Foto cortesia do Dr. Kaveh Seyedan.)

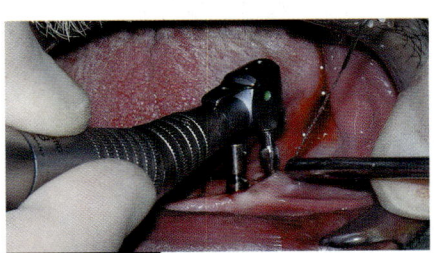

Figura 13.59 (Foto cortesia do Dr. Kaveh Seyedan.)

Figura 13.56

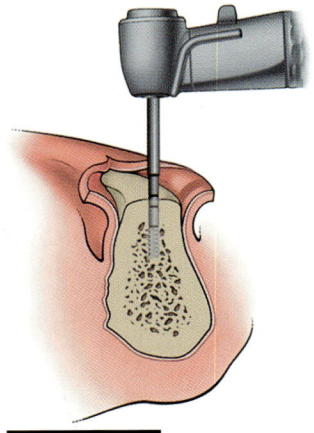

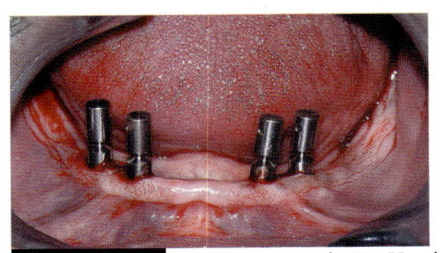

Figura 13.60 (Foto cortesia do Dr. Kaveh Seyedan.)

5: Colocação do implante

Medir a espessura da gengiva. Com base nessa medida, selecionar um implante com a altura adequada do pescoço gengival. Certificar-se de que o componente fêmea do implante sempre fique acima da gengiva. Todas as roscas devem estar completamente inseridas no osso.

- *Colocação mecânica:* Retirar o implante de seu invólucro utilizando a chave de mão e começar a parafusar o implante na perfuração. Inserir o adaptador para peça de mão no contra-ângulo cirúrgico e continuar parafusando o implante na perfuração. Utilizar velocidade de 10 a 15 rpm, sob irrigação (Figuras 13.61 a 13.67).

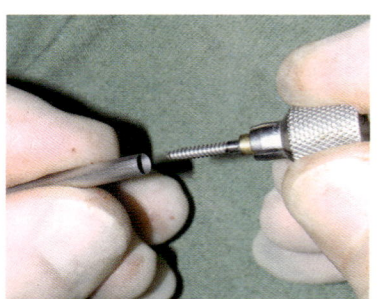

Figura 13.61 (Foto cortesia do Dr. Kaveh Seyedan.)

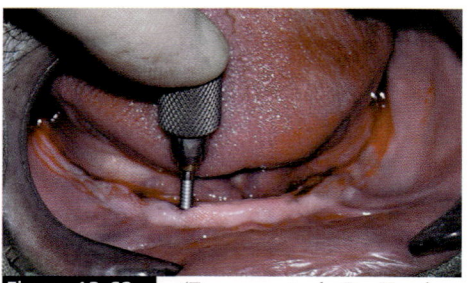

Figura 13.62 (Foto cortesia do Dr. Kaveh Seyedan.)

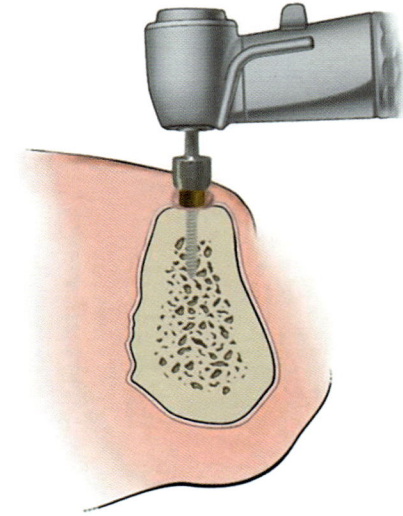

Figura 13.63

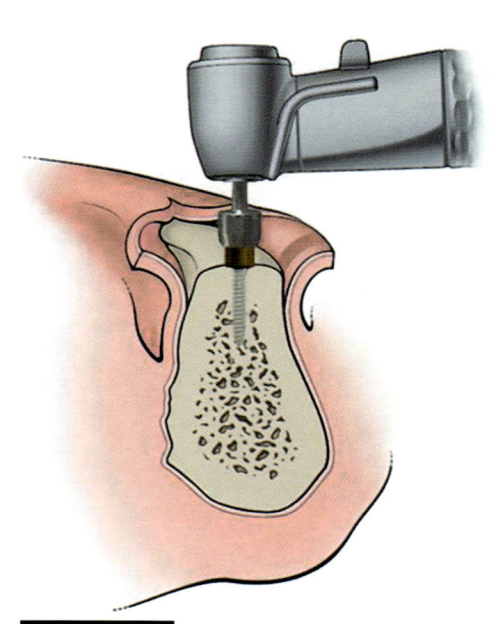

Figura 13.64

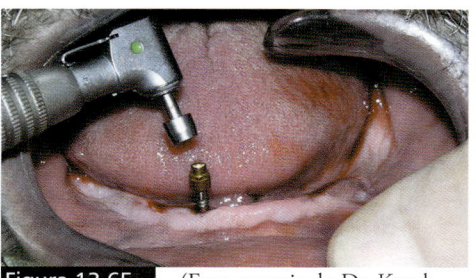

Figura 13.65 (Foto cortesia do Dr. Kaveh Seyedan.)

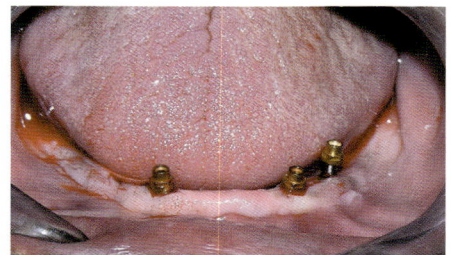

Figura 13.68 (Foto cortesia do Dr. Kaveh Seyedan.)

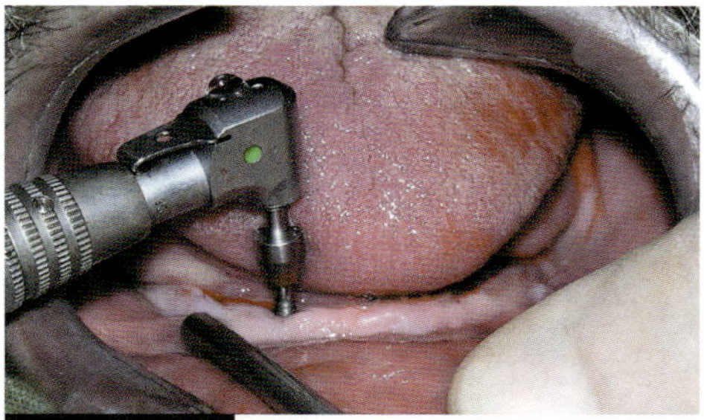

Figura 13.66 (Foto cortesia do Dr. Kaveh Seyedan.)

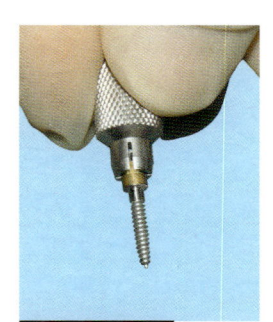

Figura 13.69 (Foto cortesia do Dr. Kaveh Seyedan.)

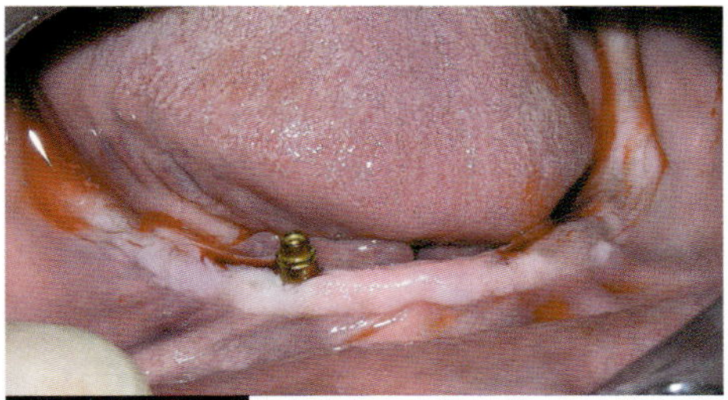

Figura 13.67 (Foto cortesia do Dr. Kaveh Seyedan.)

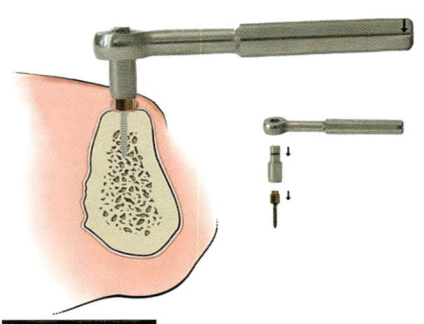

Figura 13.70

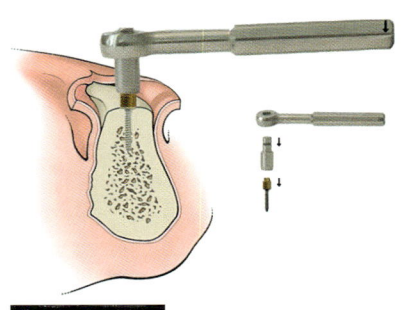

Figura 13.71

- *Colocação manual:* Retirar o implante da embalagem utilizando a chave de mão. Colocar o implante na perfuração e parafusá-lo manualmente até que fique estável. A seguir, inserir o adaptador na catraca e remover a chave de mão. Usar a catraca para levar o implante até sua posição final.

Observação: Tomar cuidado para não aplicar torque excessivo, pois pode ocorrer erosão ou necrose óssea por pressão (Figuras 13.68 a 13.75).

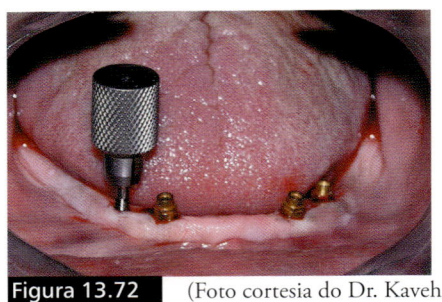

Figura 13.72 (Foto cortesia do Dr. Kaveh Seyedan.)

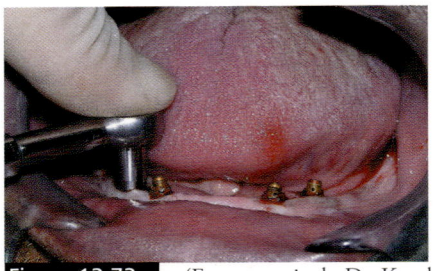

Figura 13.73 (Foto cortesia do Dr. Kaveh Seyedan.)

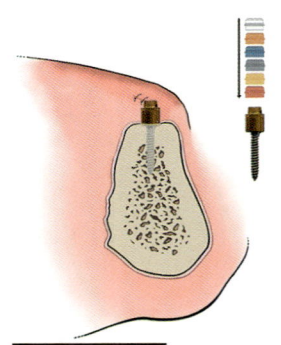

Figura 13.74

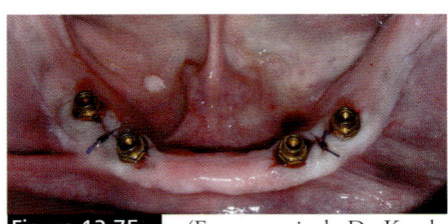

Figura 13.75 (Foto cortesia do Dr. Kaveh Seyedan.)

Passos protéticos

Procedimento no consultório

1. Usar uma broca *carbide* esférica grande de laboratório para cortar um orifício na base da prótese, exatamente sobre cada implante ERA. Continuar o orifício em direção ao flanco lingual e criar uma janela. Essa abertura deve ser grande o suficiente para inserir um soquete metálico pré-carregado sobre o encaixe fêmea sem que haja contato entre ele e a base da prótese (Figuras 13.76 a 13.79).

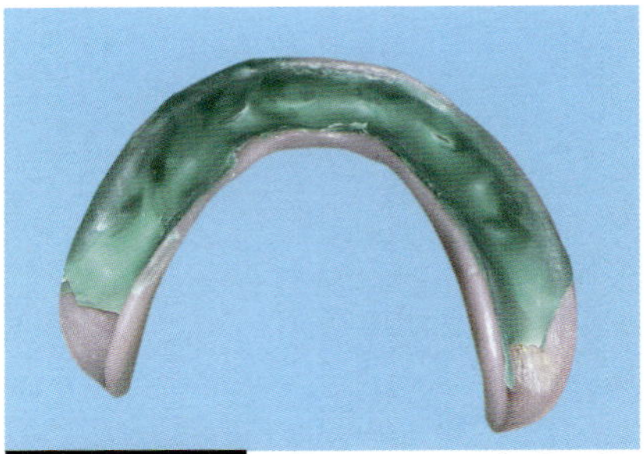

Figura 13.76 (Foto cortesia do Dr. Kaveh Seyedan.)

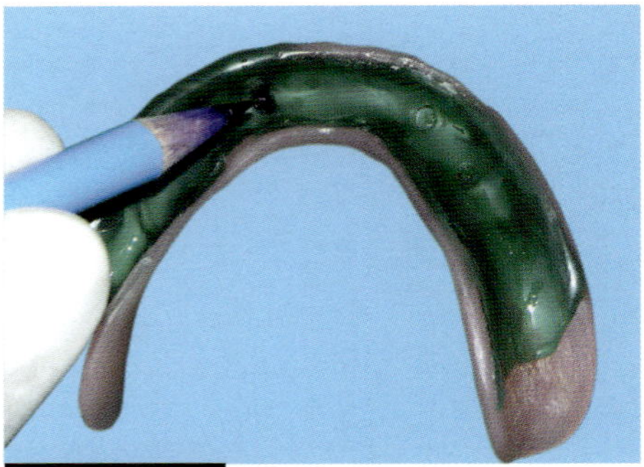

Figura 13.77 (Foto cortesia do Dr. Kaveh Seyedan.)

Figura 13.78 (Foto cortesia do Dr. Kaveh Seyedan.)

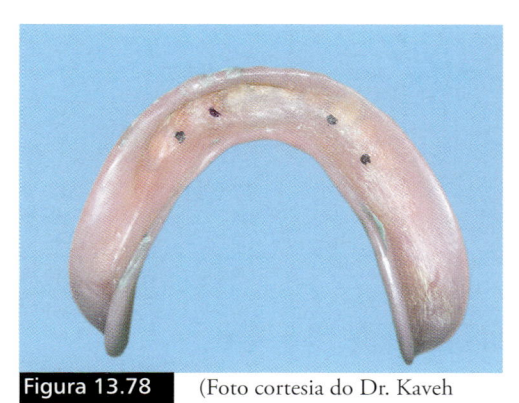

Figura 13.79 (Foto cortesia do Dr. Kaveh Seyedan.)

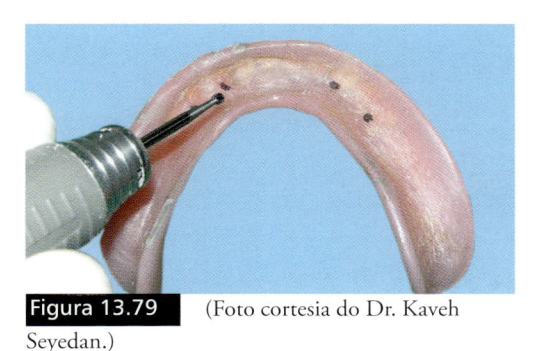

2. Prender um macho preto, que já vem colocado no soquete metálico, em cada encaixe fêmea. Bloquear os pontos da sutura (caso tenha sido utilizada uma técnica de retalho) e quaisquer superfícies expostas do componente fêmea ou outras retenções potenciais com pequenos pedaços de lençol de borracha (Figuras 13.80 e 13.81).

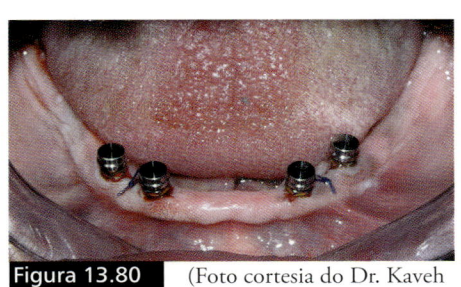

Figura 13.80 (Foto cortesia do Dr. Kaveh Seyedan.)

Figura 13.81 (Foto cortesia do Dr. Kaveh Seyedan.)

3. Inserir a prótese e verificar se não há contato entre os componentes fêmea e a base da prótese. Caso haja interferência, desgastar o acrílico da base (Figura 13.82).

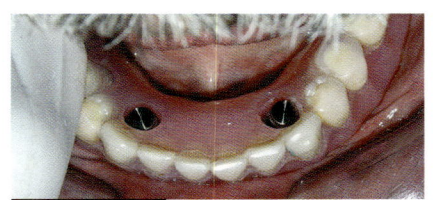

Figura 13.82 (Foto cortesia do Dr. Kaveh Seyedan.)

4. Aplicar acrílico autopolimerizável ao redor e sobre cada soquete metálico, bem como dentro de cada orifício da base da prótese. Assegurar-se de que a retenção externa dos soquetes metálicos esteja completamente coberta por acrílico. Inserir a prótese na boca do paciente sobre os encaixes e guiá-lo em máxima intercuspidação, mas sem permitir que ele feche firmemente a boca. Isso poderia causar o posicionamento inadequado dos machos em relação às fêmeas (Figuras 13.83 e 13.84).

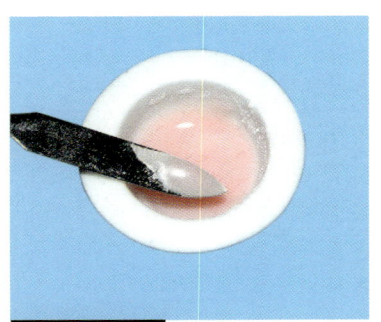

Figura 13.83 (Foto cortesia do Dr. Kaveh Seyedan.)

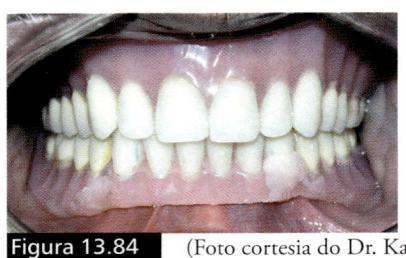

Figura 13.84 (Foto cortesia do Dr. Kaveh Seyedan.)

5. Após a polimerização do acrílico, remover a prótese, preencher os espaços vazios remanescentes com acrílico e dar acabamento e polimento à prótese (Figura 13.85).

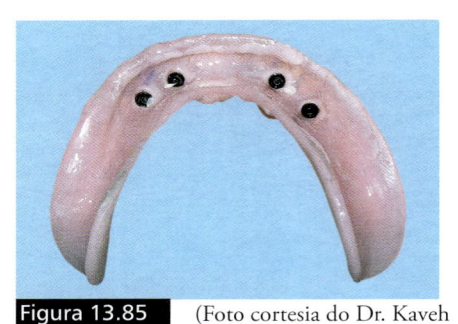

Figura 13.85 (Foto cortesia do Dr. Kaveh Seyedan.)

6. Substituir cada encaixe macho em *nylon* preto por um macho branco. Como o macho final é 0,4 mm mais baixo (pelo lado interno) do que o macho preto, isso cria resiliência vertical para a prótese. Caso o paciente deseje retenção adicional, trocar o macho branco por um laranja aproximadamente oito semanas após a colocação dos implantes. Utilizar os componentes macho azuis, cinzas, amarelos ou vermelhos, conforme necessário (Figuras 13.86 a 13.89).

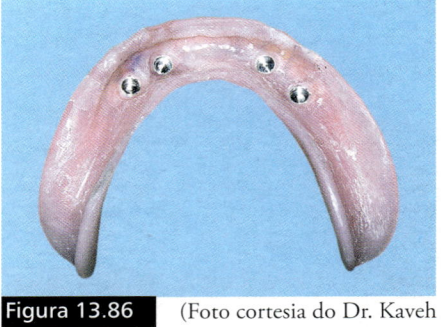

Figura 13.86 (Foto cortesia do Dr. Kaveh Seyedan.)

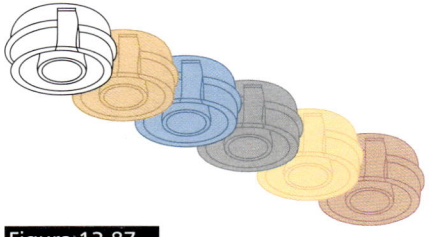

Figura 13.87

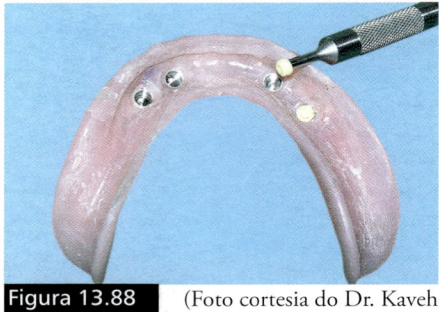

Figura 13.88 (Foto cortesia do Dr. Kaveh Seyedan.)

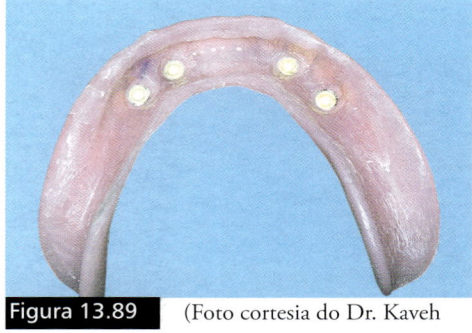

Figura 13.89 (Foto cortesia do Dr. Kaveh Seyedan.)

7. Verificar a oclusão e realizar quaisquer ajustes oclusais por ventura necessários (Figura 13.90).

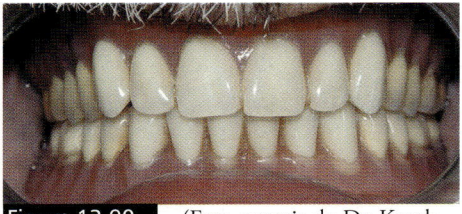

Figura 13.90 (Foto cortesia do Dr. Kaveh Seyedan.)

Trocando o componente macho ERA

Observação: É necessário possuir um *kit* de instrumentos (broca de corte central e instrumento de inserção) para o cirurgião-dentista trocar os machos ERA.

1. Utilizar uma broca de corte central e uma peça de mão em baixa rotação para cortar o macho em *nylon* e retirá-lo do soquete metálico em baixa rpm. Empregar um ciclo de cortes curtos e movimentos para dentro e para fora. Pressione para dentro durante 1 segundo por vez. Verificar se o centro foi removido. O centro deve permanecer no interior da broca e pode ser removido dali deslizando-se uma lâmina fina ao longo da ranhura lateral da broca (Figuras 13.91 e 13.92).
2. Usar uma sonda exploradora para empurrar o anel remanescente para o espaço vazio criado pela remoção do centro e, então, retirá-lo (Figuras 13.93 e 13.94).

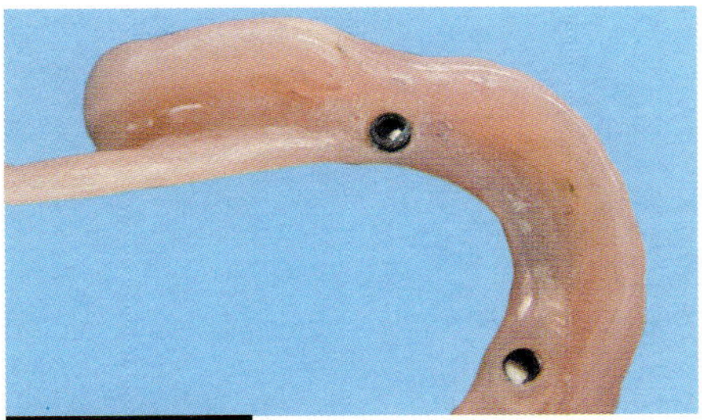

Figura 13.91 (Foto cortesia do Dr. Kaveh Seyedan.)

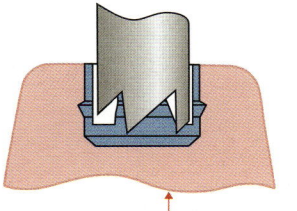

Secção transversal da base da prótese
Figura 13.92

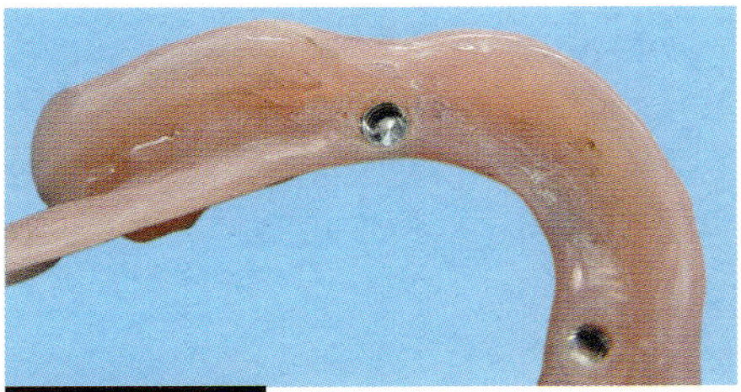

Figura 13.93 (Foto cortesia do Dr. Kaveh Seyedan.)

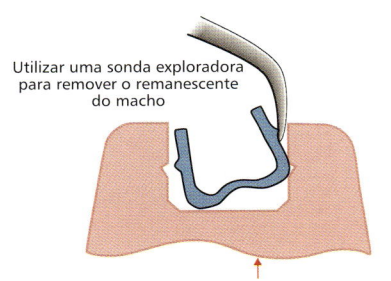

Utilizar uma sonda exploradora para remover o remanescente do macho

Secção transversal da base da prótese
Figura 13.94

3. Acomodar um novo componente macho no instrumento de inserção. Empurrar firmemente o novo componente para dentro do soquete metálico até que ele se encaixe perfeita e seguramente no lugar (Figuras 13.95 e 13.96).

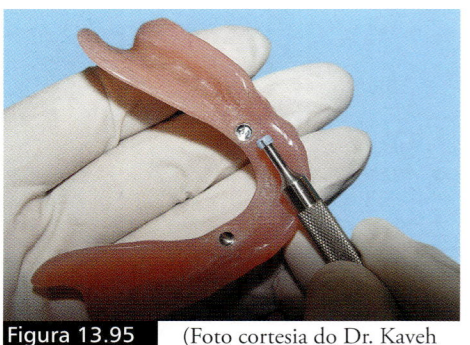

Figura 13.95 (Foto cortesia do Dr. Kaveh Seyedan.)

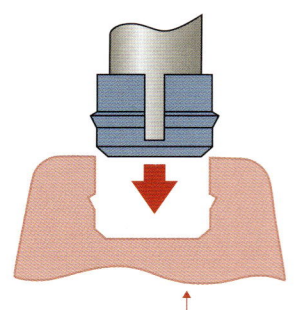

Secção transversal da base da prótese
Figura 13.96

Existem muitas filosofias diferentes no que diz respeito à forma de estabelecer a cobrança das consultas dos pacientes que se submetem ao tratamento com implantes para *overdentures*. Um tema que parece estar em todos esses métodos é a cobrança de um terço do valor que é pedido por um implante tradicional. Quando usados juntamente com os implantes tradicionais, essa quantia adicional pode ser relativamente fácil de justificar, devido às inúmeras vantagens. Se utilizados isoladamente, o preço mais baixo pode ser usado para estimular mais pacientes a aceitar esse tipo de tratamento. Um número significativo de pacientes que, de outra forma, poderia decidir contra o tratamento com implantes devido ao preço ou ao medo de cirurgias complicadas, poderá aceitar o procedimento de implantes para *overdenture*. Isso não apenas irá prover uma nova fonte de renda para a clínica, mas também irá gerar, inclusive, entradas a partir de outros procedimentos. Pacientes felizes com o resultado de seus implantes para *overdenture* mais provavelmente decidirão realizar uma reabilitação mais complicada com implantes.

LEITURAS RECOMENDADAS

Ahn, M. R., An, K. M., Choi, J. H., & Sohn, D. S. (2004). Immediate loading with mini dental implants in the fully edentulous mandible. *Implant Dentistry*, Dec, 13(4), 367–72.

Bulard, R. A. (2001). Mini dental implants: enhancing patient satisfaction and practice income. *Dentistry Today*. Jul, 20(7), 82–5.

Bulard, R. A. (2002). Mini implants. Part I. A solution for loose dentures. *Journal of the Oklahoma Dental Association*, 93(1), 42–6.

Glauser, R., Schupbach, P., Gottlow, J.,&Hammerle, C. H. (2005). Periimplant soft tissue barrier at experimental one-piece mini-implants with different surface topography in humans: A light-microscopic overview and histometric analysis. *Clinical Implant Dentistry & Related Research*, 7 (supplement 1), S44–51.

Hubbard, L. G. (2005). Many problems, mini solutions. *Dentistry Today*, Mar, 24(3), 104, 106–7.

Kanie, T., Nagata, M.,&Ban, S. (2004). Comparison of the mechanical properties of 2 prosthetic miniimplants. *Implant Dentistry*, Sep, 13(3), 251–6.

Kitai, N., Yasuda, Y., & Takada, K. (2002). A stent fabricated on a selectively colored stereolithographic model for placement of orthodontic mini-implants. *International Journal of Adult Orthodontics and Orthognathic Surgery*, 17(4), 264–6.

Mazor, Z., Steigmann M., Leshem, R., & Peleg, M. (2004). Mini-implants to reconstruct missing teeth in severe ridge deficiency and small interdental space: a 5-year case series. *Implant Dentistry*, Dec, 13(4), 336–41.

Morea, C., Dominguez, G.C., Wuo Ado V., Tortamano, A. (2005). Surgical guide for optimal positioning of mini-implants. *Journal of Clinical Orthodontics*, May, 39(5), 317–213.

Shatkin, T. E., Shatkin S., Oppenheimer, A. J., & Oppenheimer, B. D. (2003). A simplified approach to implant dentistry with mini dental implants. *Alpha Omegan*, Oct, 96(3), 7–15.

Tri mini-transitional implants the ultimate immediate loading implant for transitional or long-term use. (2003). *Journal of the Irish Dental Association*, 49(2), 75.

14
Abordagens quanto à Carga para *Overdentures* Inferiores sobre Implantes

Dittmar May
George Romanos
Hamid R. Shafie

PERÍODO DE CICATRIZAÇÃO ANTES DA CARGA

Originalmente, o período de espera recomendado entre a colocação dos implantes e a colocação de carga era de 12 semanas. Recentemente, entretanto, os fabricantes e os cirurgiões-dentistas chegaram à conclusão de que é aceitável, de modo geral, aplicar carga prematuramente nos implantes, esplintados ou não, utilizados para *overdentures* inferiores.

TRÊS CONCEITOS DA CARGA PREMATURA

Carga prematura

Carga prematura significa a inserção da prótese antes de 12 semanas – normalmente mais do que uma semana, mas dentro do período de 20 a 28 dias após a colocação dos implantes.

Carga progressiva

Carga progressiva significa um aumento gradual na aplicação das forças funcionais sobre os implantes-suporte, independentemente de serem intencionais com a prótese durante a mastigação, ou de forma não intencional por meio de forças aplicadas pelas estruturas anatômicas adjacentes ou de cargas parafuncionais.

Carga imediata

Carga imediata significa que a totalidade das cargas oclusais e incisais é aplicada sobre os implantes-suporte com a *overdenture* no mesmo dia da colocação dos implantes ou nos primeiros dias após a cirurgia.

FATORES CRÍTICOS PARA DETERMINAR A ESTRATÉGIA DE CARGA

- Estabilidade primária do implante
- Qualidade óssea
- Técnica cirúrgica
- Comprimento do implante
- Superfície do implante
- Características de desenho do implante

IMPORTANTES FATORES INDICADORES DO SUCESSO DE IMPLANTES COM CARGA PREMATURA

- Prótese plenamente funcional sem qualquer desconforto
- Ausência de alterações nas sensações do paciente
- Ausência de infecção
- Ausência ou mínima perda óssea marginal
- Estabilidade dos implantes

A carga prematura pode ser bem-sucedida utilizando implantes com características superficiais como o preparo com máquina, mas é preferível utilizar implantes com características mais avançadas como SLA, TiUnite, RBT e assim por diante. Essas novas gerações de preparo de superfície propiciam uma cicatrização óssea mais rápida e uma maior interface implante-osso.

O conceito de substituição imediata dos dentes em pacientes totalmente edêntulos foi a linha de frente das pesquisas em implantodontia clínica durante mais de 20 anos. Atualmente, a carga imediata, bem como a carga prematura dos implantes colocados na mandíbula totalmente edêntula, tornou-se um protocolo de tratamento muito popular.

Os pré-requisitos mais importantes para os procedimentos bem-sucedidos de função imediata parecem ser a obtenção da estabilidade inicial do implante e o controle das forças de carga imediata direcionadas para o implante. A estabilidade inicial é conseguida pelas imbricações biomecânicas do implante no osso circundante e é necessária para evitar micromovimentos na interface durante o período inicial de cicatrização. Acredita-se que as características de superfície dos implantes influenciem a cicatrização óssea e a estabilidade do implante ao longo do tempo. Para otimizar a cicatrização óssea inicial, especialmente em situações de osso menos denso, o uso de implantes com características de superfície e desenho da rosca melhorados irá ajudar na estabilidade primária e obter estabilidade secundária mais rapidamente do que o uso de superfícies apenas tratadas por máquinas, tudo por meio de uma maior resposta do osso às superfícies mais avançadas.

Lederman demonstrou, em 1979, que uma *overdenture* pode ser inserida sobre um sistema de encaixe tipo barra suportado por quatro implantes na mandíbula edêntula imediatamente após a cirurgia, obtendo, eventualmente, osseointegração bem-sucedida, bem como uma *overdenture* sobre implantes completamente funcional. No entanto, a confecção de uma *overdenture* imediata sobre barra envolve procedimentos e custos laboratoriais consideráveis. Além disso, há um intervalo de 12 a 24 horas entre a cirurgia e a entrega da *overdenture*.

Alguns fabricantes de implantes desenvolveram subestruturas metálicas fresadas por computador muito sofisticadas, assim como guias cirúrgicos correspondentes para *overdentures* de carga imediata parafusadas sobre implantes. Os pontos negativos dessa técnica são o alto custo da *overdenture*, os passos cirúrgicos complexos e a necessidade de utilizar equipamentos muito sofisticados para produzir esse tipo de prótese, o que exige treinamento e especialização muito grandes.

VANTAGENS DOS CASOS DE *OVERDENTURES* SOBRE IMPLANTES DE CARGA IMEDIATA

- Reduz a duração do tratamento e a frequência das consultas
- Reduz o tempo de cadeira para o dentista, o que diminui as despesas
- Não necessita de segundo estágio cirúrgico
- Reduz o estresse e a ansiedade do paciente devido ao processo do tratamento
- Beneficia psicologicamente o paciente

REQUISITOS IMPORTANTES PARA O PROTOCOLO DE TRATAMENTO

- Protocolo de tratamento aplicável para pacientes geriátricos
- Tempo total de tratamento reduzido
- Alta estabilidade primária dos implantes
- Imobilização dos implantes imediatamente após a cirurgia
- Suficiente qualidade do osso no leito do implante
- Passos clínicos e laboratoriais simples, utilizando componentes pré-fabricados, bem como técnicas de consultório
- Possibilidade de uso de um sistema de implante que ofereça múltiplas aplicações clínicas
- Facilidade de alterar a estratégia de tratamento para o protocolo de tratamento convencional
- Boa cooperação do paciente

CONCEITO SYNCONE®

Há muito existem relatos de que as próteses totais podem ser retidas por coroas telescópicas. Entretanto, os altos custos e os procedimentos laboratoriais extensos necessários para a confecção de coroas telescópicas minimizaram a aplicação desse conceito. O sistema SynCone® é uma técnica inovadora de coroas telescópicas que combina precisão técnica com baixo custo. Ele foi desenvolvido por May e Romanos (2000) e tem sido utilizado especificamente para a carga imediata com implantes bucais na região anterior da mandíbula. Para esse conceito, foi utilizado o sistema de implantes Ankylos® (Friadent, Dentsply, Mannheim, Alemanha).

Vantagens das técnicas de coroas telescópicas

- Excelente imobilização tridimensional da restauração
- Força de liberação definida
- Flexibilidade do desenho
- Ótimo acesso para a higiene

O protocolo de tratamento descrito aqui se baseia em quatro implantes colocados entre os forames mandibulares e no emprego de pilares SynCone® cônicos de 4 graus. Não existem dados de estudos em longo prazo sobre o uso de um número maior ou menor de implantes e dos pilares SynCone® na maxila. Não é recomendado se desviar do protocolo a seguir quando o planejamento inclui carga sobre os implantes imediatamente após sua colocação.

Seleção do paciente

A seleção de pacientes que apresentem boas condições de saúde geral e sejam cooperadores é muito importante. O candidato para essa opção de tratamento deve ter pelo menos 12 a 14 mm de altura óssea na região anterior da mandíbula. A largura da crista alveolar e a qualidade óssea são de grande importância, a fim de conseguir alta estabilidade primária.

Passos pré-cirúrgicos

1. Confeccionar uma prótese total ideal, com perfeita adaptação aos tecidos. No entanto, evitar a sobre-extensão das bordas e flancos, já que isso pode impedir a *overdenture* de se encaixar perfeitamente sobre o sistema de encaixe telescópico.
2. Confeccionar um guia cirúrgico preciso por meio da duplicação da prótese final confeccionada.
3. Inserir tubos guias de titânio no guia cirúrgico. Esses tubos devem ser paralelos entre si para assegurar o paralelismo da trajetória dos implantes-suporte.

Passos cirúrgicos

1. Após administrar o anestésico local por infiltração, realizar duas incisões na crista, 3 mm para distal da linha média. O tecido intocado entre as incisões reduz o risco de deiscência (Figuras 14.1 e 14.2).

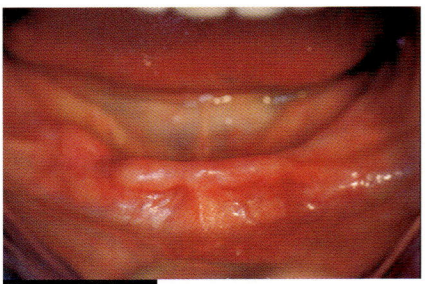

Figura 14.1

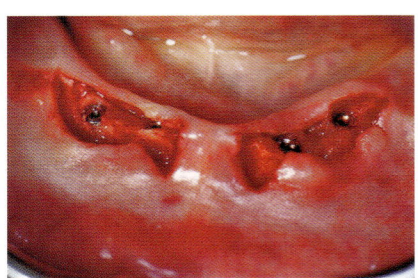

Figura 14.2

2. Liberar o retalho e observar a crista do rebordo alveolar. Se necessário, utilizar uma broca cirúrgica esférica para realizar uma leve alveoloplastia, a fim de nivelar a crista (Figura 14.3).

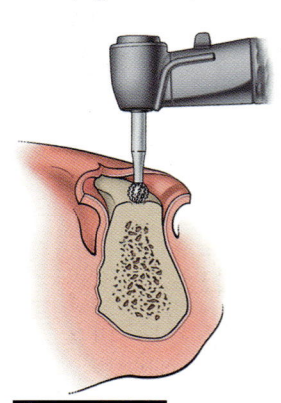

Figura 14.3

3. Utilizar o guia cirúrgico e a broca em espiral correspondente para estabelecer a trajetória dos implantes-suporte (Figuras 14.4 e 14.5).

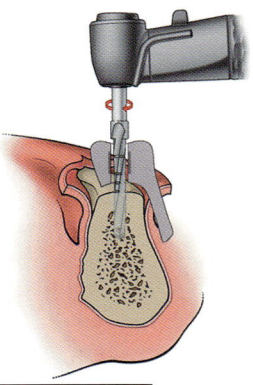

Figura 14.4

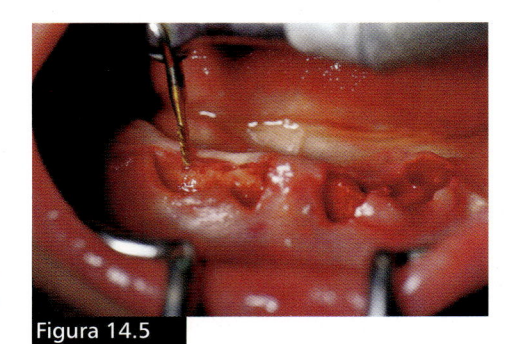

Figura 14.5

4. Continuar com a próxima broca para alargar a perfuração. A profundidade da perfuração deve permitir que o implante seja colocado um pouco abaixo da crista do rebordo (Figura 14.6).

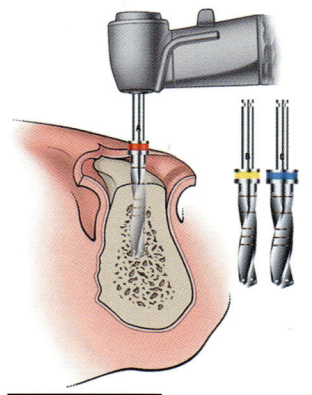

Figura 14.6

5. Selecionar o alargador cônico para osso correspondente para o implante Ankylos®. Montar o alargador na catraca manual e iniciar o alargamento da perfuração. O alargador não possui extremidade cortante. Assim, não irá alterar a profundidade da perfuração, mas a deixará com formato cônico. Esse processo deve ser feito com leve pressão para evitar necrose (Figura 14.7).

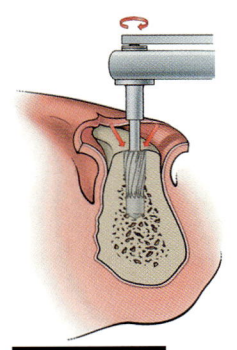

Figura 14.7

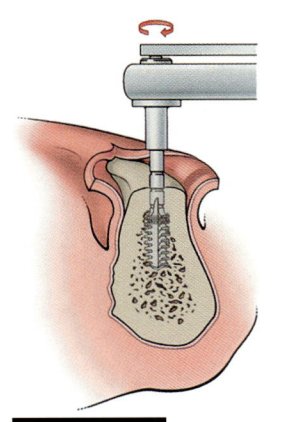

Figura 14.8

solução salina e utilizar novamente o macho de rosca (Figuras 14.9 e 14.10).

6. Após ampliar a perfuração, a borda superior do alargador deve estar aproximadamente 0,5 mm abaixo da crista do rebordo. Caso não fique abaixo da crista, a perfuração deve ser aprofundada com a última broca-piloto. Depois de aprofundar a perfuração, realizar os passos remanescentes.
7. Selecionar o macho de rosca apropriado de acordo com o implante Ankylos®. Montá-lo na catraca manual e iniciar a confecção da rosca na perfuração. Logo que o macho de rosca chegar ao fundo, parar o movimento. Do contrário, todas as roscas formadas serão raspadas (Figura 14.8).
8. Usar a chave manual para levar o implante para dentro da perfuração. O comprimento mínimo do implante deve ser de 11 a 14 mm. Colocar o implante na perfuração até que a borda inferior do pescoço polido encoste no osso. Caso o movimento de inserção se torne muito difícil e pare antes de chegar na posição correta, retirar novamente o implante, lavar a perfuração com

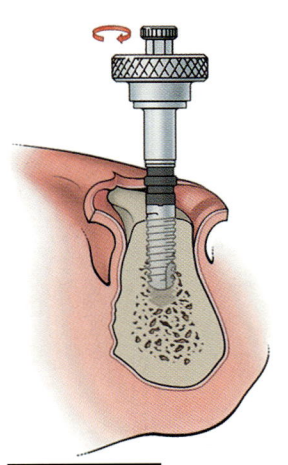

Figura 14.9

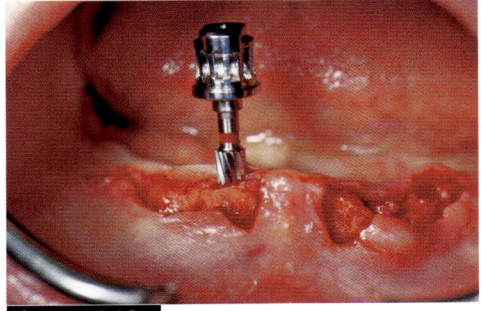

Figura 14.10

9. Remover a chave manual e levar o implante até sua posição final com a catraca (Figuras 14.11 e 14.12).

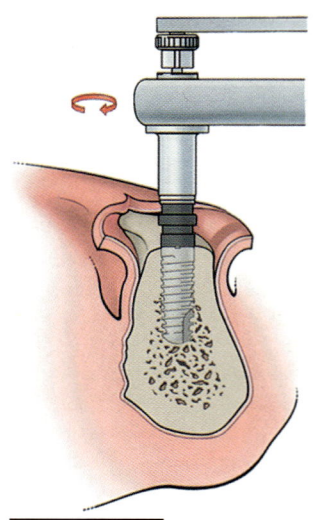

Figura 14.11

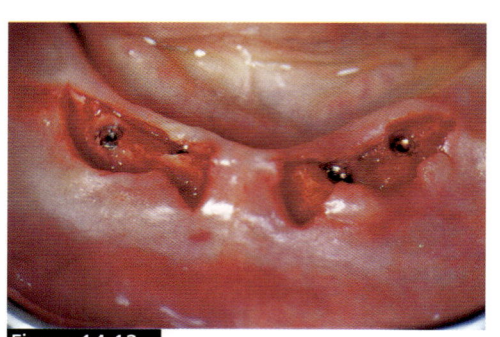

Figura 14.12

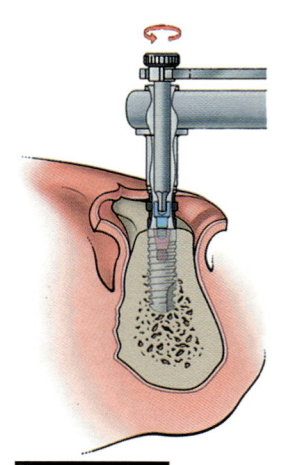

Figura 14.13

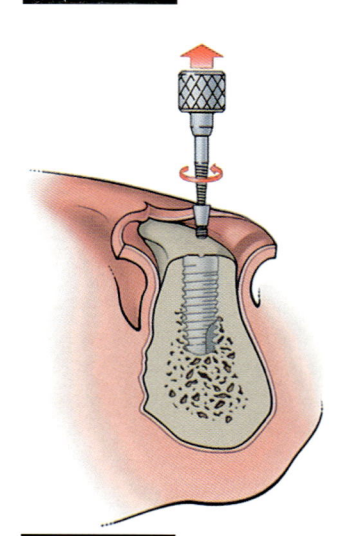

Figura 14.14

Observação: Em osso de qualidade D1, parafusar o implante lentamente para eliminar a possibilidade de superaquecimento e necrose por pressão.

10. Remover o montador e o parafuso tapa-implante (Figuras 14.13 a 14.15).

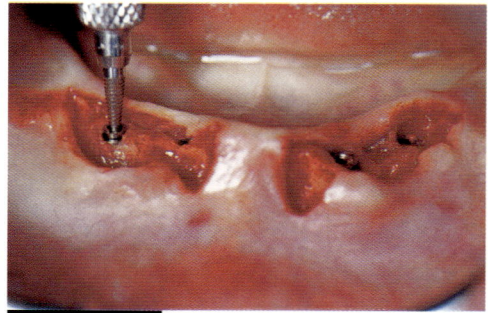

Figura 14.15

Observação: Caso o implante gire dentro da perfuração no momento da remoção do tapa-implante, ele não deve sofrer carga imediata, devendo ser mantido coberto para cicatrização para uma abordagem tardia.

Passos protéticos

1. Selecionar o pilar pré-fabricado SynCone® de 4 graus apropriado. O pilar SynCone® é comercializado em três diferentes alturas de pescoço gengival: 1,5 mm, 3 e 4,5 mm. Com base na espessura da gengiva, selecionar o pilar com o pescoço apropriado. O pilar deve ser apertado em 15 Ncm utilizando-se uma chave de torque. Antes de inserir o pilar, assegurar-se de que o orifício central do implante tenha sido lavado com solução salina e, após, seco (Figuras 14.16 a 14.18).

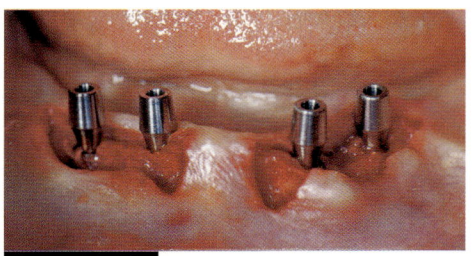

Figura 14.18

Observação: Caso haja discrepância entre as trajetórias dos implantes-suporte, usar os pilares SynCone® de 15 graus para assegurar-se de que todos os pilares estejam o mais paralelos possível. Para determinar a posição correta dos pilares, encaixar instrumentos de posicionamento com extensões sobre os pilares. Essas extensões auxiliam na visualização da orientação dos pilares. Uma das vantagens dos implantes que possuem uma conexão cônica com o pilar, como o implante Ankylos®, é a possibilidade ilimitada de alterar a orientação dos pilares. Nos sistemas com conexões implante-pilar diferentes, como em hexágono ou octógono, Camlog e Camtube, o número de superfícies planas ou de planos guia dita o número de possibilidades de posicionamento dos pilares (Figuras 14.19 e 14.20).

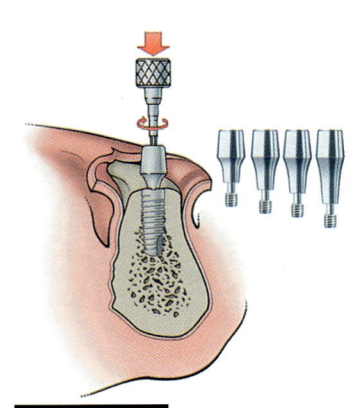

Figura 14.16

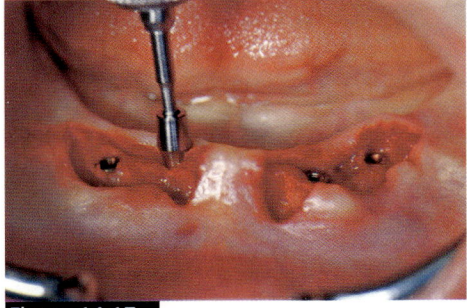

Figura 14.17

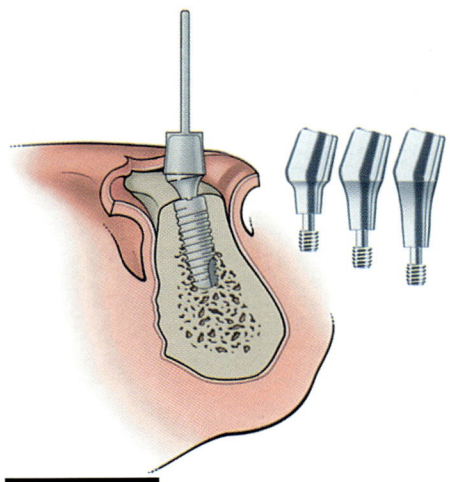

Figura 14.19

Figura 14.20

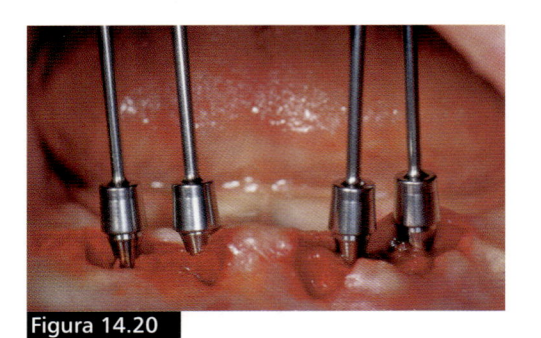

2. Suturar o tecido gengival ao redor dos pilares SynCone®. A porção transmucosa convergente dos pilares permite que a gengiva fique firmemente selada ao redor dos implantes (Figuras 14.21 e 14.22).

3. Inserir um *coping* SynCone® sobre cada um dos pilares. Os *copings* devem ser mantidos imersos em solução gelada e estéril antes da sua inserção nos pilares. Esses *copings* se ligam à porção mais superior do contorno cônico do pilar e evitam a penetração do acrílico autopolimerizável nas áreas retentivas. Entretanto, para eliminar qualquer possibilidade de entrada de acrílico na área retentiva, colocar um pequeno pedaço de lençol de borracha sobre cada pilar (Figuras 14.23 a 14.25).

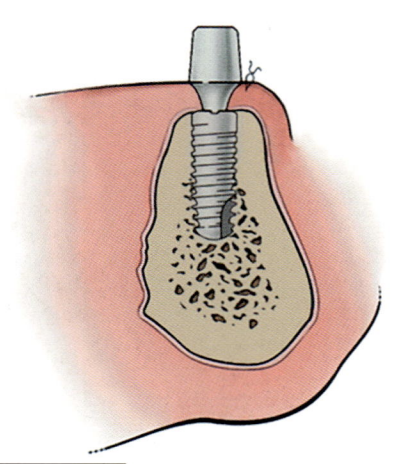

Figura 14.21

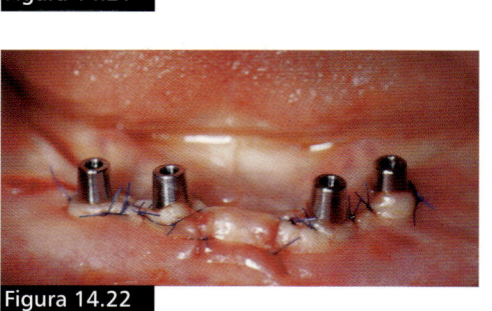

Figura 14.23

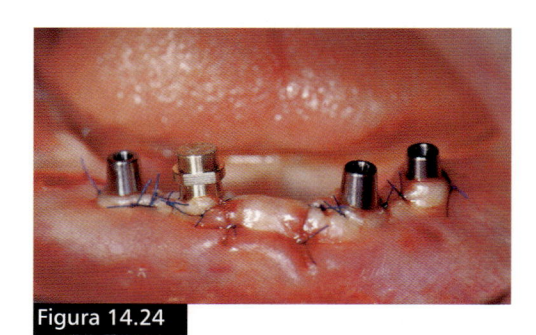

Figura 14.22

Figura 14.24

Figura 14.25

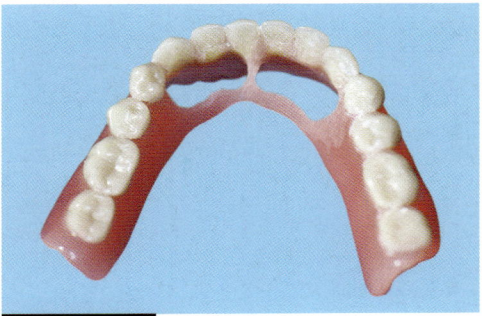

Figura 14.27

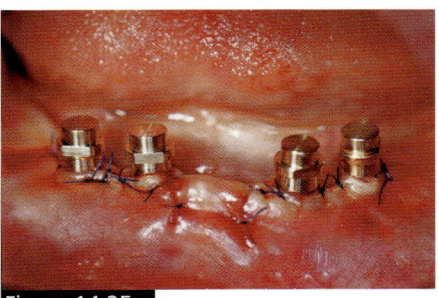

Observação: Cuidar para não deixar que o fio da sutura fique preso entre o *coping* e o pilar.

4. Iniciar o preparo da prótese cortando uma grande abertura, ou mais de uma, no flanco lingual. A abertura deve ser grande o suficiente para não permitir que haja contato entre os *copings* SynCone® e a base da prótese. No entanto, para evitar a excessiva contração de polimerização, é preciso ter muita cautela e ser conservador no desgaste da abertura. A prótese deve ter sido testada quanto à função antes de serem colocados os implantes. Uma prótese mal-adaptada não irá se encaixar perfeitamente sobre os pilares, tornando o resultado instável. Reduzir as bordas em toda a volta (Figura 14.26 e 14.27).

5. Aplicar acrílico autopolimerizável ao redor dos *copings*, bem como dentro da base da prótese. É importante que toda a superfície dos *copings* SynCone® fique inserida no acrílico. A seguir, guiar o paciente em oclusão cêntrica e pedir a ele que mantenha os dentes nessa posição, com leve pressão, até que o acrílico esteja completamente polimerizado (Figuras 14.28 a 14.30).

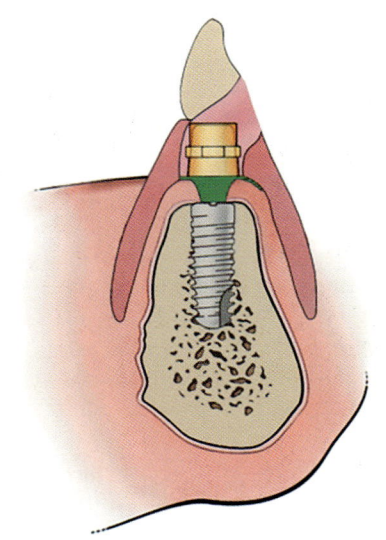

Figura 14.28

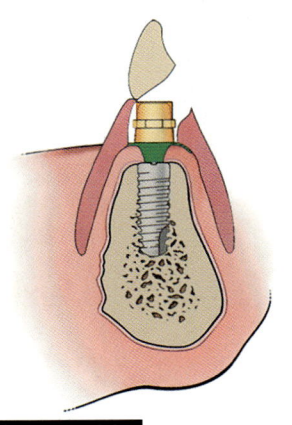

Figura 14.26

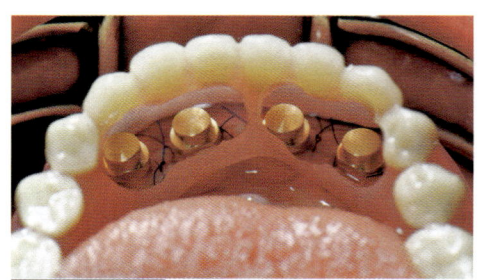

Figura 14.29

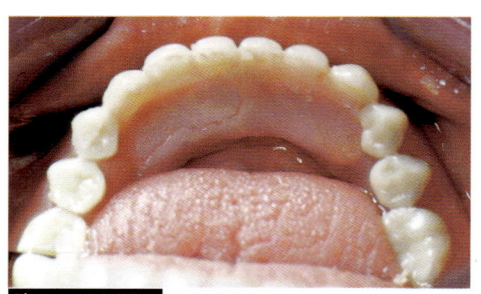

Figura 14.30

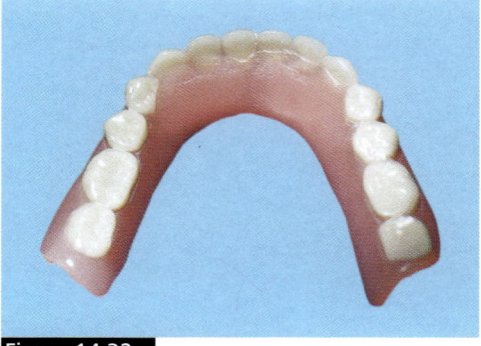

Figura 14.32

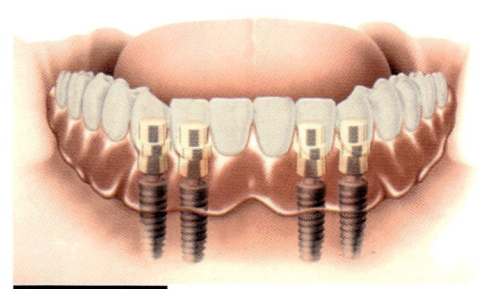

Figura 14.33

Observação: Se o paciente aplicar pressão excessiva durante esse passo, a base da prótese irá deslocar os tecidos de suporte. Após a completa polimerização e depois que o paciente aliviar a pressão, o tecido mole irá voltar à posição e empurrar a base da prótese para cima, o que resultará no desencaixe dos *copings* SynCone® de seus pilares.

6. Remover a prótese da boca do paciente após a completa polimerização, dar acabamento e polimento na área ao redor dos *copings* SynCone®. Desgastar o acrílico afastando-o 1mm das margens dos *copings* (Figuras 14.31 a 14.33).

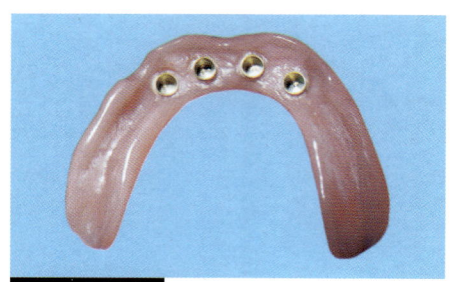

Figura 14.31

7. Verificar a oclusão em posição cêntrica e em excursões laterais.
8. Prescrever antibiótico por uma semana.

Instruções pós-operatórias para o paciente

- Não remover a *overdenture* durante uma semana.
- Comer alimentos macios durante os próximos 14 dias.
- Tomar durante uma semana o antibiótico prescrito.
- Enxaguar a boca duas vezes ao dia com solução de clorexidina.
- Retornar sete dias depois da cirurgia para a remoção da sutura.

Uma semana após a remoção da sutura, a prótese é removida da boca pela primeira vez, e o paciente deve usá-la novamente por dois períodos consecutivos de três dias. Ao final desses dois períodos, o paciente é instruído sobre a forma de manter a boa higiene bucal e sobre a manutenção da *overdenture*. Após isso, não há mais restrições quanto aos alimentos (Figuras 14.34 e 14.35).

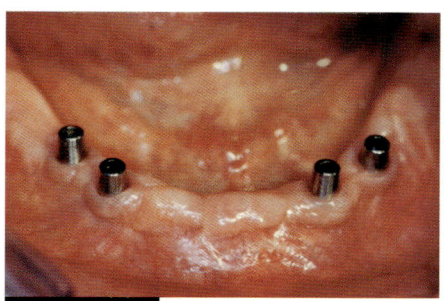

Figura 14.34

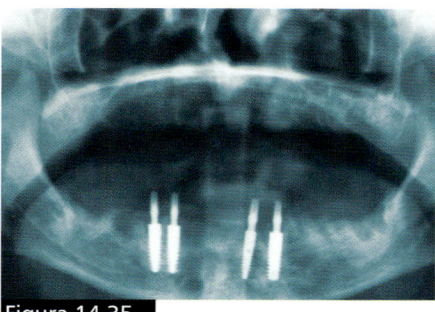

Figura 14.35

O paciente deve retornar para controle a cada seis meses. Durante a consulta de revisão, avaliar possíveis alterações no osso de suporte, no sistema de encaixe e na adaptação da base da prótese. Caso seja necessário, reembasar a base da prótese.

Com base no protocolo anterior, foram tratados 51 pacientes (idade: 65,60 +/- 8,84 anos; 204 implantes Ankylos®). Após um período médio de carga de 17,7 meses, a equipe de pesquisa encontrou sucesso cumulativo de 97,54%. Todos os implantes estavam clinicamente estáveis e circundados por mucosa peri-implantar saudável e sem inflamação.

Um estudo recente envolvendo 54 pacientes (66,4 +/- 9,6 anos de idade) e 189 implantes utilizando o conceito SynCone® na região anterior interforames da mandíbula apresentou dois fracassos após um período de carga de 24,6 +/- 14 meses. A alta taxa de sucesso (98,95%) dessa técnica cirúrgica e protética está, provavelmente, relacionada ao desenho do sistema de implante, bem como aos quatro pilares cônicos pré-fabricados (SynCone®), que permitem um assentamento estável e positivo da prótese (por meio de *copings* secundários). Esse método apresenta alta previsibilidade, pois confere estabilidade, função e resultados estéticos satisfatórios.

Além disso, é possível conectar os implantes aos dentes remanescentes utilizando os pilares telescópicos SynCone®, permitindo que o cirurgião-dentista possa prever um grande número de aplicações clínicas. Isso exerce efeito psicológico positivo sobre o paciente. Essa técnica ainda não foi bem avaliada; são necessários mais estudos clínicos para que esse conceito possa ser utilizado na prática clínica diária.

Protocolo de carga tardia com o conceito SynCone®

O conceito SynCone® pode ser utilizado para reter implantes osseointegrados. Essa técnica pode ser usada no consultório ou como técnica indireta de laboratório. Na abordagem indireta, é bastante recomendada a confecção de uma armação metálica para reforçar a base da prótese.

Na técnica de consultório, os *copings* SynCone® são capturados com acrílico autopolimerizável.

SOLUÇÃO DE PROBLEMAS

Problema: Retenção insuficiente.

Possível causa: Os *copings* não estão completamente encaixados nos pilares.

Soluções: Durante o processo de captura, o paciente deve manter-se em oclusão cêntrica, mas sem aplicar força excessiva. Observar se os *copings* SynCone® estão completamente encaixados nos pilares.

Problema: Retenção excessiva da *overdenture*.

Possível causa: O acrílico autopolimerizável prendeu sob a área retentiva do pilar.

Soluções: Bloquear as retenções com bainhas plásticas ou pedaços de lençol de borracha. O acrílico não deve estar muito fluido.

OVERDENTURES COM PILARES SYNCONE® E INFRAESTRUTURA REFORÇADA

Em geral, as técnicas convencionais para a confecção de restaurações telescópicas são difíceis, caras e demoradas. Devido a esses contratempos, as restaurações telescópicas não são muito populares entre os cirurgiões-dentistas e os técnicos em prótese dentária. O uso de um pilar telescópico pré-fabricado (SynCone®) elimina a necessidade dos passos de enceramento, fundição e acabamento no laboratório. O SynCone® é um sistema de encaixe muito retentivo.

SEQUÊNCIA DE PROCEDIMENTOS

1. A trajetória dos análogos dos implantes no modelo de trabalho constitui um guia para o técnico em prótese dentária selecionar o pilar SynCone® apropriado. As angulações dos pilares devem ser determinadas e corrigidas utilizando-se instrumentos de alinhamento (Figura 14.36).
2. Após selecionar os pilares, a armação metálica deve ser confeccionada sobre o modelo de gesso.
3. Inserir os pilares na boca do paciente utilizando um posicionador personalizado tipo *jig* e então apertar os parafusos retentores.
4. Colocar os *copings* cônicos externos pré-fabricados (matrizes) sobre os pilares. As matrizes serão capturadas e conectadas à armação metálica com acrílico autopolimerizável ou com cimento resinoso de autocura (Nimetic-Cem®, Espe, Seefeld, Alemanha) dentro da boca para um encaixe preciso (Figuras 14.37 e 14.38).

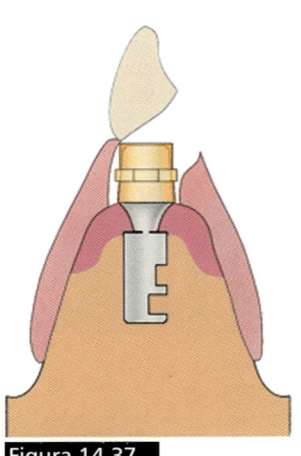

Figura 14.37

Figura 14.36

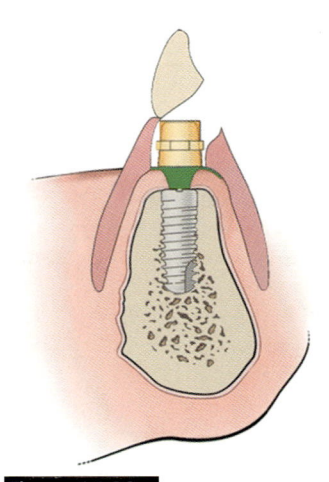

Figura 14.38

5. Utilizar a armação metálica para registrar de maneira precisa a relação maxilomandibular.
6. Realizar uma moldagem de transferência dessa armação para reproduzir e finalizar a base da *overdenture*.

Concluindo, o inovador pilar SynCone® disponibiliza uma opção simples, reproduzível e com bom custo-benefício para a implantodontia moderna.

LEITURAS RECOMENDADAS

Academy of Prosthodontics. (1999). The Glossary of prosthodontic terms (7th edition). *Journal of Prosthetic Dentistry*, 81, 41–110.

Albrektsson, T., Zarb, G. A. (1998). Determinants of correct clinical reporting, *International Journal of Prosthodontics*, 11, 517–521.

Carr, A. B. (1998). Successful long-term treatment outcomes in the field of osseointegrated implants: Prosthodontic determinants. *International Journal of Prosthodontics*, 11, 502–512.

Cochran, D. L. (1999). A comparison of endosseous dental implant surfaces. *Journal of Periodontology*, 70, 1523–1539.

Cochran, D. L. (2001). The scientific basis for and clinical experiences with Straumann implants including the ITI Dental Implant System: A consensus report. *Clinical Oral Implants Research*, 11(supplement 1), 33–58.

Ericsson, I., Randow, K., Nilner, K., & Peterson, A. (2000). Early functional loading of Branemark implants. 5-year clinical follow up study. *Clinical Implant Dentistry and Related Research*, 2, 70–77.

Espositio, M., Coulthard, P., Worthington, H. V., & Jokstad, A. (2000). Quality assessment of randomized controlled trials of oral implants. *International Journal of Oral & Maxillofacial Implants*, 16, 783–792.

Fourmousis, I. & Bragger, U. (1999). "Radiographic interpretation of peri-implant structures." In *Proceedings of the 3rd European Workshop on Periodontology-Implant Dentistry*, ed. Lang, N. P., Karring, T., &Lindhe, J. Chicago: Quintessence Publishing, 228–241.

Friberg, B., Sennerby, L., Linden, B., Grondahl, U. K., & Lekholm, U. (1999). Stability measurements of one-stage Branemark implants during healing in mandibles. A clinical resonance frequency analysis study. *International Journal of Oral & Maxillofacial Surgery*, 28, 266–272.

Jemt, T., Chai, J., Harnett, J., et al. (1996). A 5-year prospective multicenter follow-up report on overdentures supported by osseointegrated implants. *International Journal of Oral&Maxillofacial Implants*, 11, 291–298.

Lekholm, U. & Zarb, G. A. (1985). "Patient selection and preparation." In *Tissue Integrated Prostheses: Osseointegration in Clinical Dentistry*, ed. Branemark, P. I., Zarb, G. A., & Albrektsson, T. Chicago: Quintessence Publishing, 199–210.

Mericske-Stern, R. (1998). Treatment outcomes with implant-supported *overdentures*: Clinical considerations. *Journal of Prosthetic Dentistry*, 79, 66–73.

Naert, I., Gizani, S., Vuylskeke, M., & van Steenberghe, D. (1999). A 5-year prospective randomized clinical trial on the influence of splinted and unsplinted oral implants retaining a mandibular *overdenture:* Prosthetic aspects and patient satisfaction. *Journal of Oral Rehabilitation*, 26, 195–202.

Payne, A. G. T., Solomons, Y. F., & Lownie, J. F. (1999). Standardization of radiographs for mandibular implant-supported *overdentures:* Review and innovation. *Clinical Oral Implants Research*, 10, 307–319.

Payne, A. G. T., Solomons, Y. F., Lownie, J. F., & Tawse-Smith, A. (2001). Inter-abutment and periabutment mucosal enlargement with mandibular implant *overdentures*. *Clinical Oral Implants Research*, 13, 179–187.

Payne, A. G. T., Tawse-Smith, A., Duncan, W. J., & Kumara, R. (2002). Conventional and early loading of unsplinted ITI implants supporting mandibular ovedentures: Two-year results of a prospective randomized clinical trial. *Clinical Oral Implants Research*, 13, 603–609.

Payne, A. G. T., Tawse-Smith, A., Kumara, R., & Thomson, W. M. (2001). One-year prospective evaluation of the early loading of unsplinted conical Branemark fixtures with mandibular *overdentures:* A preliminary report. *Clinical Implant Dentistry & Related Research*, 3, 9–18.

Schmitt, A. & Zarb, G. A. (1998). The notion of implant-supported *overdentures*. *Journal of Prosthetic Dentistry*, 79, 60–65.

Sul, Y. T., Johansson, C. B., Jeong, Y., Wennerberg, A., & Albrektsson, T. (2002). Resonance frequency and removal torque analysis of implants with turned and anodized surface oxides. *Clinical Oral Implants Research*, 13, 252–259.

Szmukler-Moncler, S., Piattellie, A., Favero G. A., & Dubruille J. H. (2000). Considerations preliminary to the application of early and immediate loading protocols in dental implantology. *Clinical Oral Implant Research*, 11, 12–25.

Tawse-Smith, A., Duncan, W., Payne, A. G. T., Thomson, W. M., Wennstrom, J. L. (2002). Effectiveness of electric toothbrushes in peri-implant maintenance of mandibular implant *overdentures*. *Journal of Clinical Periodontology*, 29, 275–280.

Tawse-Smith, A., Payne, A. G. T., Kumara, R., & Thomson, W. M. (2001). A one-stage operative procedure using 2 different implant systems: A prospective study on implant *overdentures* in the edentulous mandible. *Clinical Implant Dentistry & Related Research*, 3, 185–193.

Tawse-Smith, A., Payne, A. G. T., Kumara, R., & Thomson, W. M. (2002). Early loading of unsplinted implants supporting mandibular *overdentures* using a one-stage operative procedure with two different implant systems: A 2-year report. *Clinical Implant Dentistry & Related Research*, 4, 33–42.

Watson, G., Payne, A. G. T., Purton, D. G., & Thomson W. G. (2002). Mandibular implant *overdentures:* Comparative evaluation of the prosthodontic maintenance during the first year of service using three different systems. *International Journal of Prosthodontics*, 15, 259–266.

Wismeijer, D., van Waas, M. A. J., Mulder, J., Vermeeren, J. I. J. F., & Kalk, W. (1999). Clinical and radiological results of patients treated with three treatment modalities for *overdentures* on implants of the ITI Dental Implant System. *Clinical Oral Implants Research*, 10, 297–306.

Zarb, G. A. (1983). The edentulous milieu. *Journal of Prosthetic Dentistry*, 49, 825–831.

15
Aplicações Clínicas da Mensuração da Estabilidade dos Implantes Utilizando o Osstell™ Mentor

Neil Meredith
Hamid R. Shafie

O aparelho Osstell™ Mentor é a última geração de instrumentos para diagnóstico clínico desenvolvido para medir a estabilidade dos implantes dentários utilizando análise da frequência de ressonância. Essa técnica foi desenvolvida aproximadamente 10 anos atrás pelos professores Neil Meredith e Peter Cawley, no Imperial College, em Londres. Este aparelho evoluiu de um conceito acadêmico e de pesquisa até um instrumento de diagnóstico clínico que veio para beneficiar a prática clínica diária (Figura 15.1).

A técnica funciona pela estimulação de um pequeno transdutor semelhante a um diapasão eletrônico para afinação, que se encaixa no conector do implante ou no pilar. No entanto, o próprio implante não é vibrado diretamente. É a alteração na rigidez do implante e dos tecidos circundantes e sua altura no osso circundante que possibilita a mensuração da estabilidade que é derivada da frequência de ressonância desse transdutor (Figura 15.2).

Figura 15.1

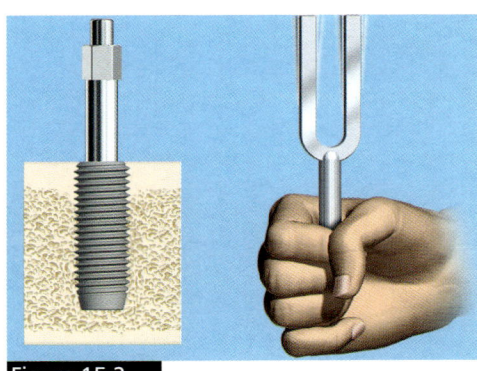

Figura 15.2

Na sua versão mais recente, o Osstell™ Mentor apresenta um instrumento clínico extremamente ergonômico. O transdutor é um pequeno pino de precisão contendo um terra magnético de alta qualidade e alto poder. O novo transdutor é chamado de Smart Peg e pode ser parafusado dentro do conector do implante ou em um pilar. O analisador Osstell™ Mentor é um pequeno instrumento de mão com uma sonda segurada perto do Smart Peg (Figuras 15.3 e 15.4).

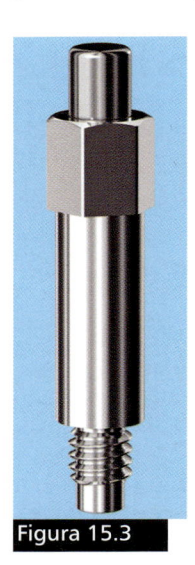

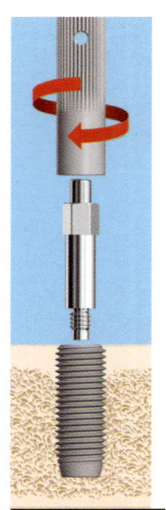

Figura 15.3

Figura 15.4

O instrumento Mentor detecta a presença do campo magnético do Smart Peg e o estimula, medindo a frequência de ressonância várias vezes e em várias direções. A leitura é dada na forma do Quociente de Estabilidade do Implante (*Implant Stability Quocient* – ISQ), derivado das mensurações da frequência de ressonância por meio de uma média aritmética simples. O ISQ segue uma escala de 0 a 100 para uma mensuração clínica mais fácil. Uma medida típica fica entre 40 e 80, onde 40 representa um implante perdido ou em vias de perda e 80 representa um implante com a maior estabilidade (Figura 15.5).

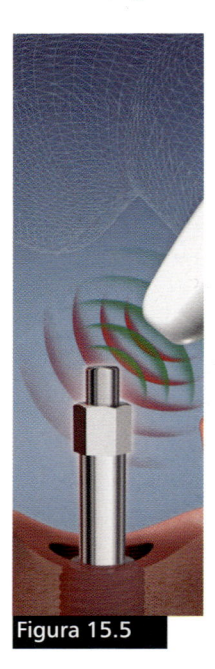

Figura 15.5

Diferentemente de seus antecessores, o Osstell™ Mentor mede a estabilidade em várias direções simultaneamente, em vez de gerar uma única medida de ISQ, caso haja uma diferença clara de estabilidade em diferentes direções devido a fenestrações, deiscências ou variações anatômicas locais. O instrumento apresentará dois valores de ISQ, ambos clinicamente válidos e que devem ser registrados. Frequentemente, na análise clínica, fica óbvio que existe alguma anormalidade.

ESTÁGIOS CLÍNICOS NOS QUAIS A MENSURAÇÃO DO ISQ PODE SER REGISTRADA

- No momento da colocação do implante, no caso de implantes para carga imediata com *overdenture*
- Para implantes de estágio único, no momento da colocação e/ou durante vários períodos clínicos após, já que o implante fica exposto na cavidade bucal
- Em procedimentos de estágio duplo em casos de *overdenture* sobre implantes, uma segunda medida pode ser feita no momento da abertura dos implantes e da conexão do encaixe

A mensuração do ISQ é muito valiosa, pois torna possível determinar se a osseointegração ocorreu. Geralmente, na mandíbula deve haver pouca variação no ISQ entre a colocação do implante e a conexão do encaixe. A razão para essa pequena variação é a densidade óssea que costuma ser muito maior na mandíbula do que na maxila durante o processo de cicatrização. Existe um maior remodelamento e menos formação de novo osso, havendo pouca alteração no período inicial. Também pode haver redução na estabilidade durante um período de alguns dias, mas dentro de 8 a 10 semanas a estabilidade irá aumentar gradualmente e exceder aquela obtida no momento da colocação. Isso indica que o implante obteve osseointegração forte e saudável.

Na maxila, é um tanto diferente. Por exemplo, devem ocorrer valores menores de ISQ no momento da colocação do que os que ocorrem na mandíbula. Entretanto, com o tempo, há um aumento na formação de novo osso, fato sustentado por estudos radiográficos e histológicos. Essa neoformação óssea leva a um maior aumento na estabilidade do implante em relação às medições iniciais. Assim, dentro de um período de 10 a 20 meses, as variações na estabilidade da mandíbula e da maxila alteram-se concomitantemente, criando uma zona de osseointegração simétrica na qual as medidas de estabilidade em ambas irão coincidir.

Assim, é possível obter informações valiosas e úteis no que se refere à capacidade de emprego dos implantes para carga imediata. Como os implantes geralmente não são submetidos à carga imediata, existem condições clínicas que afetam a osseointegração ótima após a colocação dos implantes nos casos de *overdentures* com carga imediata.

CONDIÇÕES CLÍNICAS QUE AFETAM OS RESULTADOS DOS IMPLANTES SUBMETIDOS À CARGA IMEDIATA

- Bruxismo
- Função oclusal pesada
- Localização dos implantes
- Número de implantes
- Condição da distribuição de forças proporcionada pela *overdenture*
- Qualidade e quantidade ósseas

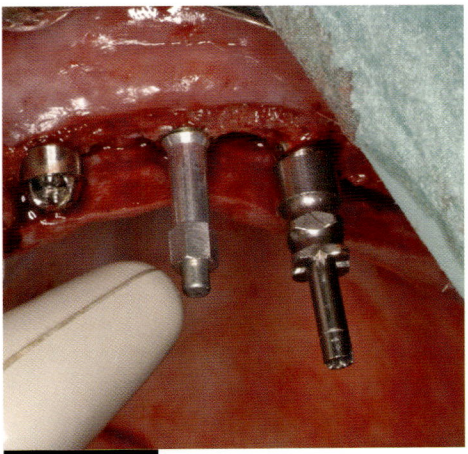

Figura 15.6

As medidas do ISQ, no entanto, podem ser valiosas para a mensuração clínica em tempo real da estabilidade do implante. Elas não apenas fornecem informações importantes sobre a estabilidade no momento da inserção do implante, mas também sobre as alterações na estabilidade ao longo do tempo. Por exemplo, nos casos de *overdentures* sobre implantes de estágio único em carga imediata, é possível monitorar a estabilidade ao longo do tempo, sendo este um procedimento bastante recomendável em duas, quatro, seis e oito semanas. Nos casos de bruxismo e parafunção, existem indicações e relatos de casos em que esses hábitos deletérios podem levar à redução da estabilidade e à falha potencial dos implantes.

Antes que os sinais clínicos e radiográficos se tornem aparentes, haverá uma significativa redução no valor do ISQ (por exemplo, de 60 para 50). Um decréscimo de 5 a 10 pontos no ISQ em um período de mensuração é um sinal de redução significativa na estabilidade, e a intervenção clínica imediata é altamente recomendável. Em um caso de *overdenture* sobre implantes de carga imediata, se após duas ou três semanas de carga houver um decréscimo significativo no ISQ, recomenda-se remover a *overdenture* ou realizar ajuste oclusal para aliviar completamente a carga sobre os implantes, ou eliminar somente a sobrecarga.

Os relatos de casos indicam que é possível recuperar a estabilidade e manter o sucesso dos implantes mesmo sob tais condições. A medição do ISQ é muito prática e simples de realizar. No entanto, algumas vezes, caso a assimetria do implante e a condição óssea sejam extremas, pode ocorrer um pico duplo na medida. Esse problema não é muito prevalente com os novos instrumentos do Osstell™ Mentor, mas vinha sendo um ponto tradicional de incerteza.

Essa situação ocorre tipicamente no caso de o implante ter sido colocado com uma inclinação incomum ou na região do canino inferior. Nesses casos, recomenda-se que o transdutor seja girado até que se obtenha um único pico claro de medição. Tecido mole preso entre o implante e o osso (comum quando se realiza a técnica sem retalho) ou entre o implante e o Smart Peg causará uma leitura falsa que é facilmente detectada.

A mensuração de RFA (de *Ressonance Frequency Analysis*, ou análise de frequência de ressonância) com o Osstell™ Mentor foi desenvolvida para gerar leituras de grande sensibilidade à variação de rigidez e à estabilidade de um implante desde a sua colocação até a conexão da prótese. Durante a função clínica, a rigidez de um implante perdido é consideravelmente menor; assim, as medidas registradas em um implante perdido provavelmente serão falsas ou de pequeno valor.

O Osstell™ Mentor pode ser utilizado para medir a maioria dos sistemas de implante, e as informações sobre a Smart Peg correspondente podem ser obtidas a partir da tecnologia de integração.

16
Acompanhamento e Manutenção da *Overdenture* sobre Implantes

Valerie Sternberg Smith
Roy Eskow

O sucesso das *overdentures* implanto-suportadas está relacionado ao correto desenho biomecânico e à manutenção da saúde bucal. O foco da implantodontia, muito frequentemente, é a colocação correta e bem-sucedida dos implantes, o estabelecimento da osseointegração e a construção da prótese. A verdadeira força motriz deve ser a manutenção de um estado estável do osso ao redor do implante durante toda a vida do paciente. Esse sucesso somente será alcançado por meio da biomecânica adequada e da saúde do tecido gengival, com adequadas dimensões e contorno, permitindo a manutenção ideal.

CARACTERÍSTICAS IDEAIS DOS TECIDOS PERI-IMPLANTARES

- Coloração rosada
- Firmeza/aderência
- Tecido ceratinizado em toda a circunferência do implante

As forças geradas pelas *overdentures* em função e pelo constante acúmulo de placa põem em risco o sucesso da reabilitação. A natureza do tecido mole ao redor do componente do implante quando se exterioriza na cavidade bucal pode influenciar a capacidade do paciente de controlar a placa. Os tecidos peri-implantares não ceratinizados podem ser facilmente traumatizados e, assim, tornar desconfortável a realização da higiene bucal pelo paciente. Além disso, a forma do tecido, que pode ser resultado da crista alveolar subjacente, pode interferir no perfeito controle de placa. O contorno do tecido, bem como o desenho do sistema de encaixe, devem permitir uma manutenção fácil e completa.

CONSEQUÊNCIAS DA FALHA EM SE OBTER UM ENCAIXE FÁCIL DE LIMPAR

- *Mucosite peri-implantar:* Inflamação limitada ao tecido mole
- *Peri-implantite:* Reabsorção do osso ao redor do implante (Figura 16.1)

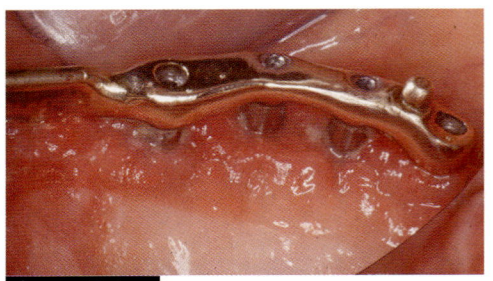

Figura 16.1

- *Recessão:* Exposição da superfície do implante
- *Hiperplasia tecidual*
- *Formação e retenção de cálculo*

Todos os sistemas de encaixe dentro do ambiente bucal propiciam superfícies para a proliferação bacteriana. O biofilme placa bacteriana em proximidade com o tecido mole peri-implantar pode resultar nas seguintes doenças peri-implantares:

- *Mucosite peri-implantar:* Inflamação limitada ao tecido mole
- *Peri-implantite*: Reabsorção óssea ao redor do implante

Tanto o paciente quanto o profissional têm responsabilidades definidas no cuidado com a interface implante-tecido mole do sistema de encaixe. A remoção eficaz e diária da placa previne não apenas a iniciação de doenças peri-implantares, mas também o desenvolvimento de cálculo, que pode interferir na função dos componentes do sistema de encaixe.

O profissional contribui para o regime preventivo discriminando entre a presença de saúde ou doença e avaliando o estado do sistema de encaixe. O tecido mole, através do qual o implante se comunica com a cavidade bucal, e as superfícies mucosas cobertas pela *overdenture* devem ser avaliados em busca de evidências de inflamação. Além disso, o exame deve incluir a palpação dos tecidos peri-implantares, a fim de detectar sangramento ou supuração.

INSTRUMENTOS PARA O CUIDADO CASEIRO

Existem muitos artifícios disponíveis para o controle da placa. Os mais recomendáveis são aqueles mais simples e eficazes de usar. Frequentemente, pacientes que necessitam de *overdentures* implanto-suportadas possuem acesso anatômico limitado devido à extensão da reabsorção prévia do osso alveolar bem como à complexidade estrutural do sistema de encaixe.

Escovas dentárias

As escovas dentárias devem ser selecionadas com base no tipo de encaixe e na limitação do acesso à superfície que deve ser limpa.

ESCOVAS UNITUFO As escovas unitufo podem ser usadas nos locais onde a anatomia pode ser um limitador para o uso de escovas convencionais. Elas são ideais para a remoção de placa em locais específicos ao redor dos encaixes tipo botão de pressão.

ESCOVA ACCESS A escova Access (Imtec Implant Company) é desenhada para a limpeza das superfícies vestibular e lingual do pilar e da barra simultaneamente (Figura 16.2).

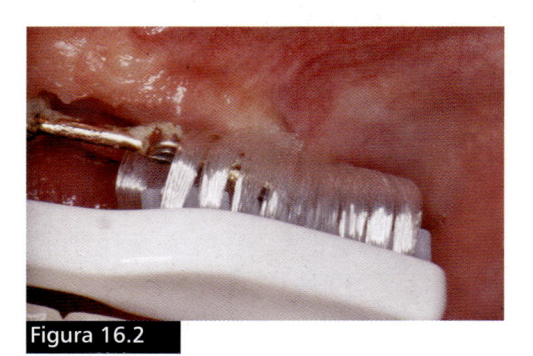

Figura 16.2

ESCOVAS INTERDENTAIS As escovas interdentais podem ser usadas nas superfícies proximais dos pilares que sustentam a barra, considerando que exista espaço suficiente para que elas sejam inseridas entre o pilar, a barra e a gengiva. Todas as escovas interdentais devem possuir um recobrimento de *nylon* ou plástico sobre o metal central de forma que o pilar não seja deformado ou arranhado no processo de limpeza.

PROXY TIP O Proxy Tip (Advanced Implant Technologies) é um tipo de escova interdental totalmente plástica que pode ser usado como alternativa.

Fios dentais

O fio pode ser utilizado de modo circunferencial ao redor dos pilares para limpar o sulco peri-implantar.

LIMPADOR DE PONTES E IMPLANTES THORNTON O limpador de pontes e de implantes Thornton é um fio dental com trançados rígidos em cada extremidade e uma porção central flexível. Ele pode ser usado de forma eficaz para encaixes tipo barra. A porção flexível central, tipo fio, permite que o paciente esfregue ao redor dos pilares e das barras (Figura 16.3).

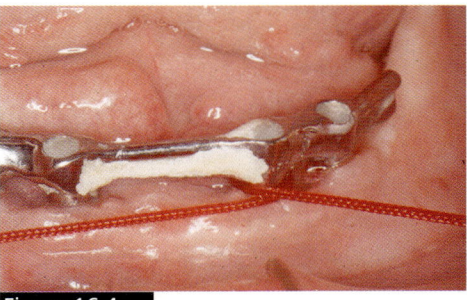

Figura 16.4

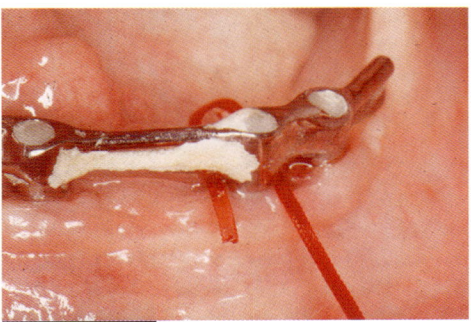

Figura 16.5

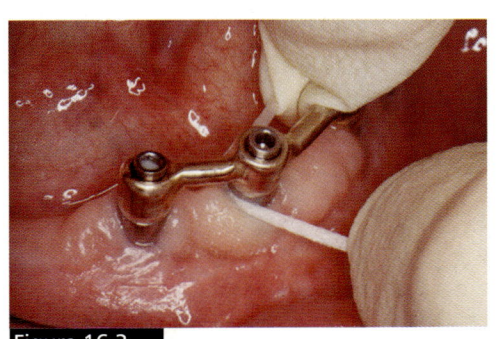

Figura 16.3

POSTCARE O Postcare (Sunstar Butler) é um fio dental trançado de *nylon*, abrasivo o suficiente para remover cálculo. Ele possui uma extremidade pré-formada semelhante a um gancho, tornando possível esfregá-lo ao redor do pilar e da barra. É um bom instrumento para pacientes com tendência à formação de cálculo dental (Figuras 16.4 e 16.5).

Escovas para dentaduras

As escovas para dentaduras podem ser usadas para a prótese removível. O paciente deve ser instruído a escovar o lado interno (em contato com a mucosa) da *overdenture* onde os encaixes estão localizados. Os tabletes para dentaduras isoladamente não limpam a prótese, e as escovas devem ser utilizadas. Os pacientes completamente edêntulos devem ser advertidos a não utilizar a escova para dentaduras intraoralmente.

Antimicrobianos

Deve ser considerado o uso de clorexidina (0,12%) caso o paciente apresente doença peri-implantar. O uso prolongado, no entanto, pode afetar o paladar do paciente. Além disso, a aplicação local pode levar a manchamento e maior acúmulo de cálculo. O profissional deve avaliar bem a relação custo-benefício.

ROTINAS RECOMENDADAS NAS RECONSULTAS

Exame radiográfico

Uma parte essencial da avaliação dos tecidos peri-implantares é a radiografia. Deve ser realizado um exame inicial no momento da colocação da prótese, outro seis meses depois de aplicada carga, outro 12 meses depois e, daí em diante, a cada 2 anos. A radiografia registra o nível da crista óssea, a interface osso-implante e a integridade da conexão do componente protético do implante.

Remoção de depósitos

REMOÇÃO DOS DEPÓSITOS MOLES O profissional pode utilizar qualquer item de cuidado caseiro mencionado anteriormente para a remoção da placa supra e subgengival. Pode ser utilizada uma taça de borracha com pasta profilática ou de pedra-pomes nos pilares e no sistema de encaixe.

REMOÇÃO DOS DEPÓSITOS DUROS O procedimento para remoção dos depósitos duros é determinado pela localização e pela dureza do cálculo. O acesso às superfícies linguais em alguns desses casos pode ser difícil com o uso de instrumentos tradicionais. Curetas plásticas reforçadas com desenho de "enxada" ou cinzel de ação reversa são ideais para esse tipo de prótese.

Esses instrumentos são excelentes para a remoção do cálculo mais volumoso e duro aderido às superfícies lingual ou vestibular dos pilares e à superfície dos encaixes (Figuras 16.6 e 16.7).

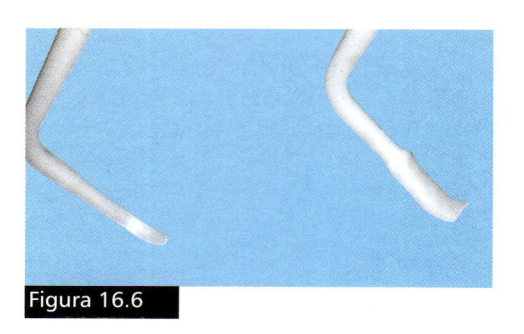

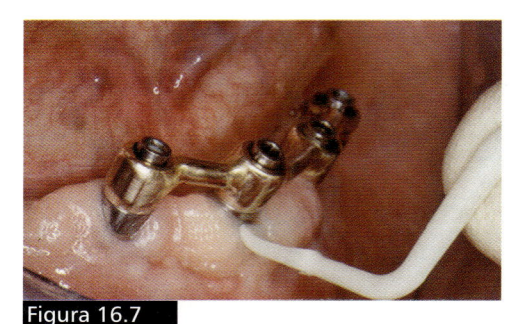

Figura 16.6

Figura 16.7

Instrumentos recomendados para a remoção de cálculo duro e volumoso

- Cureta vestibular para implantes (Premier)
- Cinzel de ação reversa (Surgical Innovations)
- Cureta ultrassônica para implantes (Tony Riso Co)
- Pontas de grafite piezelétricas (Satelec)
- Profin com insert plástico (Dentatus)

Instrumentos recomendados para a remoção de cálculo pouco volumoso de difícil acesso

- Implacare (Hu-Friedy)
- Profi + curetas (Advanced Implant Technologies)
- Cureta para implantes (Premier)
- Curetas (Surgical Innovations)

Limpeza da prótese

Durante as consultas, a *overdenture* deve ser colocada em cuba ultrassônica com uma solução removedora de cálculos e manchas. Depois, o profissional deve escovar a prótese com uma escova para dentaduras para ter certeza de que todos os depósitos foram removidos.

Avaliação dos componentes do sistema de encaixe

Os componentes do sistema de encaixe devem ser avaliados para assegurar-se de que os parafusos retentores que conectam os encaixes aos implantes estão completamente apertados e seguros. Além disso, os componentes dos encaixes, como os clipes/selas, devem ser examinados quanto ao bom funcionamento; qualquer componente estragado ou gasto deve ser substituído (Figura 16.8).

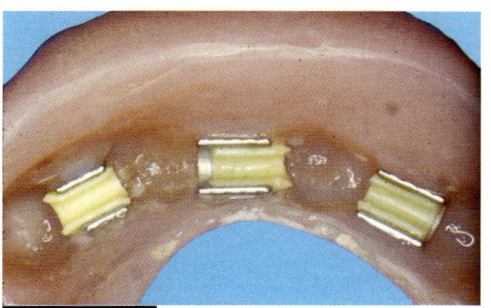

Figura 16.8

Em resumo, o cuidado preventivo consiste na responsabilidade do paciente e do profissional. O paciente deve ser treinado e supervisionado no uso dos instrumentos para controle de placa.

O profissional deve avaliar os tecidos peri-implantares, os implantes e os componentes protéticos. Além disso, o desbridamento deve ser realizado em intervalos regulares para remover os depósitos moles e mineralizados.

LEITURAS RECOMENDADAS

American Academy of Periodontology. Position paper: maintenance and treatment of dental implants, April 1995.

Baily, G., Gardner, J., Day, M., Kovanda, B. (1998). Implant surface alternations from a nonmetallic ultrasonic tip. *Journal of the Western Society Periodontology/ Periodontol Abstracts*, 46(3), 69.

Briner, W. W., et al. (1986). Effect of chlorhexidine gluconate mouth rinse on plaque bacteria. *Journal of Periodontal Research*, 16, 44.

Brough, W. A., et al. (1988). The dental hygienist's role in the maintenance of osseointegrated dental implants. *Journal of Dental Hygiene*, 62(9), 448.

Callan, D., O'Mahony, B., & Cobb, C. (1998). Loss of crestal bone around dental implants: a retrospective study, *Implant Dentistry* 7, 258.

Daniels, A. (1993). The importance of accurate charting for maintaining dental implants. *Journal of Practical Hygiene*, 9 Sep/Oct.

English, C. (1995). Hygiene, maintenance, and prosthodontic concerns for the infirm patient: clinical report and discussion. *Implant Dentistry*, 4, 166.

Felo, A., et al. (1997). Effects of chlorhexidine irrigation on peri-implant maintenance. *American Journal of Dentistry*, 10, 107.

Gantes, B. & Nilveus, R. (1991). The effects of different hygiene instruments on titanium implant surface modifications: SEM observation. *International Journal of Periodontics and Restorative Dentistry*, 11(3), 225.

Ganz S. (1993). Communication: an essential building block for a successful implant practice—the hygienist's role. *Journal of Practical Hygiene*, 2(5), 27.

Garber, D. A. (1991). Implants—the name of the game is still maintenance. *Compendium* 12(12), 876.

Garg, A., Duarte, F., & Funari, K. (1997). Hygienic maintenance of dental implants: the key to long term success. *Journal of Practical Hygiene*, 6(2), 13.

Garg, A. *Practical Implant Dentistry*. Dallas: Taylor Publishing, 1997.

Gould, T. R. L., Brunette, D. M., & Westbury, L. (1981). The attachment mechanisms of epithelial cells to titanium in vitro. *Journal of Periodontal Research*, 16, 611.

Grondahl, K. & Lekholm, U. (1997). The predictive value of radiographic diagnosis of implant instability. *International Journal of Oral & Maxillofacial Implants*, 12, 59.

Hallmon, W., Waldrop, T., Meffert, R., & Wade, B. A comparative study of the effects of metallic, nonmetallic, and sonic instrumentation on titanium abutment surfaces. *International Journal of Oral & Maxillofacial Implants*, 11, 96, 1996.

Karayiannia, A., Lang, N. P., Joss, A., & Nyman, S. (1992). Bleeding on probing as it relates to probing pressure and gingival health in patients with a reduced but healthy periodontium. A clinical study. *Journal of Clinical Periodontology*, 19, 471.

Koutsonikos, A., Fednco, J., & Yunka, R. (1996). Implant maintainance. *Journal of Practical Hygiene*, 5(2), 11.

Kracher, C. M. & Smith, W. S. (1998). Oral health maintenance of dental implants: a literature review. *Dental Assistant*, 67(5), 2.

Lang, N. P., Adler, R., Joss, A., & Nyman, S. (1990). Absence of bleeding on probing: an indicator of periodontal stability. *Journal of Clinical Periodontology*, 17, 714.

LeBeau, J. (1997). Maintaining the long-term health of the dental implant and the implant bone restoration. *Compendium of Continuing Education in Oral Hygiene*, 3(3), 3.

Matarasso, S., et al. (1996). Maintenance of implants: an in vitro study of titanium implant surface characteristics of titanium implant surface modifications subsequent to the application of different prophylaxis procedures. *Clinical Oral Implants Research*, 7, 64.

Meffert, R. (1995). Implantology and the dental hygienist's role. *Journal of Practical Hygiene*, 4(5), 12.

Meschenmoser, A., et al. (1996). Effects of various hygiene procedures on the surface characteristics of titanium abutments. *Journal of Periodontology*, 67, 229–235.

Minichetti, J.&Colplanis, N. (1997). Considerations in the maintenance of the dental implant patient. *Journal of Practical Hygiene*, 2(5), 15.

Mobelli, A., van Oosten, M. A. C., Schurch, E., & Lang, N. P. (1987). The microbiota associated with successful or failing osseointegrated titanium implants. *Oral Microbial Immunology*, 2, 145.

Papaioannou,W., Quirynen, M., & van Steenberghe, D. (1996). The influence of periodontics on the subgingival flora around implants in partially edentulous patients. *Clinical Oral Implants Research*, 7, 405.

Probster, L. & Lin, W. (1992). Effects of fluoride prophylactic agents on titanium surfaces. *International Journal of Oral & Maxillofacial Implants*, 2(7), 390.

Shuman, E. Early crestal bone loss. Why? *Journal of Practical Hygiene*, 42, May/Jun 1997.

Siegrist, A. E., et al. (1986). Efficiency of nursing with chlorhexidine digluconate in comparison of phenolic and plant alkaloid compounds. *International Journal of Periodontal Research*, 21(16), 60.

Silverstein, L., et al. (1994). The microbiota of the peri-implant region in health and disease. *Implant Dentistry*, 3, 170.

Steele, D.&Orton, G. (1992). Dental implants: clinical procedures and homecare considerations. *Journal of Practical Hygiene*, 4, 9.

Strong, S. (1995). The dental implant maintenance visit. *Journal of Practical Hygiene*, 4(5), 29.

Technique for implant polishing. *Journal of Practical Hygiene*, 35, Mar/Apr 1997.

Tillmanns, H., et al. (1997). Evaluation of three different dental implants in ligature-induced peri-implantitis in the beagle dog. Part II. Clinical evaluation. *International Journal of Oral & Maxillofacial Implants*, 12(5), 6–11.

Tillmanns, H., et al. (1998). Evaluation of three different dental implants in ligature-induced periimplantitis in the beagle dog. Part II. Histology and microbiology. *International Journal of Oral & Maxillofacial Implants*, 13, 59.

Wilken, E. *Clinical Practice of the Dental Hygienist* (7th edition). Pennsylvania: Williams & Wilkins, 1994.

Yukna, R. (1993). Optimizing clinical success with implant: maintenance and care. *Compendium of Continuing Education in Dentistry*, 15, 554.

17
Princípios Fundamentais para a Prática Bem-Sucedida da Implantodontia

Sean Crabtree

No ensino da odontologia de ponta, por toda a América do Norte, durante quase uma década, descobri que os princípios do sucesso são os mesmos, independentemente da área de atuação do cirurgião-dentista. Entretanto, o objetivo específico de se criar um serviço de implantodontia de ponta exige que a implementação desses princípios seja combinada com um modelo de administração forte, talvez no sentido mais tradicional. Para alguns, isso pode ser um desafio, já que a maioria das faculdades de odontologia não tem em seu currículo disciplinas voltadas para a administração.

Enquanto o sucesso de qualquer negócio certamente se estende por mais do que algumas páginas, meu objetivo é compartilhar, principalmente do ponto de vista administrativo, o que acredito ser o cerne de qualquer clínica de implantodontia bem-sucedida. Esse modelo principal pode, então, tornar-se o fundamento sobre a qual todas as áreas da prática clínica se apóiam. Um efeito semelhante das páginas a seguir é provocar a reflexão capaz de alterar as crenças atuais que podem sabotar o sucesso de sua clínica.

VISÃO, EQUIPE, SISTEMAS, VENDAS, *MARKETING*

Pensamento central: minha clínica é uma empresa.

O primeiro desafio que proponho a você é encarar sua prática clínica não como uma clínica, e sim da maneira como eu a encaro – um negócio empreendedor. Assim, ela se torna um bem no qual se investir, ser comprado, vendido e até transferido para outro dono. Como você verá, esse modo de encarar serve para seus pacientes, sua equipe e sua rentabilidade básica.

Tendo isso em mente, considere que uma visão geral de seu negócio pode se parecer muito com um disco girando. O negócio é dividido em quatro segmentos que giram ao redor de um ponto central – sua visão. É ela que dá a direção, o significado, o propósito e a clareza para cada um dos quatro segmentos (Figura 17.1).

Ponto central: VISÃO

Definindo e comunicando sua identidade.

Em seu livro *As 21 Qualidades Indispensáveis de um Líder,* John Maxwell nomeia um dos capítulos

Figura 17.1

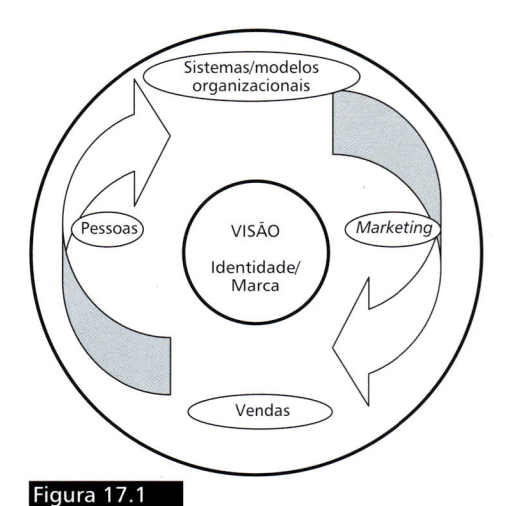

"VISÃO: você só pode aproveitar o que vê". A palavra visão tornou-se um jargão em referência ao negócio e aos resultados almejados, fazendo talvez, com que ela perdesse muito de seu significado original. Entretanto, sua visão exata de quem, como e o que você e sua equipe querem para vocês mesmos, para os outros e para os pacientes, deve ser o ponto central do seu negócio. Ela deve incorporar suas crenças, seus valores e seu comportamento em relação ao negócio e à vida em geral. Uma vez claramente definida, ela deve ser o centro de tudo que você faz, tudo que você é e de como os pacientes o vêem. Toda e qualquer decisão deve ser filtrada por essa visão de forma que ela se torne sua identidade e crie a cultura de sua clínica. Ótimas questões para começar são:

- Quanto eu quero ganhar nos próximos 12 meses?
- Quantos dias eu quero trabalhar para ganhar isso?
- Quantos pacientes estou disposto a atender para ganhar isso?
- Como eu gostaria que fosse minha clínica?
- Como eu gostaria que fosse minha equipe?
- Como eu gostaria que fossem meus pacientes?

Uma vez respondidas essas perguntas juntamente com sua equipe, você deve começar a desenvolver um único parágrafo que se torne sua identidade e, de fato, a cultura de sua clínica. Isso deve ser o objetivo maior, que motiva todos na sua equipe. Essa identidade que você criou irá se tornar a marca que separa você de todos ou outros da mesma atividade, e será propagada em todas as formas de *marketing*.

Sistemas/modelos organizacionais

- *Marketing* da VISÃO das pessoas
- Identidade/marca
- Vendas
- Organização e sistemas
- Criando uma armadilha melhor!

Para sua empresa tornar-se um investimento sólido, dois componentes devem estar bem colocados. Primeiro, ela deve possuir um modelo que a torne autossustentável. Isto é, enquanto as pessoas em seus cargos podem trazer sua própria força para sustentar os sistemas dentro do modelo, o próprio modelo traz o sucesso e deve ser o foco contínuo. Segundo, com esse objetivo em mente, todas as pessoas, incluindo o cirurgião-dentista, devem ser substituíveis. Em outras palavras, caso o processo de tomada de decisões esteja subordinado a qualquer uma das pessoas, o disco gira mais devagar e esta pessoa se torna um atraso. Da mesma forma, quando esta pessoa não está mais presente, o negócio pode deixar de existir. Assim, o modelo, por seu desenho, deve trazer o sucesso, e isso será conseguido em parte pela delegação de poder decisório às pessoas dentro dele.

Sem que haja um modelo bem-sucedido, o dono de um pequeno negócio deve ser o gerente de recursos humanos, o gerente de vendas, o supervisor da mão-de-obra, o gerente de cobrança, o presidente de *marketing* e até o contabilista. Além desses papéis, o dono de uma clínica de implantodontia é o único no escritório capaz de executar a produção. Novamente, junte-se a isso o fato de que a maioria das escolas de odontologia dedica pouco ou nenhum tempo à administração de negócios, e tudo isso pode se tornar um tanto opressivo. O modelo organizacional a seguir é o que eu chamo de conceito de *administração de linha de frente*. Ele aborda diretamente esse componente e os previamente mencionados, quando aplicado com estratégicas sistemáticas chave (Figura 17.2).

Figura 17.2

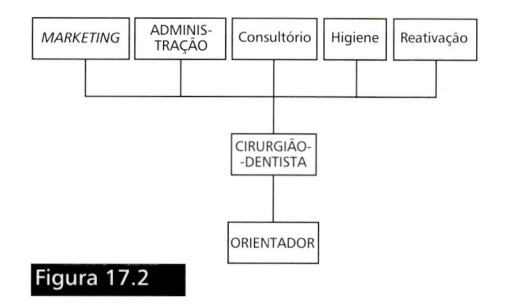

Baseado livremente no que aprendi como estudante na faculdade de administração e com meus próprios adendos e alterações, esse modelo permite ao cirurgião-dentista tornar uma pessoa da equipe diretamente responsável pela respectiva área de linha de frente. Isso não significa dividir tarefas, como você verá no *layout* do sistema. Ao contrário, é ter uma pessoa responsável pelo planejamento das atitudes em uma área particular e que possa responder pelos resultados nessa área. No exemplo, uma clínica de implantodontia típica pode ser dividida em cinco departamentos: *marketing*, administração, consultório, higiene e reativação. A linha de frente responde diretamente ao cirurgião-dentista, e ambos respondem ao orientador. De baixo para cima, o orientador apóia o cirurgião-dentista em um papel de liderança e apóia a equipe para assegurar que essas áreas obtenham resultados. O cirurgião-dentista apóia a equipe de um ponto de vista de informação e emocional. O modelo é adaptado dependendo das circunstâncias da clínica. Se, por exemplo, o cirurgião-dentista possuir um laboratório próprio para produzir as próteses, haverá uma sexta linha de frente adicionada às outras denominada "laboratório".

Esse modelo dá suporte ao cirurgião-dentista, libertando-o para produzir implantodontia e focalizar-se nas questões direcionais do negócio em longo prazo. A equipe torna-se, então, capaz de se engajar em um papel de parceria, tendo poder para criar e implementar planos de ação. Para apoiá-los, os critérios de tomada de decisão devem ser bem definidos. Quatro possíveis questões para os critérios de decisão podem ser:

1. Isso é bom para nossos pacientes?
   Não. Criar novo plano de ação.
   Sim. Como? Ir para a questão 2.
2. Isso é bom para nossas fontes de indicações?
   Não. Criar novo plano de ação.
   Sim. Como? Ir para a questão 3.
3. Isso é bom para a equipe?
   Não. Criar novo plano de ação.
   Sim. Como? Ir para a questão 4.
4. Isso é bom para a linha de frente?
   Não. Criar outro plano de ação.
   Sim. Como? Implementar o plano de ação.

A última parte desse modelo é o *layout* do sistema que o sustenta. Ele se baseia em cinco questões que a equipe da linha de frente usará para administrar cada área. O objetivo é assegurar o crescimento constante sendo pró-ativo, e não reativo no estilo de administração. O uso semanal desse sistema nas reuniões da equipe dará suporte a esse objetivo.

Sistema de responsabilidade da linha de frente

1. Quais oportunidades existem para melhorar essa área?
2. Qual é o plano de ação que provavelmente tornaria possível encarar esse desafio?
3. Qual parte desse plano eu devo desempenhar, e para qual atividade necessito de ajuda?
4. Como irei medir os resultados desse plano de ação?
5. Como devo expor esse plano de ação para minha equipe e treiná-la para desenvolvê-lo?

No livro *Liderança*, Rudolph Giuliani explica como, por meio de um modelo de responsabilidade e de um sistema que ele denominou *Compstat*, reduziu a criminalidade em 70% na cidade de Nova York em poucos anos. Da mesma forma, observo um incrível aumento na produção e na arrecadação de clínicas que implementam o modelo e sistema supracitados.

Pessoas

Criando seu melhor bem!

Como mencionado anteriormente, todos esses quatro segmentos serão dirigidos e filtrados pela nossa visão. No tocante às pessoas que eventualmente farão parte da nossa equipe, é muito importante usar nossa visão como ferramenta de contratação. Acredito que selecionar as pessoas certas para a linha de frente é a chave para o sucesso da clínica de implantodontia. Alguns aspectos a considerar ao montar uma equipe:

- Certifique-se de que elas se encaixam em quem, como e o que você quer que seja seu negócio (sua visão).

    Pode parecer fácil, mas é um grande desafio enxergar além da profissão. As pessoas são selecionadas sem levar em conta a visão mais ampla. Você incorporou suas crenças, atitudes e valores na sua visão. É imperativo que esta pessoa se encaixe dentro desses fundamentos. Do contrário, ela ou ele estará em desacordo com tudo que sua equipe e seu negócio representam. Como você pode descobrir como são as crenças, as atitudes e os valores da pessoa? Uma forma é simplesmente perguntar, mantendo dois aspectos em mente. Primeiro, certifique-se de que está dentro dos limites profissionais e das leis trabalhistas. Segundo, caso a entrevista seja parte do processo, lembre-se de que esta pessoa usará todos os artifícios positivos para responder as perguntas. Outra forma é expor as suas crenças e valores e explicar como elas entram no seu negócio. E então sondar as respostas obtidas.

- Ao conversar com um candidato a membro da equipe, imagine-o falando com um paciente sobre você.

    Quando esta pessoa se comunica, o que está dizendo além das palavras? Estudos demonstram que os seres humanos se comunicam muito mais pela entonação e postura do que pelas palavras. Quando você imagina esta pessoa falando sobre você com um paciente ou uma fonte de indicações em potencial, você a vê se encaixar na sua visão?

- Esta é uma pessoa com a qual você pode se imaginar passando um tempo fora do consultório?

    Isso não quer dizer que você vá fazê-lo. Entretanto, existe melhor maneira de determinar se esta pessoa se encaixa ou não? Minha declaração é de que qualquer membro da equipe com o qual você não gostaria de conviver por algum tempo fora do consultório provavelmente não está se encaixando perfeitamente neste momento. A pessoa pode estar fazendo um ótimo "trabalho", mas você e sua equipe precisam mais do que isso.

- Quando for o momento de adicionar uma pessoa à equipe, permita que a própria equipe decida quem deve ser esta pessoa.

    Quando isso é administrado de forma apropriada, não apenas resulta em um ótimo membro para a equipe, mas também promove a união com os outros, o que, por sua vez, lhe poupará muita angústia mais tarde. Faça com que a equipe conduza a busca pelas entrevistas e por outros processos, e então estreite as opções para três pessoas que eles gostariam e que pensam ser adequados para o cargo. O cirurgião-dentista, então, realiza sua própria entrevista e faz a escolha final. Caso nenhum dos três lhe agrade, a equipe pode continuar a busca.

- Contrate pelo motivo certo.

    O erro mais significativo que observo muito frequentemente é basear a decisão da contratação apenas na experiência. O treinamento é, com certeza, uma questão importante, sendo necessário independentemente do nível de experiência. Assim, dê maior ênfase às crenças, atitudes e valores. A experiência pode ser adquirida, especialmente quando esses princípios estão bem definidos. Em longo prazo, será mais útil para os pacientes, para a equipe e para a linha de frente contratar com base nesses princípios do que na experiência.

- Analise suas virtudes e fraquezas e as de sua equipe.

    Para encontrar a melhor pessoa para o trabalho, certifique-se de que as virtudes que ela traz não apenas sustentam sua posição, mas também complementam as fraquezas que existem. Isso irá exigir uma olhada séria para você mesmo e sua equipe. A equipe irá desempenhar suas funções melhor quando cada membro acrescentar virtudes e contribuições diferentes para sustentar o resultado geral.

- Tenha a coragem de remover membros da equipe que não se enquadram em suas crenças, atitudes e valores.

    Isso parece ser senso comum, mas vejo que diferentes equipes enfrentam esse desafio continuamente. Vamos encarar. Não há maneira fácil de pedir a um membro da equipe que vá embora. No entanto, é possível encarar a situação de maneira capacitatória. Não é um ataque pessoal contra o caráter ou a ética profissional do indivíduo. É, simplesmente, uma questão de se enquadrar. Se esse é o caso, então o empregado provavelmente também não está feliz com a situação. Recordo-me de uma situação particular ocorrida com um periodontista em cuja equipe havia uma pessoa que precisava ser mandada embora. Ele e eu pensamos em todas as virtudes e fraquezas que observamos nessa pessoa e ele conversou com alguns colegas que precisavam contratar alguém. Ele encontrou um cirurgião-dentista que estava procurando alguém com as virtudes e qualificações dessa pessoa. O colega a chamou no dia seguinte para uma entrevista. Ela mudou de emprego e permaneceu no novo por quatro anos. Nunca deixou de receber um pagamento. Não estou sugerindo que isso irá funcionar para todos, ou mesmo que você tente; o princípio é deixar claro que não é pessoal e que isso realmente irá ajudar sua equipe, mesmo que isso signifique ajudá-los a estar em outro lugar; esse princípio é benéfico para todos os envolvidos. Como diz o velho ditado: uma maçã ruim estraga toda a cesta.

Contratar boas pessoas é somente uma parte do processo. Uma vez que as "pessoas certas" estejam a bordo, você deve seguir muitos passos para mantê-las. Embora a lista do que é necessário para manter boas pessoas seja longa e variada, a seguir apresento alguns pontos-chave:

- Dê aos membros de sua equipe algo pelo qual trabalhar, além do contracheque.

A maioria dos estudos mostra que o dinheiro não é o único motivador para as pessoas em longo prazo. Entretanto, os bônus são grandes incentivos para alcançar alguns objetivos determinados. Tenha cuidado para estabelecer objetivos difíceis o suficiente para que o bônus não seja uma certeza. Os bônus esperados podem perder o valor de incentivo e ser encarados como parte do pagamento habitual. Os bônus também podem tomar forma de viagens ou vales-prêmio, por exemplo. Além disso, torne a equipe uma parte de seu "esquema maior". Em outras palavras, coloque a visão na frente; ela é o objetivo maior pelo qual as pessoas estão lá, e não o contracheque.

- Invista no crescimento dos funcionários e reconheça isso de forma consistente.

Ray Crock afirmou que, quando somos verdes, crescemos, quando somos maduros, apodrecemos. Muitas pessoas podem justificar, até para si mesmas, que deixaram um emprego por uma carga horária menor e melhor pagamento. Estudos demonstram que as pessoas deixam o emprego por falta de reconhecimento e/ou porque sentem que não estão progredindo. Torne a educação continuada uma parte de quem você é e conduza a equipe da mesma forma. Depois, encontre motivos para reconhecer o progresso dela. Alguns donos de empresas têm talento natural para reconhecer os membros da equipe. Caso você não o possua, inicie o bom hábito começando cada dia com 10 moedas no bolso esquerdo e desafie você mesmo a tê-las no bolso direito no final do dia, movendo uma de cada vez, sempre que você fizer um elogio sincero.

- Torne-se um líder.

A liderança pode ser aprendida. Mesmo que esse assunto esteja além do objetivo destas páginas, é um dos aspectos mais importantes na manutenção de boas pessoas. Leia e aprenda tudo o que puder sobre como tornar-se um líder efetivo. Maxwell escreveu muitos livros sobre o assunto, assim como vários outros autores. Acredito que a liderança inicia com a forma com que você pensa, e o primeiro passo é sempre enxergar as coisas de uma maneira melhor do que elas realmente são. Além disso:

- Torne a motivação parte do que você é.
- Nunca veja as coisas de maneira pior do que elas realmente são.
- Torne-se um grande influenciador.
- Reconheça, reconheça, reconheça.
- Faça o que você diz, no momento que disser.
- Inicie todas as correções com aquilo que está funcionando.
- Reconheça, reconheça, reconheça.

Enquanto as excelentes habilidades clínicas são a base do seu negócio, o sucesso dele depende de quão bem você administra as relações com sua equipe, suas fontes de referência e seus pacientes.

Vendas

Incorpore o conceito.

Use a palavra "venda" em uma sala cheia de profissionais de saúde e você poderá observar todas as variações de caretas. Muitos atribuem conotação negativa à palavra e pensam em termos de um vendedor de carros usados ou de aspiradores de pó. Mesmo que existam profissionais em ambas as áreas, nem sempre eles são os primeiros a vir à mente de todas as pessoas. Avaliei esse assunto de costa a costa durante quase 10 anos, e ainda continuo. Considere o seguinte:

Ficção: Sou um profissional de saúde, as vendas estão abaixo de mim.
Fato: Você é o profissional de saúde; é sua responsabilidade influenciar a decisão de seus pacientes para ajudá-los a escolher o plano de tratamento que dará a eles o que desejam.
Ficção: Não se pode vender o cuidado em saúde, só é possível oferecer soluções para o problema do paciente. Cabe a ele fazer o que julgar ser melhor.
Fato: Novamente, você é o profissional de saúde; você conhece todos os benefícios do tratamento que administra. Você deve isso ao paciente, não apenas descobrindo o que se passa clinicamente, mas também o que ele deseja. Assim, mostre como o que você tem a oferecer poderá dar ao paciente o que ele quer.
Ficção: Estou competindo com outros cirurgiões-dentistas ou implantodontistas pelo mesmo mercado.
Fato: Seu concorrente é o profissional de vendas que vende grandes TVs de plasma, pacotes de viagem, componentes de áudio, carros zero quilômetro, ou qualquer outra coisa que persiga o mesmo dinheiro eletivo que você. Os pacientes encaram o serviço que você oferece como artigo de luxo; assim, você oferece um produto e serviço da mesma categoria das coisas que acabei de mencionar. A única solução para competir é incorporar a idéia de se tornar um vendedor profissional.
Ficção: O pessoal de vendas é muito insistente, e eu teria que me tornar um ótimo vendedor.
Fato: Alguns vendedores pelo mundo emprestam uma má reputação às vendas, bem como alguns cirurgiões-dentistas, especialistas e advogados dão às suas profissões uma má reputação. A verdade é que vendas é uma profissão respeitada, e aqueles que a dominam são muito bem pagos. Se você deseja ter uma clínica de implantodontia bem-sucedida, é imperativo tomar uma decisão consciente de abraçar as vendas e dominá-las.

Colocado de maneira simplificada, vendas é a arte de fazer amigos. É descobrir o que as pessoas querem e dar a elas. Se você não dominar esse conceito, está destinado a ouvir uma só frase de cada um dos pacientes: "Quanto isto custa?" Desafio você, a partir de agora, em qualquer situação em que escutar essa frase, a enxergar estas palavras na sua mente:

O PACIENTE NÃO ENXERGA O VALOR.

Os técnicos em higiene dental visualizam esse conceito em ação quase diariamente. Eles podem mostrar ao paciente como passar o fio dental, falar sobre os benefícios de fazê-lo, colocar o espelho na mão do paciente de modo que ele possa se ver ao passar o fio e, geralmente, dedicam muito tempo "educando" o paciente para usar o fio dental. Esse é um serviço gratuito para os pacientes e, mesmo assim, muitos simplesmente nunca irão passar fio dental, pois, embora tenham sido ensinados, a idéia não foi vendida a eles. Assim, eles não enxergam o valor.

O cirurgião-dentista pode observar isso quando o paciente está na cadeira, talvez alguém que ele conheça, que obviamente tenha dinheiro. Ele explica quantos implantes serão necessários, dedica seu tempo a explicar para o paciente como será o procedimento, qual o tempo envolvido e todo o cuidado dispensado para que ele receba a atenção necessária; mas quando o paciente ouve o preço, diz que simplesmente não pode pagar. Na saída, ele transfere sua consulta de revisão devido a uma viagem de um mês para a Austrália e então entra no seu Lexus e vai embora.

A grande maioria das minhas palestras e treinamentos baseia-se estritamente nessa área. Vendedores profissionalmente treinados dirão que ninguém nunca comprou nem nunca comprará algo com base no preço. Sempre compramos coisas com base no valor que damos a elas, em relação a como elas podem nos beneficiar. Assim, o objetivo deve estar em criar valor. Fazer isso pode ser fácil, como descobrir o que os pacientes querem e então mostrar como eles podem obter o que querem comprando o que você tem a oferecer. Esse princípio é melhor memorizado pela sigla SEASP:

- **s**ondar por meio de perguntas abertas.
- **e**scutar os valores emocionais.
- **a**mplificar a dor.
- **s**alvá-los da dor com benefícios.
- **p**rojetar o fechamento.

SONDAR POR MEIO DE PERGUNTAS ABERTAS Não há melhor pergunta do que uma que seja direta. O cirurgião-dentista examina o paciente e sabe exatamente qual prótese irá recomendar. Entretanto, antes de fazer a recomendação, ele pergunta, "Quais são as coisas mais importantes que devemos fazer a respeito de seus dentes?".

ESCUTAR OS VALORES EMOCIONAIS A seguir, o cirurgião-dentista procura obter respostas emocionais. É importante continuar fazendo estas perguntas até que o paciente dê uma resposta emocional. Escreva a resposta e continue a entrevista até que consiga três respostas emocionais no total. Escrever as respostas mostra ao paciente que você está prestando atenção e que elas são importantes. A seguir, temos um exemplo de diálogo pergunta/resposta:

Pergunta: "Para você, qual é a coisa mais importante em se ter dentes?"
Resposta não-emocional: "Ser capaz de mastigar adequadamente."
Pergunta: "O que é mais importante em relação a mastigar adequadamente?"
Resposta emocional: "Eu sei que parece loucura, mas o meu prato favorito é uma bisteca, e, nesse momento, estas dentaduras simplesmente ficam dançando na minha boca e não consigo mastigar. Estou cansada de tentar fazer com que elas funcionem com adesivos para dentaduras."
Pergunta: "O que mais é importante para você sobre ter dentes?"
Resposta não-emocional: "Que eles não pareçam dentaduras."
Pergunta: "O que é mais importante em relação à aparência dos dentes?"
Resposta emocional: "Meu neto me disse, outro dia, que eu tenho dentes de cavalo. Eu quase chorei! Eu quero alguma coisa que seja parte de mim, não algo para colocar no copo."

É interessante notar que um paciente real deu essas respostas para o profissional em um consultório que oriento, logo depois que havíamos repassado esses passos. Lembre que não é a odontologia que é importante – ninguém quer odontologia. Benefício emocional é o que o paciente busca.

AMPLIFICAR A DOR Lembre-se, todos nós compramos com base nas emoções. Assim, estou falando de dor emocional. Esse é o ponto de transição. É aqui que o paciente toma para si o problema. Sem esse passo, você como profissional de saúde é o dono do problema, e novamente a pergunta do paciente será, "Quanto isto vai custar?". Para amplificar a dor, faça uma pergunta que realize o serviço para você. Alguns exemplos são:

- Há quanto tempo você tem se sentido dessa forma?
- Como você se sente agora?
- Como você irá se sentir no futuro se continuar assim?
- Utilizando a última resposta emocional, o diálogo pode ser assim:

Pergunta: "Quando seu neto disse isso, como você se sentiu?"
Resposta: "Fiquei sem jeito e envergonhada. Eu realmente quero resolver esse problema."

SALVÁ-LOS DA DOR COM BENEFÍCIOS Enquanto o paciente está no modo de dor, você sabe como ser o herói e salvá-lo com os benefícios que o seu serviço irá fornecer. Essa é uma distinção-chave. Você não pode salvá-lo com o plano de tratamento que fornece; ao invés disso, você deve salvá-lo com os *benefícios* desse plano de tratamento. Agora é o momento de recomendar o tratamento e ligar o que o paciente quer ao que você tem a oferecer. Use uma fala do tipo "o que isso significa para você é". Na mesma situação, poderia ser assim:

> "Depois de examinar bem suas radiografias e a situação da sua boca, e agora sabendo o que é mais importante para você, eu recomendo *este tipo de overdenture implanto-suportada*. O que isso significa para você é que será capaz de saborear aquela bisteca, não mais precisará usar o adesivo para dentadura e seu neto ficará orgulhoso do sorriso de sua avó."

PROJETAR O FECHAMENTO Projete o fechamento. Caso tenha feito tudo corretamente até este ponto, você não terá problemas para fechar o negócio. Se ainda houver algum valor a ser descoberto, simplesmente reitere que tudo o que o paciente disse foi importante, e então comece tudo novamente.

Uma grande área de oportunidade que se tornou uma realidade nos últimos anos foi o financiamento para o paciente. Nunca antes na história da odontologia foi tão fácil pagar por grandes tratamentos odontológicos. Existem pelo menos nove companhias financeiras que recomendo fortemente. Desde um prazo de 90 dias, sem juros para o paciente e sem taxas para o cirurgião-dentista, até 60 meses com taxas nominais.*

A chave é o modo como você orquestra. Infelizmente, muitas clínicas vão muito bem com o paciente, mas perdem grandes casos por causa do financiamento. Certifique-se de que o seu responsável administrativo esteja usando a linguagem apropriada. Como exemplo, estive recentemente em um consultório, quando o paciente perguntou se poderia pagar "um pouco de cada vez". O encarregado da administração respondeu, "Não, nós não fazemos financiamento, mas podemos arranjar com uma empresa terceirizada para fazer isso".

Além de não haver motivo para uma clínica odontológica realizar financiamentos próprios,

---

* N. de T.: nos Estados Unidos. Verificar possibilidades de financiamentos no Brasil.

esta não é forma correta de lidar com a questão. Se alguma vez um paciente perguntar se pode financiar, responda, "claro, nós temos parceria com XYZ, é só sentar aqui e podemos dar andamento aos papéis". Um vocabulário solícito como esse em todas as situações é muito importante ser realizado. A parte assustadora é que a maioria dos grandes casos são perdidos por causa do vocabulário ruim pelo telefone, antes mesmo que você possa ver o paciente.

Marketing

O único limite é sua imaginação!

Mesmo que se possa ter um livro inteiro dedicado ao *marketing* para a prática da implantodontia, existem muitos objetivos e fatores para se ter em mente. Como em qualquer outro segmento, sua visão deve ser o ponto central. Por meio da comunicação apropriada de sua visão para sua equipe, seus pacientes e o público em geral, ela se tornará sua marca. A marca é a forma pela qual as pessoas podem se identificar com você. É o que separa você de outros que oferecem o mesmo serviço. O ambiente de sua clínica deve ser criado em torno da marca. Ela deve se tornar a cultura de quem você é – sua identidade. Tudo o que foi discutido até este ponto é o que constrói a sua prática odontológica. A partir de agora, começa o *marketing*.

- *Marketing* interno é a forma mais eficaz e mais barata.

    Parece que, desde o início dos tempos, a indicação boca-a-boca tem sido a melhor fonte de *marketing*. Mesmo com o advento da Internet, isso ainda se aplica atualmente. A chave é criar um plano que lide com isso de maneira confortável para sua equipe e mantenha o foco para a rotina de sua clínica. Existem muitos livros excelentes sobre o assunto; compre um ou vários, e torne-se estudante de *marketing*. Se houvesse espaço, poderia compartilhar a minha maneira de obter resultados nessa área. Além disso, encenações com vídeos são uma boa ferramenta para utilizar como *marketing* boca a boca.

- Direcione o *marketing* de acordo com sua visão.

    Ao realizar o *marketing* de uma clínica de implantodontia, é extremamente importante deixar sua visão ditar a forma como você se define no mercado. Em outras palavras, se o que o empolga nos implantes é a recriação do sorriso, seu *marketing* será muito diferente do que se você se interessar mais pelas aplicações protéticas. Seu *marketing* deve ser direcionado para o paciente apropriado.

Para direcionar seu *marketing*, descubra o máximo que puder sobre a demografia da sua área. A câmara de comércio é um bom lugar para começar. A empresa fornecedora de material odontológico também pode fornecer informações muito específicas por áreas. Além disso, obtenha o máximo de informações possível – idade, estado civil, renda, profissão, tempo de deslocamento do trabalho para casa, *hobbies*, compras e assim por diante. A Internet também é uma ótima fonte. A seguir, comece a pintar um retrato específico de seu possível paciente ideal a partir dessas informações. Homem ou mulher, idade, crianças, onde eles fazem compras, suas atividades de lazer, se fazem um grande percurso para o trabalho ou não, etc. Depois, comece a pensar de que maneira você pode interagir com esta pessoa.

- Consistência é a chave para a penetração de mercado.

Conforme pesquisas, o consumidor médio é bombardeado por quase 3 mil anúncios por dia. Por causa disso, nos tornamos imunes, e é preciso ver, assistir ou escutar muitas vezes o anúncio para digerir o que estão dizendo, o que está sendo oferecido e qual a ação necessária. Ao manter sua mensagem de *marketing* consistente e mudando apenas a oferta e a ação, esse período de tempo pode ser reduzido.

- Fontes de referência são elementos-chave, mas não são indispensáveis.

Um desafio que observo frequentemente é o cirurgião-dentista encarar a indicação de outro colega como a única fonte de *marketing*. A verdade sobre o assunto é que existem muitas outras alternativas, algumas vezes melhores. Uma boa forma é dirigir-se diretamente aos pacientes por meio de palestras. Uma palestra é uma ótima maneira de você se sustentar como especialista. De um ponto de vista de *marketing*, é uma das poucas formas de assegurar que seu investimento está indo diretamente para um alvo específico – todos na sala estão lá porque estão interessados em *overdentures* implanto-suportadas.

- Crie aliados.

Encontre outras empresas fora do ramo da odontologia que busquem o mesmo público-alvo e faça parceria com elas. Isso pode ser feito de forma simples, como personalizar ofertas para os seus clientes, ou formalmente por meio de um relacionamento de *marketing* exclusivo recíproco.

- Sempre recompense as indicações.

O fato de a maioria das clínicas não recompensar as indicações torna as suas recompensas ainda mais valiosas – as pessoas vão notar. Agora você conta com alguém para ter certeza de que existe um plano de ação consistente e em constante implementação. Da mesma forma, você poderá controlar os resultados diariamente.

Meu conselho final é contratar um orientador para dar suporte em tudo o que foi discutido até aqui. Mesmo que você tenha recebido treinamento nessa área, alguém que esteja suficientemente fora do jogo para manter o olho na bola, independentemente da sua localização no campo, tem valor inestimável. Existem muitos orientadores excelentes disponíveis; encontre um que possua um bom histórico e com quem você possa se relacionar como um grande amigo. O seu retorno será triplicado.

POR QUE O FATO DE CONFECCIONAR *OVERDENTURES* SOBRE IMPLANTES PODE FAZER SUA CLÍNICA DE PRÓTESE DESLANCHAR

Paul Homoly, DDS

Dr. Tom estava tendo problemas com dentaduras. Não as dele – Tom possui todos os dentes naturais perfeitos. Não, ele estava tendo problemas com as dentaduras dos seus pacientes. Ou, mais especificamente, com a falta delas.

"Simplesmente não atendo muitos pacientes que precisem de *overdenture*s sobre implantes", dizia-me Tom após um dos meus *workshops*. "Não posso confeccioná-las se os pacientes não entram pela minha porta."

Tom tem cerca de 30 anos e atende muito na clínica geral. Ele realiza bastante odontologia estética e próteses fixas tradicionais, de um a três dentes de cada vez. Ele quer expandir sua prática clínica para o tratamento reabilitador, mas parece estar preso a casos menores.

"Quantas *overdentures* você confeccionou no último ano?", perguntei.
"Muito poucas, provavelmente menos de cinco."
"O seu problema é que você tem muitos pacientes com dentes na sua clínica", respondi.
"Muitos dentes podem interferir no crescimento da sua clínica." Tom riu, mas logo parou quando se deu conta de que eu não estava brincando.
"Suspeito que a maioria dos seus pacientes são cinco anos mais velhos ou mais jovens que você. Seu círculo de influência – amigos, família, conhecidos – é formado predominantemente por pessoas com menos de 40 anos. Quantas pessoas dentro do seu círculo de influências usam próteses totais?"
"Nenhum de meus amigos usa. Alguns familiares sim, mas eles não são pacientes da minha clínica", respondeu.
"Tom, se você quer ter mais casos de *overdentures*, você deve fazer duas coisas: Primeiro, você precisa envelhecer seus pacientes cerca de uma ou duas décadas. Depois, você precisa atrair os pacientes parcial e totalmente edêntulos para sua clínica. É como se estivéssemos em um negócio de oficina de carros. Teríamos mais trabalho se focalizássemos os carros mais velhos ou os mais novos? Nos mais velhos. Tom, você precisa de mais 'carros velhos' na sua clínica", disse eu.

Como muitos dentistas, Tom está preso na fenda de gerações – a fenda entre ele mesmo e os pacientes que ele quer tratar. A geração dele e da maioria dos seus pacientes é muito jovem para necessitar de tratamento reabilitador com implantes.

Atraindo pacientes mais velhos

Uma forma previsível de atrair pacientes com pelo menos cinquenta anos de idade e que necessitam de tratamento restaurador complexo é ter como alvo os pacientes portadores de próteses totais. Existem algumas razões sólidas de por que o direcionamento do *marketing* para pacientes de próteses totais é bom para sua clínica.

Primeiramente, quando você direciona o *marketing* para o paciente completamente edêntulo, ele responde bem ao seu apelo. A mais profunda e devastadora mutilação odontológica para muitos pacientes é o edentulismo total. Diferentemente de uma pessoa de 30 anos com ausência de um primeiro molar, o paciente mais velho e completamente edêntulo é afetado mais profundamente por sua condição dentária. Isso afeta sua saúde, aparência e autoconfiança. O paciente portador de próteses totais tem consciência do problema em todos os momentos do dia. Por estar ciente de sua profunda incapacidade, ele responde bem às mensagens de *marketing*.

Em segundo lugar, o *marketing* para os pacientes portadores de próteses totais irá atrair pacientes com uma grande variedade de necessidades odontológicas – cirurgia de implante, procedimentos de enxerto ósseo e gengival, cirurgia oral, tratamento protético reabilitador –, pessoas que querem ficar mais bonitas, se sentir melhor e falar melhor. Durante 20 anos direcionei o meu *marketing* para o paciente totalmente edêntulo. Meu propósito primordial foi tratar pacientes candidatos à reabilitação com implantes. No processo de atrair o paciente totalmente edêntulo, também atraí pacientes que necessitavam de tratamento estético e trabalhos de prótese fixa, o que fez com que meu sócio ficasse muito ocupado e muito satisfeito.

Em terceiro lugar, os pacientes mais velhos estão dispostos a gastar mais com sua saúde bucal. Há uma passagem inconfundível que todos vivenciamos quando nos damos conta de que estamos envelhecendo. A prótese total é o ícone da terceira idade. Muitos pacientes mais velhos têm o dinheiro e a disposição para gastar o necessário para adiar a carga emocional do processo de envelhecimento.

A primeira regra ao fazer propaganda de *overdenture*s sobre implantes é apelar para as emoções do público-alvo, e as suas emoções possuem dois componentes: coisas que eles querem mais e outras que querem menos. Eles são impelidos na direção das coisas que querem mais e repelidos das coisas que querem menos. O *marketing* inteligente para *overdenture*s faz as duas coisas – puxa o paciente na direção do que ele quer mais e afasta-o do que ele não quer.

O carro-chefe para a maioria das mulheres é a estética enquanto para a maioria dos homens é a função. As mulheres são guiadas pela melhor estética facial e suporte labial, dentes mais brancos, cores de base de prótese mais naturais e exposição de maior parte do dente ao falar e sorrir. Os homens são guiados pela maior capacidade de mastigar carnes, comer milho na espiga, segurar o cachimbo entre os dentes e falar mais claramente.

O repelente, aquilo que os pacientes portadores de prótese total querem menos, é o oposto do que os atrai. Para as mulheres consiste em parecer mais velha, ter dentes curtos e sem vida, ter dentes com aparência barata e sofrer com rugas faciais. Um repelente fenomenalmente grande para as mulheres é serem vistas sem suas próteses. O repelente para os homens é o consumo de dietas moles, a inconveniência e a fala prejudicada.

Aceitação de um caso de reabilitação completa

Não é suficiente saber o que Tom necessita para aumentar a confecção de *overdenture*s sobre implantes. Para a maioria dos cirurgiões-dentistas, a realização de trabalhos odontológicos sofisticados é mais fácil do que convencer o paciente a aceitar esse tipo de modalidade de tratamento. Os limites dentro dos quais tratamos nossos pacientes não são, em geral, determinados pelas nossas habilidades clínicas, mas sim pela nossa capacidade de relacionamento.

Adaptadas a partir do meu livro *Cirurgiões-dentistas: uma espécie em extinção*, as seções seguintes descrevem alguns protocolos para a aceitação dos casos.

AUMENTE O IMPACTO DE SUA LINGUAGEM Aumente o impacto da sua linguagem injetando energia na sua voz e mantendo uma atitude de envolvimento em relação aos seus pacientes. Dê às pessoas toda sua atenção. Não olhe para a ficha ou a radiografia enquanto fala. Mantenha contato visual ao escutar e ao falar. A maioria dos meus clientes rompe o contato visual durante metade do tempo de uma conversação. Deixe que os pacientes o conheçam além de seu papel como dentista; deixe que eles o conheçam como marido, esposa, atleta, e assim por diante. Esse desvendar de seu outro lado expande as associações do paciente com a odontologia, faz com que ele se relacione com você de forma mais pessoal e estabelece um senso de confiança.

NÃO CONTE COM O CONHECIMENTO DO PACIENTE O paciente mais velho já ouviu isso tudo antes. A última coisa que eles precisam é ouvir outro sermão sobre placa e fio dental, ou assistir a mais um vídeo sobre higiene bucal. Tradicionalmente na odontologia, acreditamos que a educação do paciente aumenta o seu QI dentário, levando, assim, à aceitação do caso. Eu discordo. Acredito que um dos critérios que levam à aceitação de um caso é a disposição do paciente. Quando os pacientes estão prontos, eles agem. A disposição vem de outras áreas da vida deles – divórcio, promoção, morte na família, problema de saúde repentino, etc. Não podemos fazer com que o paciente fique disposto por meio apenas da sua educação.

Ao invés disso, focalize em localizar pacientes que estejam prontos. Essa é a função do *marketing* – atrair pessoas que estejam compelidas a realizar um bom tratamento odontológico. A aceitação do caso está ligada a fazer o *marketing* voltado para pessoas que estejam dispostas, mas que não sabem onde você está. A propaganda é o convite. Gaste menos tempo tentando fazer com que os pacientes fiquem dispostos e mais tempo identificando aqueles que já estão.

CONHEÇA O ORÇAMENTO DO SEU PACIENTE ANTES DE RECOMENDAR O TRATAMENTO REABILITADOR O grande medo na aceitação do caso não é o medo de ouvir "Não". É o medo de ouvir "De jeito nenhum!" e observar o paciente saindo pela porta e pedindo que sua ficha seja enviada para um outro endereço! Uma boa maneira de evitar a raiva e o constrangimento que muitos pacientes vivenciam após saberem o custo do tratamento é conhecer seu orçamento antes de recomendar o tratamento. Isso é feito no final da consulta de exame, justamente antes de marcar a consulta de retorno. Sugira que ele pense sobre sua possibilidade financeira. Essa é uma frase que funcionou para centenas dos meus pacientes: "Estou disposto a me manter dentro de um orçamento restrito caso isso seja necessário. Você já pensou sobre a sua disponibilidade financeira?". Não force um valor em moeda corrente. Apenas plante a semente de que no próximo encontro você discutirá o orçamento. "Na próxima consulta iremos discutir o seu caso, e eu garanto que estou totalmente disposto a me manter dentro do orçamento dos meus pacientes."

Normalmente, o paciente é o primeiro a falar sobre dinheiro. Esse é um erro no caso de tratamentos reabilitadores. Você deve ser o primeiro a levantar o assunto pagamento. Diga apenas que irá se manter dentro do orçamento possível. Assim, quando ele se opuser ao valor dado, você pode dizer que foi por isso que perguntou sobre a disponibilidade financeira. Com objeções quanto ao valor, sugira que o tratamento pode ser feito ao longo do tempo, ficando dentro do orçamento. Sendo orientado pela capacidade financeira do paciente, você pode terminar realizando vários tratamentos de R$ 5 mil ao invés de nenhum no valor de R$ 10 mil.

No encerramento de nossa conversa, dei a Tom alguns passos a seguir de forma a aumentar os atendimentos desse tipo na clínica.

Primeiro passo: Fazer uma atualização das técnicas clínicas de *overdenture* sobre implantes.

Segundo passo: Fazer mala direta para os pacientes com mais de 45 anos, destacando os novos e melhorados serviços de *overdenture* sobre implantes.

Terceiro passo: Fazer palestras para grupos cívicos ou religiosos sobre os milagres da odontologia moderna.

Quarto passo: Sediar palestras públicas a respeito de *overdentures* sobre implantes.

Quinto passo: Associar-se a colegas que compartilhem sua visão e fazer propagandas cooperativas para atrair o paciente mais idoso.

No período de um ano, Tom estará com uma clínica de implante muito mais lucrativa. E você também pode estar.

CRIANDO UMA MARCA PARA A CLÍNICA DE IMPLANTODONTIA

Andreas Charalambous, AIA

Em todas as profissões, e mais ainda nas organizações como as clínicas dentárias que lidam com o público, criar uma *identidade* forte e uma *marca* para sua clínica pode significar a diferença entre o sucesso e o fracasso.

Como os pacientes potenciais muitas vezes não são capazes de quantificar imediatamente a qualidade do cuidado provido pelo cirurgião-dentista, eles confiam em outros sinais que lhes dizem que estão em boas mãos: a qualidade e a atenção ao detalhe na construção do ambiente (o espaço físico, o equipamento moderno e atual, a iluminação, o conforto para o paciente na sala de espera e durante o tratamento) são tão importantes quanto a qualidade do tratamento que eles recebem do cirurgião-dentista e da equipe.

Embaixadores da identidade

Tão importante quanto a qualidade do ambiente e das outras experiências sensoriais (como os pacientes são recepcionados ao chegarem, o tipo de música que escutam ao esperar no telefone, etc.) é o material visual que a clínica usa para se apresentar e se representar para o público. Esses materiais, iniciando pelo logotipo da clínica, começam a criar uma marca forte para sua clínica, separando-a da concorrência. A compreensão do valor da marca o mais cedo possível pode fazer a diferença entre se dar bem e se dar muito bem.

Tudo o que está sendo transmitido para o público, e recebido por ele, é importante. Esse material se torna o embaixador da sua clínica em qualquer tempo.

A seguir, apresento alguns exemplos de embaixadores da identidade para a clínica:

- Cartões de visita
- Papel de carta e envelopes timbrados usados para a comunicação escrita
- Anúncios enviados ao público em várias ocasiões (anúncios de transferência, de datas especiais, cartões pessoais, propagandas, *banners* ou pôsteres relativos a eventos para levantar fundos ou outros para promover o bom nome e a boa imagem que a clínica constrói, etc.)
- O *website* da clínica; como regra, o *site* deve ter um desenho simples e inteligente. Isso permite que o paciente antigo ou em potencial navegue facilmente para encontrar as informações.

É importante que todo esse material seja coordenado e transmita uma mensagem consistente ao público. A criação da marca da clínica de implantodontia precisa ser inteligente e apropriada para o campo determinado, apelando ao paciente que se busca conquistar.

Outro elemento importante, especialmente em uma clínica de implantodontia, é introduzir o fator pessoal de quem é o cirurgião-dentista e seu nível de conhecimento na área. O conceito comum de ir ao dentista do bairro para o cuidado odontológico rotineiro normalmente não se aplica no campo da implantodontia. As pessoas entendem que há uma maior complexidade nessa área do que no cuidado odontológico habitual, assim elas pesquisam bastante para encontrar a melhor modalidade de tratamento. Caso a criação da marca da sua clínica como o lugar para ir a fim de realizar tratamentos com implante seja fraca, um paciente em potencial pode simplesmente ignorá-la e dirigir-se a outra clínica que tenha realizado um melhor trabalho na autoidentificação como sendo capaz de oferecer os serviços que ele busca. Você pode perder um paciente para uma clínica com uma marca mais bem desenvolvida, mesmo que você seja um melhor implantodontista. Todos esses elementos precisam ser incorporados na mistura quando da criação da marca da clínica.

As seções seguintes apresentam os passos iniciais que você deve considerar para iniciar o processo de criação da marca.

Objetivos do *marketing* externo

- Distinguir você dos outros dentistas da sua área.
- Aumentar o conhecimento da população-alvo sobre implantes.
- Construir uma força cinética criando consistência nas suas mensagens.
- Criar uma imagem de você mesmo como implantodontista.

Pesquisa de *marketing*

- Como é a população da sua área?
  Instituto Brasileiro de Geografia e Estatística (IBGE): www.ibge.gov.br
  Departamento Intersindical de Estatística e Estudos Socioeconômicos (DIEESE): www.dieese.org.br
- Quem são seus concorrentes e qual o tipo de *marketing* que eles estão utilizando?
- Que tipos de pacientes são seu foco principal?

Crie um nome para sua clínica

- Evite nomes pessoais ou muito longos.
- Dê uma identidade à sua clínica.
- Escolha um nome com uma abreviação aceitável.
- Certifique-se de que esteja disponível um domínio para o nome da sua marca.

Website

- Obtenha um domínio com nome relacionado a implantes.
- Evite utilizar o próprio nome como domínio.
- Tenha uma sessão ampla de perguntas mais frequentes.
- Apresente imagens clínicas de cada tipo de tratamento com implantes.
- Registre seu *site* com diferentes buscadores.
- Escreva uma lista de palavras-chave para os buscadores, para que eles possam encontrar você mais facilmente.

CRITÉRIOS PARA O PROJETO DE UMA CLÍNICA DE IMPLANTODONTIA

Peter Warkentin
Kornelius Warkentin

Inovação, tecnologia e arquitetura são elementos cruciais no projeto de uma clínica de implantodontia bem-sucedida! Os elementos apropriados podem melhorar a eficiência geral, aumentar a produtividade e criar uma atmosfera digna de retorno do paciente. O uso de uma ferramenta mental simples pode ensinar sobre os elementos básicos. Com ela, você compreenderá por que eles são cruciais e como aplicá-los. Você verá como as novas tendências influenciarão o desenho e os novos requerimentos como o HIPAA*. Independentemente de você estar criando uma clínica a partir do primeiro traço, estar apenas adicionando algo novo ou querer simplesmente estar mais bem informado, essa ferramenta é a sua abordagem básica ao desenho.

O processo de desenho deve começar dividindo a clínica em vários elementos centrais. Uma clínica de implantodontia típica deve ter os seguintes componentes:

- Recepção
- Sala de espera
- Sala de consultas
- Sala cirúrgica
- Consultório protético
- Consultório clínico e para consultas de revisão
- Área de esterilização
- Sala dos funcionários

Uma vez que a parte física está organizada, você precisará desenhar mentalmente um mapa para verificar como a prática da implantodontia é dividida e como a questão do fluxo é administrada. Analisando a situação, você pode imaginar pacientes, profissionais, técnicos e recepcionistas realizando diferentes funções em várias áreas e tendo diferentes necessidades. O mapa torna-se mais detalhado à medida que você vai adquirindo mais conhecimento das necessidades de cada indivíduo. Você deve manter isso em mente ou mesmo fazer um desenho, se necessário.

É importante compreender por que os elementos de inovação, tecnologia e arquitetura são considerados cruciais. Primeiramente, a satisfação do paciente é imperativa para a operação da sua clínica. A fim de manter o conforto do paciente, as pessoas, incluindo os funcionários e o cirurgião-dentista, devem estar à altura das necessidades dele. Para que isso aconteça, suas próprias necessidades devem ser supridas. Coletivamente, todos os indivíduos possuem diferentes necessidades, e esse mapa mental descreve tais necessidades. Um mapa mais detalhado mostra diferenças maiores. Isso cria um obstáculo para a satisfação do paciente. Se você suprir as necessidades de todos os indivíduos, separados ou ao mesmo tempo, em cada área, você terá criado uma clínica bem-sucedida, com pessoas capazes de trabalhar para o objetivo comum, que é a felicidade do paciente.

A inovação, a tecnologia e a arquitetura provaram sua capacidade de suprir as necessidades individuais dentro de uma clínica, em todos os aspectos. Assim, elas são consideradas cruciais. Isso é verdade, pois a necessidade protética do paciente de restaurar aquilo que foi perdido ou danificado não mudou. Entretanto, os elementos mudaram para melhor alcançar o objetivo de restaurar. Manter o passo com os elementos exige muito tempo e esforço. Por isso, você deve manter-se atualizado.

---

* N. de T. Sigla de Health Insurance Portability and Accountability Act, lançado em 1996 pelo congresso americano para regular a prestação de serviços de saúde e o seguro saúde nos Estados Unidos.

O sucesso da sua clínica depende do conhecimento que você possui dos elementos disponíveis e de como utilizá-los para auxiliar no objetivo comum da satisfação do paciente.

O restante dessa seção é dedicada a fornecer exemplos de aplicações dos elementos. Para fazer isso, crie um mapa mental de uma clínica de implantodontia típica composta das seguintes áreas:

- Recepção
- Sala de espera
- Sala de consultas
- Sala cirúrgica
- Consultório protético
- Consultório clínico e para consultas de revisão
- Área de esterilização
- Sala dos funcionários

Percorra cada área e considere as necessidades de cada indivíduo. Quanto melhor você conhecer as necessidades, mais detalhado o seu mapa vai se tornando, com maior potencial para usar os elementos cruciais para supri-las.

Recepção

A área da recepção é, evidentemente, a primeira experiência do seu paciente antigo ou em potencial. Também é o local onde você marca sua primeira impressão e apresentação ao paciente. Entretanto, é fácil ver por que uma área apenas pode fazer a diferença, mesmo sem nunca falar com uma pessoa. Lembre-se das suas experiências próprias em consultórios dentários na sua primeira consulta. Você lembra de ter de lutar para chegar à recepção devido a uma sala de espera completamente lotada? Você decidiu esperar um pouco mais até que vislumbrou outro obstáculo preocupante – a janela de vidro separando você da recepcionista? Você começou a sentir que tinha algo errado com você, além de uma cárie para ser restaurada? Todas essas queixas são comuns entre muitos pacientes.

Pergunte-se o que era realmente necessário para tornar essa experiência mais prazerosa. Como os elementos poderiam ter sido aplicados? O que poderia ter tornado sua experiência menos desagradável?

As necessidades comuns dos pacientes na recepção são a acessibilidade e a privacidade. Inovação, arquitetura e, possivelmente, novas tecnologias em materiais podem conseguir isso. Primeiro, a área da recepção não deve ser local de aglomeração. Isso cria uma experiência frustrante e desconfortável. O objetivo deve ser colocar a recepção de forma que não se crie uma fila de pacientes. A última mensagem que você quer passar é que a pessoa está ingressando em um processo. Segundo, o balcão da recepção deve transmitir um sentimento de abertura e boas-vindas ao paciente, ao mesmo tempo que prové privacidade. Os pacientes devem se sentir valorizados e livres para se comunicar de maneira privada com o pessoal da recepção. Uma forma de criar um sentido de abertura é construir uma parede com um material capaz de bloquear ou absorver o som da conversa que não é destinada aos outros. Também é inteligente manter as divisórias de vidro longe da sua clínica.

Como a privacidade do paciente é uma necessidade na recepção, cabe aqui explicar como funciona o HIPAA, que é a necessidade legal de proteger a privacidade do paciente. Não suprir suas necessidades pode resultar em uma grande multa ou mesmo no fechamento da sua clínica!*

Sala de espera

A sua sala de espera deve ser um lugar de conforto, pois essa é a maior necessidade na idéia do paciente. Entretanto, para aumentar o conforto, você deve reduzir a ansiedade, já que esse é um sentimento esperado pelo paciente que vai fazer um procedimento ou pelo paciente em potencial na primeira consulta. Para combater a ansiedade, use elementos calmantes por natureza. Estes podem estar na forma de móveis, obras de arte, música suave, iluminação especial e cores apropriadas nas paredes.

Selecionar os móveis adequados, pode passar a mensagem de que a clínica está por dentro das mais novas tecnologias. Deve-se salientar

---

* N. de T. Para informações sobre legislação no Brasil, consultar a prefeitura municipal, o Conselho Federal de Odontologia (CFO), secretarias estaduais de saúde e Agência Nacional de Vigilância Sanitária (ANVISA).

que os móveis são, essencialmente, arte, e a arte dá tempero à boa arquitetura.

Obras de arte podem aumentar ou reduzir o sentimento de conforto. Obras contendo poucas cores, em estilo impressionista, ou que apresentem paisagens cênicas acalmam as mentes ansiosas e são as melhores escolhas.

Empregue elementos técnicos como áudio e vídeo para fornecer conforto adicional. A música é um excelente sedativo em todas as áreas da clínica. Ela pode reduzir a ansiedade não apenas dos pacientes, mas também dos profissionais e assistentes. É sempre melhor errar para o lado mais suave, tanto no estilo quanto no volume.

O vídeo é outra ótima ferramenta para reduzir a ansiedade, já que dá ao paciente algo mais para se distrair enquanto espera. Contudo, as mensagens no vídeo não devem contribuir para a ansiedade ou o estresse. Muito frequentemente, as clínicas têm canais mostrando desastres e negatividade. Isso só vai aumentar a ansiedade que o seu paciente já tinha pela consulta. Considere usar vídeos informativos contendo histórias de pacientes com tratamentos bem-sucedidos ou vídeos calmos sobre a natureza. Em vez da TV convencional, considere uma TV de plasma ou LCD, que funcione também como obra de arte, ao mesmo tempo que ocupa menos espaço.

A sua sala de espera é um ótimo local para incorporar novas tecnologias de iluminação que aumentem o conforto. A iluminação de espectro total simula a luz natural usando todas as cores encontradas no espectro da luz. Quando instalada e distribuída de forma adequada, provou proporcionar um senso de bem-estar e reduzir a depressão e os sentimentos de letargia. Os experimentos provaram que a exposição prolongada à luz fluorescente contribui para a depressão e reduz o nível de energia da pessoa. A iluminação de espectro total deve ser implementada em toda a clínica, de modo que o humor do paciente permaneça estável e que sua equipe também se beneficie. Mesmo as clínicas já existentes podem ser adaptadas com iluminação de espectro total para dar maior conforto em qualquer uma das áreas. Ela possui outras vantagens que serão explicadas mais adiante neste capítulo.

Sala de consultas

Embora a sala de espera possa ser eficiente para reduzir a ansiedade do paciente e aumentar o conforto, é preciso mais para ganhar a confiança, e uma sala de consultas bem desenhada pode ajudar nisso. Seu escritório é, na verdade, uma extensão da sala de espera. A mudança do paciente de uma área para outra pode alterar seu humor, aumentar o medo e causar uma tomada de decisão precipitada. Se você precisa que o paciente permaneça confortável, você deve fornecer uma transição suave. Seu objetivo deve ser minimizar as mudanças no ambiente, principalmente para o paciente novo. Atente para todos os elementos que podem ajudar a alcançar esse objetivo.

Sala cirúrgica

No passado, os cirurgiões-dentistas realizavam as primeiras consultas nos seus escritórios ou até mesmo no próprio consultório. Embora um ambiente de escritório seja mais cômodo do que a cadeira operatória, os elementos do seu interior podem ser intimidadores, privativos do profissional ou mesmo violarem as regras do HIPAA, já que informações sobre outros pacientes podem estar ali dentro. A área de consultório é uma grande mudança de ambiente para o seu paciente. Além disso, ele pode se sentir como se estivesse na iminência de uma cirurgia, enquanto ele ainda está apenas considerando o procedimento. Uma abordagem alternativa é usar uma mensagem em vídeo, deixando claro que o procedimento de implante "não é tão ruim" como pode parecer. Isso também pode liberar algum tempo para o profissional se dedicar a outras tarefas enquanto o paciente está "distraído" pela idéia do procedimento. O uso inapropriado ou a falta dos elementos pode significar a perda do paciente.

Consultório protético

Os consultórios cirúrgico e protético devem atender às necessidades do paciente e do profissional implantodontista, ao mesmo tempo que devem possuir espaço suficiente para todos trabalharem ao mesmo tempo. É nessa área que os seus pacientes podem manifestar mais medo e ansiedade. Para reduzir a ansiedade, implemente os mesmos elementos que utilizou na sala de espera, inclusive música calma e cores suaves. Como essa área é utilizada por diferentes profissionais, incluindo o TPD, ela deve ser adaptada. As necessidades de todos os indivíduos serão variadas e numerosas. Considere seus movimentos, o acesso aos instrumentos e os recursos necessários. A área necessita de uma pia e armários específicos para cirurgia, gavetas organizadas e acesso eficiente ao instrumental, devendo também se integrar no fluxo de material sujo-lavado e esterilização. O acesso de dois profissionais a um mesmo microscópio clínico sem que nenhum precise deixar sua posição é um cenário possível. Uma nova tecnologia em fibras para carpetes pode mudar o piso para algo mais confortável, enquanto a cor correta pode auxiliar a equipe na localização de itens que caiam no chão. Assim como o HIPAA age no seu mapa como um indivíduo com necessidades específicas, o OSHA* irá influenciar o desenho dessa área, assegurando que os padrões sejam respeitados. O elemento técnico do vídeo pode ser usado para registrar as cirurgias para discussões e treinamentos futuros. Como o sucesso da cirurgia depende do nível de esterilização, certifique-se de que essas necessidades sejam supridas usando elementos de tecnologia dos materiais. Materiais estéreis como Corian®, alumínio e vidro são ótimos para serem cortados, modelados e colocados ergonomicamente para se adaptarem aos padrões do OSHA.

É preciso conhecer as necessidades de todos os indivíduos antes de escolher quais elementos se encaixam nessa área, devido à sua complexidade. É importante comunicar as necessidades de todos para os envolvidos no desenho e na criação dessa área. Em grande parte do projeto, os arquitetos devem compartilhar experiências e sugestões.

---

* N. de T. Sigla de Occupational Safety & Health Administration, órgão do governo norte-americano que regula a segurança no trabalho e a vigilância sanitária – equivalente à ANVISA e às secretarias municipais de saúde no Brasil

Consultório clínico e para consultas de revisão

Esse consultório precisa receber novamente o seu paciente com muito conforto. Afinal, acordar em um ambiente estranho após a cirurgia pode ser muito desconcertante. Utilize elementos que forneçam conforto, da mesma forma que na sala de espera. Embora a cirurgia já tenha sido realizada, sua revisão toma tempo com as consultas de acompanhamento. Essas consultas exigem material esterilizado. No meio tempo, associe a necessidade de esterilização com o material a ser esterilizado para os outros consultórios.

Área de esterilização

Essa área deve possuir os melhores princípios de esterilização que irão resguardar seus pacientes e a prática da implantodontia. Ela é crucial para o sucesso de uma clínica de implantodontia. A esterilização cuidadosa deve ser rotineira e a ergonomia da sala deve auxiliar no processo. Nenhum paciente deve ter acesso a essa área, e os materiais apropriados devem ser utilizados para cumprir com os padrões de esterilização.

Sala dos funcionários

A cozinha e a área dos funcionários são outros ótimos locais para continuar a iluminação e os materiais apropriados utilizados nas demais áreas. Elas podem conter elementos semelhantes aos usados na sala de espera, mas com uma atmosfera mais relaxante do que confortável.

Além disso, o escritório do cirurgião-dentista introduz ainda mais requisitos de segurança do HIPAA, mas mesmo assim pode ter uma atmosfera amigável. O escritório e o acesso às informações dos pacientes são uma grande preocupação dos indivíduos do HIPAA no seu mapa. Isso porque o cirurgião-dentista geralmente tem maior acesso às informações sobre o paciente. Assim, é extremamente importante que você se mantenha atualizado quanto aos requisitos do HIPAA. Estes podem aparecer em forma de uma escrivaninha personalizada, com plataforma para o teclado do computador que pode ser chaveada. O negatoscópio, muito comumente, pode ser colocado em local e ângulo de visualização impróprio. Considere a necessidade de personalizar sua localização e o controle da iluminação.

Depois que tiver realizado um passeio mental por todas as áreas da sua clínica e aplicado os elementos, você deve considerar o fluxo do tráfego como um todo. O congestionamento pode frustrar a equipe se as pessoas começarem a esbarrar umas nas outras. O pessoal pode ter que ir a algumas áreas pelas quais normalmente apenas passariam direto para ter maior produtividade e eficiência. Combata esse problema instalando móveis ergonômicos com um desenho arquitetônico bem pensado. A ergonomia fornece um melhor fluxo tanto para o paciente quanto para o profissional.

A utilização dos elementos de maneira apropriada levará à criação de uma clínica eficiente e segura, com maior retorno dos pacientes. Concluindo, a inovação, a tecnologia e a arquitetura combinadas são elementos fundamentais do projeto que, quando utilizados corretamente, irão resultar em uma clínica de implantodontia bem-sucedida.

Índice

Abscesso ao redor do tapa-implante, 166
Aceitação do caso, sucesso da clínica de implantodontia e, 244-246
Acompanhamento e manutenção das *overdentures* sobre implantes, 229-232
    características ideais dos tecidos peri-implantares e, 229
    consequências da falha na obtenção de encaixes fáceis de limpar e, 229
    instrumentos para cuidado caseiro, 230-231
    rotinas recomendadas nas reconsultas, 232
Acrílico da base da prótese, procedimentos clínicos e laboratoriais para os encaixes VKS-OC rs, 64, 68
    preso à, 64
Ajuste oclusal, 62, 76, 97, 131-132, 139, 142, 147
Alargamento da osteotomia, implante Maximus OS para *overdenture* e, 156
Alargamento ósseo, sequência para, sistema *split-control* e, 163
Alinhadores manuais plásticos ERA, 57-59, 184
Alinhamento, 56, 191
    da trajetória dos implantes, Maximus OS, implante para *overdenture* e, 191, 194-195
    dos encaixes tipo botão de pressão, 56
Alívio vestibular, incisão na crista anterior com ou sem, 151-153
Alógeno, enxerto ósseo e, 158-160
Aloplástico, enxerto ósseo e, 158-160
Altura do osso no diagnóstico e plano de tratamento, 29-35

Ancoragem telescópica, 51-52
Anestesia, 166
Anestesia por inalação, 151-152
Angulação, *kit* para correção da, ERA, 57-59
Ankylos, sistema de implante, 109
Antimicrobianos, 231
Área de Esterilização, sucesso da clínica de implantodontia e, 44
Armação metálica, *overdenture* reforçada com, pilares SynCone e, 221-222
As 21 qualidades indispensáveis de um líder, 235-236
Aspirina, efeitos da, sobre o processo de coagulação, 151
Assentamento passivo da barra, verificação do, 101
Astra, encaixe tipo bola, 76
Astra, implante, 76-77
Autógeno, enxerto ósseo e, 158-160
Autômato estacionário, 47

Balanceio, excursão em, movimentos excêntricos mandibulares e, 148
Balanceio, lado de, equilíbrio excêntrico e, 146
Barra
    a crista alveolar, 85-86
    ao eixo de charneira, 86
    assentamento passivo da, 101
    dolder. *Ver* Barra Dolder
    extensão distal da, 51-52
    flexibilidade da, 83
    hader. *Ver* Barra Hader

paralela, 97-98
relação sagital da
relação vertical à crista alveolar, 85
Barra, articulação em, 49-50, 83, 91-92, 94-96
Barra, distribuição, 83
Barra, incorporação na base da prótese, 101
Barra, materiais para, 82
Barra, selas para, 82, 88-92, 232
Barra, unidade de, 83, 91-92, 94-95
Barra de titânio pré-fabricada, vantagens da, 96-97
Barra Dolder, 22-23, 49-50, 82, 91-92, 94-96
  contraindicações para, 92
  especificações dimensionais da, 92
  indicações da, 91-92
  procedimentos para confecção da, 94-95
Barra Dolder, articulação em, 49-50, 94-96
  procedimentos de confecção da, 94-95
Barra Dolder, sistema de encaixe tipo articulação em, reembasando uma *overdenture* com, 95-96
Barra Dolder, sistema de encaixe tipo unidade de, reembasando uma *overdenture* com, 94-95
Barra Dolder resiliente, 91-92
Barra Dolder rígida, 91-92
Barra Hader, 49-50, 82, 88-92
  clipes metálicos e, 91-92
  overdenture inferior sobre implantes utilizando, 91-92
  para fundição, 89
    com clipes em liga de ouro, procedimentos para confecção de, 89-92
    com clipes plásticos, procedimentos para confecção de, 89-92
Barra Hader, sistema de encaixe tipo, solução de problemas para, 91-92
Barra Hader para fundição com clipes de ouro, procedimentos de confecção da, 89-90
Barra Hader para fundição com clipes plásticos, procedimentos de confecção da, 89-90
Barra paralela, procedimentos para confecção de *overdenture* completamente implanto-suportada rígida utilizando, 97
Barra plástica para fundição, vantagens da, 96-97
Barra retangular, matrizes/clipes de lados paralelos para, 96-97
Betametasona, 151
Bio-Gide, 162
Biomecânica
  da *overdenture* superior, 51-52
  dentes lingualizados e, 141-142
  fatores de risco para as *overdentures* inferiores e, 125
  fatores de risco para as *overdentures* superiores e, 123-124
  seleção dos encaixes e, 49-52
BioMend, 161
BioMend Extend, 162
BIOS. *Ver* Estudo Breda para *Overdentures* sobre Implantes

Boca, preparo da, para cirurgia, 163
Brealloy F400, 99
Bredent, Barra VSP, 100
Bredent, padrão de barra Vario Soft, 95-96
Bredent "Thixo Rock", 97
Bredent PiKuPlast HP36, 98
Brocas
  alinhamento das, alinhando a trajetória do implante e, 156, 175, 181-183, 191-192
  manuseio cuidadoso das, desinfecção e, 158-159

Cabeça do implante, tecido de granulação ao redor da, 166
Cálculo dentário, instrumental para, 232
Camlog, 217
Camtube, 217
Carga
  imediata, 211
  período de cicatrização antes da, 211
  precoce, 211
  prematura, 211
  progressiva, 211
  sobre os implantes-suporte, efeito da forma da mandíbula na, 126
Carga, abordagens de, para *overdentures* sobre implantes inferiores. *Ver* Overdentures sobre implantes inferiores, abordagens de carga para
Carga imediata, *overdentures* sobre implantes inferiores e, 211
Carga precoce, implantes mandibulares e, 211
  overdentures e, 211-222
Carga prematura, *overdentures* sobre implantes inferiores e, 211
Carga progressiva, *overdentures* sobre implantes inferiores e, 211
Carga tardia, protocolo de, com o conceito SynCone, 221
Cawley, Peter, 225-226
Cicatrização, fase inicial de, implantes para *overdentures* agindo como implantes de transição durante, 187-188
Cicatrização, período de
  antes de aplicar carga, *overdentures* sobre implantes inferiores e, 211
  para implantes Straumann com superfície SLA, 179
Cicatrizador, dificuldade de inserir o, 166
Cirurgia mandibular, 152-153
Cirurgia maxilar, 155-165
Cirurgiões-Dentistas: Uma espécie em extinção, 244-245
Clínica de implantodontia, 235-252
  criação da marca para, 245-248
  critérios para, 248-249
  sucesso da, princípios fundamentais para, 235-252
    clínica de prótese e, 243-244
    critérios para o projeto da clínica de implantodontia e, 248-249
    equipe e, 235-246

marca para a clínica de implantodontia e, 245-248
marketing e, 235-248
sistemas e, 236-238
vendas e, 239-241
visão e, 235-251
Clínica de prótese, sucesso da clínica de implantodontia e, 243-244
Clipe Hader, colocação do, 89-92
Clipes, 82
apreensão dos, 96-97
com extensões paralelas laterais, 96-97
sem extensões, 97
de liga de ouro, 89-92
encaixe VKS-OC rs e, 63-64
hader, colocação de, 101
para barra, 123
Clipes em liga de ouro, barra Hader para fundição com, procedimentos para confecção, 88-90
Clipes metálicos, 82, 89-92
desvantagens dos, 91-92
vantagens dos, 91-92
Vs. plásticos Hader, 91-92
Clipes plásticos, encaixe tipo barra Hader para fundição com, procedimentos para confecção de, 89
Clopridogrel (Plavix), efeitos do, sobre o processo de coagulação, 151
Clorexidina, 151-152, 166, 185, 220, 231
Cobrança do paciente, sucesso da clínica e, 245-246
Coe-Comfort, 157-158
Colchoeiro, horizontal, 157-158
Colocação do implante, osteotomia e, 156-157
Completamente implanto-suportadas, *overdentures*, 22-23, 88, 104
Componente macho ERA, troca do, 62, 208-209
Comprimento do osso no diagnóstico e plano de tratamento, 33
Compstat, 237-238
Cônica, porção apical, corpo de lados paralelos com, 189, 197-199
Considerações cirúrgicas para *overdentures* sobre implantes, 151-166
cirurgia mandibular e, 152-153
cirurgia maxilar e, 155-156
cuidados pós-cirúrgicos, 157-158
desenho de incisões e retalhos, 151-152
instruções pré-cirúrgicas e, 151
osteotomia e colocação do implante, 156
preparo do leito para *overdenture* e, 158-159
problemas relacionados à cirurgia e, 165
sistema *split-control* e, 163
técnicas de sutura usadas para cirurgias de *overdentures* sobre implantes, 157-158
Consultório
cirúrgico, 250-251
para reconsultas, 251-252
protético, 250-251

Consultório, procedimentos de utilização em,
do encaixe esférico retentivo e matriz elíptica, 74-75
dos encaixes Clix, 76
dos implantes Astra, 76
encaixes ERA e, 57-59
implantes ERA para *Overdenture* e, 197-199
implantes Maximus OS para *overdenture* e, 187-189
passos protéticos e, 185-186, 197, 206-207, 217
Consultório clínico e para consultas de revisão, sucesso da clínica de implantodontia e, 248-249, 251-252
Consultório protético, sucesso da clínica de implantodontia e, 250-251
Consultório/sala cirúrgica, sucesso da clínica de implantodontia e, 250-251
Contatos em oclusão cêntrica, restabelecimento dos, 147
Contatos em protrusão, movimentos excêntricos mandibulares e, 147
Contatos oclusais
do primeiro molar inferior, 133
do segundo molar inferior, 133
do segundo pré-molar inferior, 134
dos primeiros molares superiores, 136
dos segundos molares superiores, 138-139
dos segundos pré-molares superiores, 133
entre primeiros pré-molares superiores e inferiores, 133
Corpo de lados paralelos com porção apical cônica, 189
Corredor bucal, 136
Coumadina. *Ver* Varfarina (Coumadina)
Crista alveolar
relação sagital da barra à, 85
relação vertical da barra à, 85
Crock, Ray, 239-240
Cromocobalto, armação de, procedimentos clínicos e laboratoriais para VKS-OC rs, 68
encaixe fundido na, 68
Cuidado caseiro, encaixes tipo botão de pressão VKS-OC rs e, 63-64
Cuidado pós-operatório, 220
overdentures sobre implantes e, 220
Curva
de Spee, 144
de Wilson, 144
Cúspides, linguais inferiores, ajuste oclusal e, 141-142, 148
Cúspides linguais superiores, equilíbrio e, 141-142, 144, 148
Cúspides vestibulares dos dentes superiores, eliminação das interferências nas, 143, 145

Dente para prótese total, esquemas oclusais formados pelos, 131-132
Dentes
artificiais, esquemas oclusais formados por, 131
inferiores, posição dos, 143
inferiores posteriores, planos inclinados dos, término do equilíbrio pelo ajuste dos, 148

lingualizados, 141, 151-153
não anatômicos, 139, 140
semianatômicos, 139
superiores, posição dos, 144-145
Vita Physiodens, procedimentos de montagem para oclusão balanceada utilizando, 131-133
Dentes Ortholingual Ivoclar, procedimentos de montagem para, 142
oclusão lingualizada utilizando, 142
Dentes posteriores inferiores, planos inclinados dos, término do equilíbrio com o ajuste dos, 148
Depósitos duros, remoção de, *overdentures* sobre implantes e, 232
Depósitos moles, remoção dos, *overdentures* sobre implantes e, 232
Desenho fácil de limpar, encaixes com, falha na obtenção de, 229-231
Desinfecção dos instrumentos, 151-152
Desinfecção cirúrgica das mãos, 151-152
Dexametasona, efeito da, sobre a capacidade de cicatrização do paciente após a cirurgia, 151
Diabete, efeito da cirurgia em pacientes com, 151
Diagnóstico e plano de tratamento, 29-41
avaliação radiográfica e, 30
benefícios da montagem diagnóstica e, 29
considerações anatômicas durante o diagnóstico e o plano de tratamento e, 33
planejamento diagnóstico para *overdentures* sobre implantes e, 29
plano de tratamento conjunto e, 33
Diâmetro endósseo, Sistema de Implantes Straumann e, 173-174
DICOM-3, formato, 45
Distribuição da carga sobre encaixes tipo botão de pressão *vs.* tipo barra, 51-52
Distúrbios sensoriais pós-operatórios do lábio inferior, 166
Dolder, Eugen, 91-92
Dor emocional, 165
na decisão de o paciente aderir ao tratamento, 241-242
sucesso da clínica de implantodontia e, 241-242
Dor pós-operatória, 165

Edema lingual após a colocação de implantes na região anterior da mandíbula, 165
Educação do paciente, 244-246
pós-operatória, conceito SynCone e, 220
pré-cirúrgica, 151
sucesso da clínica de implantodontia e, 235-243
Eixo de charneira, relação sagital da barra ao, 86
Embaixadores, clínica de implantodontia bem-sucedida e, 247-248
Encaixe Clix, 76-80
especificações do desenho do componente fêmea do, 76, 78, 189

Encaixe ERA, 56, 91-92
overdenture utilizando barra Hader e, 91-92
para fundição, mandibular, implanto-suportado, 91-92
Encaixe esférico retentivo, 71-75
ajustando a retenção do componente fêmea do, 73-74
contraindicações do, 77-80
especificações do desenho, 72
matriz elíptica, 72
Straumann, 71
utilização no consultório, 74-75
Encaixe VKS-OC rs, 63
Encaixes, desenhos dos
classificação dos implantes para *overdentures* com base nas características dos, 187-188
fácil de limpar, falha em conseguir um, 229-231
Encaixes, seleção dos
biomecânica da *overdenture* superior e, 51-52
considerações biomecânicas e, 51-52
critérios para, 49-52
distribuição da carga dos encaixes tipo bola *vs.* tipo barra e, 51-52
fatores que influenciam o desenho e o nível de resiliência do sistema de encaixe e, 51-52
princípios da, 49-52
tipos de encaixes quanto à resiliência e, 49-50
Encaixes, sistemas de
avaliação dos componentes dos, 232-234
fatores que influenciam o diagnóstico e o nível de resiliência, 51-52
para implantes Straumann, 174
Encaixes com resiliência de charneira, 49-50
Encaixes fêmea
implantes com, 189
intercambiáveis, 189
Encaixes macho, implantes com, 187
Encaixes magnéticos, 49-52
Encaixes resilientes de combinação, 49-50
Encaixes resilientes de rotação, 49-50
Encaixes resilientes universais, 49-50
Encaixes resilientes verticais, estritamente, 49-50
Encaixes rígidos não resilientes, 49-50
Encaixes tipo barra, 51-52, 82-100
barra Dolder e, 91-95
barra Hader e, 82, 88-92
distribuição das cargas nos, 51-52
fundamentos do arranjo das barras e, 83
material da barra e, 82
padrão de barra Vario Soft VSP e, 95-96
quanto à natureza da resiliência, 83
quanto à secção transversal, 82
Encaixes tipo botão de pressão, 56
alinhamento dos, 56
altura dos, 56
distribuição da carga, 51-52

encaixe ERA e, 56
encaixe esférico retentivo Straumann e, 71-72, 74
encaixe VKS-OC rs e, 63
Implantes Astra e, 76
relação com a via de inserção, 56
relação entre si, 56
sistema de encaixes Clix e, 76
Endopore, sistema de implantes dentários, 35, 180-186
curtos, razões para o uso de, 181-183
instruções pós-operatórias para, 185-186
passos cirúrgicos para, 181-183
passos para a abertura do implante no, 185-186
passos protéticos para, 185-186
vantagens do, 181
Ensaio do fechamento, sucesso da clínica de implantodontia e, 240-242
Enxerto ósseo, 33, 35, 123, 158-160, 163, 181-183
Epinefrina, anestesia e, 151-152
Epóxi, 111-112
Equilíbrio
após o processamento, 147
sequência para, após o processamento, 147
término do, ajustando os planos inclinados dos dentes posteriores inferiores, 148
Equilíbrio excêntrico, implanto-suportada, 146
overdenture e, 146
Equipe
membros à, adição de, decisão da equipe na, 240
sucesso da clínica de implantodontia e, 237-245
ERA, encaixe para fundição, *overdenture* implanto-suportada utilizando barra Hader e, 91-92
Erosão por descarga elétrica, 104-120
processo de, 106-107
razões comuns para o encaixe deficiente e, 106-107
teste de Sheffield e, 104
Erro de magnificação das radiografias panorâmicas, determinação do, 29-32
ERs. *Ver* Esferas de referência (ERs)
Escova Access, *overdentures* sobre implantes e, 230-231
Escova interdental, 230-231
Escovas dentárias, *overdentures* sobre implantes e, 230-231
Escovas para dentaduras, 231
Escovas unitufo, *overdentures* sobre implantes e, 230-231
Esferas de referência (ERs), 30-31
Esférico retentivo. *Ver* Encaixe esférico retentivo
Espalhadores, sistema *split-control*, 163
Esquema oclusal
formado pelos dentes artificiais, 131
lingualizado, 141
Estabilidade do implante, aplicações clínicas para a medida da, utilizando Osstell Mentor, 212-213, 225-228
Estabilização imediata para *overdentures* como objetivo dos implantes para *overdentures*, 187-188
Estacionário, autômato, 47

Esteroides, efeitos de, sobre a capacidade de cicatrização pós-cirurgia, 151
Estudo Breda para *Overdentures* Sobre Implantes (BIOS), 22-23
Exame radiográfico, 232
oclusal, 31
overdenture sobre implantes e, 232
panorâmico, 30
Excursão em trabalho, movimentos excêntricos da mandíbula e, 146
Expectativas do paciente. *Ver* Preferências e expectativas do paciente
Extensão distal da barra, seleção do encaixe e, 51-52
Extensões da base acrílica da prótese total, encaixes tipo barra e, 87-88

Falha na obtenção de desenho de encaixe fácil de limpar, 229-231
Fechamento da ferida cirúrgica, Sistema de Implantes Straumann, 178-179
Fios dentais, *overdentures* sobre implantes e, 231
Flexibilidade da barra, encaixes tipo barra e, 83
Forma do osso no diagnóstico e plano de tratamento, 33
Forma I da barra VSP, 96-97
Fosfato tricálcio, texturização por jateamento reabsorvível e, 189

George Schick Dental Company, 47
Giro, seleção dos encaixes e, 49-50
Giuliani, Rudolph, 237-238
Glicose, metabolismo da, diabete e, 151
GORE-TEX, 161
Guias cirúrgicos
classificação dos, 44
e guias diagnósticos, 44-45
componentes e vantagens da tecnologia med3D e, 45
Guias cirúrgicos suportados pela gengiva, 44
Gysi, 142

Hader, Helmut, 88
Hemoglobina A1C na avaliação do controle da glicose, 151
Hemorragia durante a perfuração, 165
Hipertensão, efeito da cirurgia em paciente com, 151-152

Ibuprofeno, 151-152
Iluminação de espectro total, efeito da, sobre o humor, 250-251
Implante. *Ver também* Overdentures
alinhamento da trajetória do, implante Maximus OS para *overdenture* e, 187-190, 195
astra, 76

colocação do
  implante ERA para *overdentures* e, 197-200
  implante Maximus OS para *overdenture* e, 187-189
  integração bem-sucedida do, com o tecido circundante, 158-159
  sensível, mas imóvel, 166
  Straumann. *Ver* Sistema de Implantes Straumann
  suporte de carga, efeito da forma da mandíbula sobre o, 126
com encaixe fêmea, 187
com encaixe macho, 187
corpo do, superfície rugosa do, sistema de implantes Straumann e, 173, 179
de carga imediata, condições clínicas que afetam os resultados, Osstell Mentor e, 227
dolorido, 166
endopore. *Ver* Endopore, sistema de implantes dentários
fratura do, durante a inserção na perfuração, 166
incapacidade de conectar perfeitamente o pilar no, 166
marcando a localização do, implante ERA para *overdentures* e, 199-200
móvel, 166
transitórios durante a fase de cicatrização, implantes para *overdentures* agindo como, 181, 187-188
Implante ERA para *overdenture*, 197-200
  especificações do desenho do, 187-200
  passos cirúrgicos e, 190-191
  trocando o componente macho do, 187
Implante Maximus OS, 189-190, 197
Implante MDI, 187
Implante Standard Plus, 172
Implantes com carga imediata, condições clínicas que afetam os resultados de, Osstell Mentor e, 227
Implantes com efeito cônico, 172
Implantes para *overdenture*, 187-210. *Ver também* Implantes
Implantes Standard Straumann, 172
Incisão na crista, 151-153, 155-156, 185-186, 213-214
  anterior, com ou sem alívio vestibular, 151-153
  cirurgia mandibular e, 152-153
  cirurgia maxilar e, 155-156
  estendida, cirurgia mandibular e, 152-153
  estendida por todo o arco, 152-153
Incisão palatal, cirurgia maxilar e, 155-156
Incisão vestibular, 154
Incisão vestibular, cirurgia mandibular e, 155-156
Incisões, desenho do retalho e, 151-153
Incisões relaxantes, 152-153
  incisão na crista sem, 152-153
  vestibulares, incisão na crista com, 152-153
INR. *Ver* Taxa Internacional de Normalização (INR)
Inserção do implante, Sistema de Implantes Straumann e, 175-176

Inserts Clix, troca dos, 76-77
Instruções pós-operatórias. *Ver* Educação do paciente
Instruções pré-cirúrgicas. *Ver* Educação do paciente
Instrumentos para cuidado caseiro, controle de placa e, 230-231
Intercuspidação "tolerante", 139-140
Interferências anteriores, eliminação das, 143, 146-148
Interferências nas cúspides vestibulares superiores, eliminação das, 145
ISQ. *Ver* Quociente de Estabilidade do Implante (ISQ)
Ivoclar, 46, 142, 145

Kit ERA de postes para correção de angulação, 57-59

Lábio inferior, distúrbios sensoriais pós-operatórios do, 166
Largura do osso no diagnóstico e plano de tratamento, 33
Leito do implante, preparo do, sistema de implantes Straumann e, 174
Liderança, 237-240
Liga Ti6A14V, Sistema de Implantes Dentários Endopore e, 180
Limpador Thornton para prótese e implantes, *overdentures* sobre implantes e, 231
Linguagem, sucesso da clínica de implantodontia e, 244-245
Linha de frente, conceito de administração de, 236-238
Luvas estéreis, 151-152
Luz fluorescente, efeito sobre o humor, 250-251

Mandíbula
  forma da, efeito na carga dos implantes suporte, 126-128
  região anterior, edema lingual após a colocação de implantes na, 165
Marca, criação da, para a clínica de implantodontia, 245-248
Marca, nome da, sucesso da clínica e, 247-248
Marketing, sucesso da clínica de implantodontia e, 235, 242-243
Marketing externo, objetivos do, sucesso da clínica de implantodontia e, 247-249
Materiais não reabsorvíveis para técnicas de sutura, 161-162
Materiais reabsorvíveis, 157-158
  enxerto ósseo e, 158-159
  para técnicas de sutura, 157
Matrizes
  elípticas, encaixe esférico retentivo e, 72-73
  encaixe VKS-OC rs e, 63
Matrizes/clipes de apreensão
  com extensões laterais paralelas, 96-97
  sem extensões, 96-97
Matrizes/clipes de lados paralelos para barra retangular, 96-97

Maxwell, John, 235, 239-240
Membranas não reabsorvíveis, enxerto ósseo e, 158-161
Membranas reabsorvíveis, enxerto ósseo e, 157-158
Meredith, Neil, 225-226
Microsserras cirúrgicas, 162-163
Mini-implantes dentários, 187
Minirretalhos, 152-153
Mobília, seleção da, para a sala de espera, 249-250
Mobilidade do implante após a inserção, 165
Modelo/sistema organizacional, sucesso da clínica de implantodontia e, 236
Molares, montagem dos, 135
Montagem diagnóstica, benefícios da, 29-30
Montagem posterior modificada, 142
Movimento de cauda de peixe, seleção dos encaixes e, 49-50
Movimento de charneira, seleção do encaixe e, 49-52
Movimento de rotação, seleção do encaixe e, 49-52
Movimentos excêntricos da mandíbula, *overdentures* implanto-suportadas e, 148
Mucosa, compressão da, pela barra, 85
Mucosite peri-implantar, 229-231
Música, relaxamento e, 249-251

Neomem, 162
Nimetic-Cem, 222

Obras de arte, seleção de, na sala de espera, 249-251
Oclusão
    ajuste oclusal e, 139
    central, restabelecimento da, 147
    contato lingual, 141-142
    equilíbrio após o processamento e, 142
    esquemas oclusais formados pelos dentes artificiais e, 131
    história do contato lingual e, 142
    movimentos excêntricos mandibulares e, 148
    overdentures implanto-suportadas e, 131
    procedimento de montagem para oclusão balanceada utilizando dentes Vita Physiodens e, 131-132
    procedimento de montagem para oclusão lingualizada utilizando dentes Ivoclar Ortholingual e, 142
Oclusão lingualizada, 100, 141-142
    história da, 142
OSHA, 250-252
Osso
    alogênico, 160
    altura do, 29-33
    alveolar. Ver Osso alveolar
    compacto, 35-36
    espesso, 35-36
    esponjoso, 35-36, 163
    extensão do, 33
    fino, 35-36
    forma do, 33
    implante ERA para *overdenture* e, 197-200

    largura do, 33
    poroso, 36
    xenógeno, 160
Osso, quantidade de
    classificação do rebordo edêntulo quanto à, 35
    disponível, no diagnóstico e plano de tratamento, 29-37
Osso alogênico, enxerto ósseo e, 160
Osso alveolar, acesso ao, 51-52, 163, 190-191, 200-203
    implante ERA para *overdenture* e, 190-191, 200-203
    implante Maximus OS para *overdenture* e, 187-188
Osso compacto, classificação do rebordo edêntulo quanto ao, 35-36
Osso espesso, classificação do rebordo edêntulo quanto ao, 35-36
Osso esponjoso, classificação do rebordo edêntulo quanto ao, 35-36
Osso fino, classificação do rebordo edêntulo quanto ao, 36
Osso poroso, classificação do rebordo edêntulo quanto ao, 35-36
Osso reticular frouxamente estruturado, 35-36
    classificação do rebordo edêntulo quanto ao, 35
Osso xenógeno, enxerto ósseo e, 160
Osstell Mentor, aplicações clínicas da medida da estabilidade dos implantes utilizando, 225-227
    condições clínicas que afetam o resultado dos implantes de carga imediata e, 227
    estágios clínicos nos quais as medidas de ISQ podem ser registradas, 227
Osteoporose, rebordo edêntulo e, 33-35
Osteotomia/perfuração
    alargamento da, implantes Maximus OS para *overdenture* e, 187-188
    colocação do implante e, 156
    fratura do implante durante a inserção na, 166
    preparo da, Implantes ERA para *Overdenture* e, 197-200
Overdentures sobre implantes muco-suportada, 22, 88
Overdentures, 187-210. *Ver também* Implantes; Implantes para *overdentures*
    acompanhamento e manutenção de. *Ver* Acompanhamento e manutenção de *overdentures* sobre implantes
    aplicações clínicas das medidas de estabilidade do implante usando Osstell Mentor, 225-226
    classificação das, quanto às características dos encaixes, 187
    comparação entre estratégias de tratamento para, 22
    completamente implanto-suportadas, 22-23, 88
    considerações cirúrgicas para. *Ver* considerações cirúrgicas para *overdentures* sobre implantes
    diagnóstico e plano de tratamento, 29-37
    encaixe tipo barra, 94-95
    encaixes tipo botão de pressão, 56-78, 123-124, 230-231

ERA, 197-199
erosão por descarga elétrica, 104-119
estabilização imediata para, como objetivo dos implantes para, 187-188
guia cirúrgico e guia diagnóstico, 42-47
implantes para, 187-210
implanto-suportadas, erros comuns na construção de, 24
implanto-suportadas, oclusão e. *Ver* Oclusão e *overdentures* implanto-suportadas
indicações para, 22
inferiores, biomecânica das, 51-52
inferiores implanto-suportadas, utilizando barra Hader e encaixes ERA para fundição, 91-92
Maximus OS, 187-188
objetivos básicos das, 187-188
preferências e expectativas do paciente, 21-23
principalmente muco-suportadas, 22-23
princípios da seleção dos encaixes, 49-52
princípios fundamentais para o sucesso da clínica de implantodontia, 235-252
reembasamento das. *Ver* Reembasamento da *overdenture*
reforçada com armação metálica, pilares SynCone e, 222
resiliência em charneira, procedimentos de confecção de, utilizando barra VSP Bredent, 100
retenção excessiva das, conceito SynCone, 221
Sistema de Implantes Dentários Endopore, 180-186
Sistema de Implantes Straumann, 172-178
sobre implantes inferiores, fatores de risco biomecânicos para, 125
sobre implantes superiores, fatores de risco biomecânicos para, 123-124
sucesso do tratamento com. *Ver* Sucesso do tratamento com *overdentures*
superiores, biomecânica das, 51-53
Overdentures sobre implantes inferiores, abordagens da carga aplicada às, 211
carga prematura e, 211
conceito SynCone e, 213-214
determinação das estratégias de carga e, 211
período de cicatrização antes da aplicação de carga e, 211
pilares SynCone e
overdentures reforçadas com armação metálica e, 222
requisitos para o protocolo de tratamento e, 212-213
sequência de procedimentos e, 222
solução de problemas e, 221
sucesso dos implantes de carga prematura e, 212-213
vantagens da carga imediata nos casos de *overdentures* implanto-suportadas, 212-213

Pacientes
cobrança dos, sucesso da clínica de implantodontia e, 245-246
idosos atraindo sucesso da clínica de implantodontia e, 243-245
preparo da sala de atendimento e protocolo de utilização, 151-152
seleção dos, conceito SynCone e, 213-214
sucesso da clínica de implantodontia e, 235-243
sucesso do tratamento com *overdentures* e, 123-126
Padrão de barra Vario Soft VSP, 95-97
clipes do, formas dos, 95-96
formas do, 95-96
Padrão de rosca quadrada, implante Maximus OS e, 189
Parafuso
de ouro, dificuldade de inserção, 166
tapa-implante, abscesso ao redor do, 166
tapa-implante, exposto, 166
transferente, dificuldade de inserção, 178
Paralelizador, alinhando a trajetória do implante e, 191-192
Passos cirúrgicos, 181-183, 190, 199-200, 213-214
conceito SynCone e, 213-222
implante ERA para *overdenture* e, 197-199
implante Maximus OS para *overdenture* e, 187-188
para Implantes Standard, Sistema de Implantes Straumann e, 174
Passos protéticos, 185-186, 197, 206-207, 217
conceito SynCone e, 213-222
implante ERA para *Overdenture* e, 197-199
implante Maximus OS para *overdenture* e, 187-188
Perfuração, hemorragia durante a, 165
Perfuração, sequência de, para implantes Standard, 175
Sistema de Implantes Straumann e, 172-178
Perguntas abertas, sucesso da clínica de implantodontia e, 240-241
Peri-implantite, 229-231
Pescoço gengival, altura de, pilar tipo bola Astra e, 56-57, 76
Pescoço polido, Sistema de Implantes Straumann e, 172, 174, 176, 178
Pesquisa de *marketing*, sucesso da clínica de implantodontia e, 247-248
Pilar
incapacidade de conectar perfeitamente com implante, 166
SynCone, 213-214, 217-218, 222-223
Pinos guia, alinhando a trajetória dos implantes e, 65, 68
Placa, instrumentos para controle da, no cuidado caseiro, 230-231, 233-234
Planejamento diagnóstico para *overdentures* sobre implantes, 29
Plano de tratamento conjunto, 33
Plano oclusal, altura do, dentes inferiores e, 143-144
Plano oclusal curvo, dentes inferiores e, 141
Plano oclusal não curvo, dentes inferiores e, 143-144
Planos inclinados dos dentes posteriores inferiores, término do equilíbrio pelo ajuste dos, 148

Plavix. *Ver* Clopidogrel (Plavix)
Politetrafluoretileno (PTFE), enxerto ósseo e, 157-158, 161
Pontos de referência anatômicos na radiografia panorâmica, 31
Porção apical troncocônica, corpo de lados paralelos e, 189
Porcelana, erosão por descarga elétrica e, 106-107
Pós-cicatrização, critérios para o sucesso da integração do implante aos tecidos circundantes, 158-159
Posicionador X1, 47
Prednisona, efeito da, na capacidade de cicatrização pós-cirurgia, 151
Preferências e expectativas do paciente, 21-23, 49-50
   comparação de estratégias de tratamento para *overdentures* sobre implantes e, 22-23
   erros comuns na construção de, *overdentures* implanto-suportadas e, 24
   estratégias de tratamento com *overdenture* e, 24
   estudo Breda para *Overdentures* sobre Implantes e, 22-24
   indicações da *overdenture* sobre implantes e, 22
   overdenture sobre implantes *vs.* prótese fixa, 22
   overdenture sobre implantes *vs.* prótese total convencional e, 21
   prótese implanto-suportada e, 22
   sucesso da *overdenture* implanto-suportada e, 24
Pré-molares, montagem dos, para oclusão balanceada, 131-132
Preparo do leito para *overdentures*, 158-159
Preparo do paciente para a cirurgia, 151-152
Pressão arterial do paciente cirúrgico, 151-152
Primeiro molar inferior, 137
   contatos oclusais do, 133-139
   montagem dos, 135
Primeiro molar superior
   contatos oclusais do, 138-139
   montagem do, 138-139
Primeiro pré-molar inferior, montagem do, para oclusão balanceada, 133-135
Primeiro pré-molar superior, montagem do, para oclusão balanceada, 131-132
Primeiros pré-molares inferiores, contatos oclusais, 131-132
   entre os primeiros pré-molares superiores e, 131-133
Primeiros pré-molares superiores, contatos oclusais entre primeiros pré-molares inferiores e, 133
Princípios fundamentais para o sucesso da clínica de implantodontia. *Ver* Clínica de implantodontia, sucesso da, princípios fundamentais para
Problemas relacionados à cirurgia, 165
Procedimentos de confecção, 89-95
   com clipes de liga de ouro, 89-90
   com clipes plásticos, 91-92
   para articulação em barra Dolder, 91-92
   para encaixe tipo barra Hader para fundição, 89
   para *overdenture* com resiliência em charneira utilizando barra Bredent VSP, 100
   para *overdenture* completamente implanto-suportada utilizando barra paralela, 97
Processamento, ajuste oclusal após, 147
Propriedade do problema de aceitação do tratamento pelo paciente, 241-242
Prótese
   fixa implanto-suportada *vs. overdenture* sobre implantes, 22
   limpeza da, 232
Prótese total
   convencional *vs. overdenture* sobre implantes, 21
   incorporação de sistema de encaixe tipo barra na, 101
Prótese total, base acrílica da, procedimentos clínicos e laboratoriais para encaixes VSK-OC rs, 64
   presos à, 64
Protrusão, equilíbrio excêntrico e, 147
Proxy Tip, *overdenture* sobre implantes e, 231
PTFE. *Ver* Politetrafluoretileno (PTFE)

Quantidade óssea disponível no diagnóstico e plano de tratamento, 33
Quociente de Estabilidade do Implante (ISQ), 226

Radiografia panorâmica, 30
   determinação do erro de magnificação, 29-30
Radiografias oclusais, 166
RBT. *Ver* Texturização por Jateamento Reabsorvível (RBT)
Rebordo completamente edêntulo, classificação quanto à quantidade óssea, 33-34
Rebordo edêntulo, classificação do, quanto à quantidade óssea, 33-35
Recepção, sucesso da clínica de implantodontia e, 249-250
Reconsultas, rotinas recomendadas para, *overdenture* sobre implantes e, 232
Reembasamento da *overdenture*, 158-159
   com sistema de encaixe tipo articulação em barra Dolder, 94-95
   com sistema de encaixe tipo unidade de barra Dolder, 94-95
Regra da distância anteroposterior, encaixes tipo barra e, 87
Relação cêntrica, 22-23, 29, 67, 71, 97, 100, 109, 112, 139, 148
Relação sagital
   da barra ao eixo de charneira, 86
   da barra e do rebordo, 85-86
Resiliência
   classificação dos encaixes tipo barra quanto à, 49-50
   dos encaixes, 49-52
Retalho, técnica de, obtendo acesso ao osso alveolar e, 190-191, 200-201, 206-207

Retalhos, desenhos de
   básicos, 151-152
   incisões e, 151-152
Retalhos, mini, 152-153
Retangular, forma da barra VSP, 96-97
Retenção
   excessiva da *overdenture*, conceito SynCone e, 221-222
   insuficiente, conceito SynCone e, 92, 221
RH-BMP2, enxerto ósseo e, 158-160
Rosca, criação de, no sítio do implante, Sistema de Implantes Straumann e, 175
Roscas do implante expostas, 165
Rotinas recomendadas nas reconsultas, *overdentures* sobre implantes e, 232
Rübeling, Günter, 121

SAE Secotec, técnica de erosão por descarga elétrica, 106-107
Sala de consultas, sucesso da clínica de implantodontia e, 248-251
Sala de espera, sucesso da clínica de implantodontia e, 249-250
Sala de tratamento, preparo e protocolo de utilização, 151-152
Sala dos funcionários, sucesso da clínica de implantodontia e, 251-252
Secotec-System, *copings* de moldagem, 116
Segundo molar inferior, 136, 141
   contatos oclusais do, 133-139
   montagem dos, 135
Segundo molar superior
   contatos oclusais do
   montagem do, 133
Segundos pré-molares inferiores, 135
   contatos oclusais dos, 135
   montagem dos, 131-132
Segundos pré-molares superiores
   contatos oclusais do, 134
   montagem do, 134
Selas
   de liga de ouro, encaixe tipo barra Hader para fundição, procedimentos para confecção, 89-92
   para barra, 82
   plásticas, encaixe tipo barra Hader para fundição, procedimentos para confecção, 89
Sendex, Victor, 187
Sequências de procedimentos, conceito SynCone e, 222
Sistema de Implantes Straumann, 172-178
   diâmetros endósseos e, 173
   fechamento da ferida cirúrgica e, 178
   implantes de pescoço regular e, 174
   passos cirúrgicos para implantes Standard, 174
   período de cicatrização para implantes Straumann com superfície SLA e, 179
   sistemas de encaixe recomendados para, 174

Sistema *split-control*, 163
Sistemas, sucesso da clínica de implantodontia e, 235
Sítio do implante, criação de rosca no, Sistema de Implantes Straumann e, 175
Smart Peg, 226-228
Sobrevida do implante, 123
Software de planejamento 3D para implantes, 45
Spray de Plasma de Titânio (TPS), 172
Stops cêntricos, inferiores, ajuste oclusal e, 147
Sucesso da clínica de implantodontia, 235-252
Sucesso do tratamento com *overdentures*, 123-126
   durabilidade dos implantes e, 123
   fatores de risco biomecânicos para *overdentures* sobre implantes inferiores e, 123-124
   fatores de risco biomecânicos para *overdentures* sobre implantes superiores e, 123-124
   fatores relacionados ao paciente e, 123-124
   forma da mandíbula e seu efeito na carga dos implantes-suporte, 126
   sucesso protético e, 123
Sucesso protético, 123
Superfície condicionada, 173, 187-188
Superfície rugosa do corpo do implante, sistema de implantes Straumann, 172
Superfície SLA, 179
   implantes Straumann com, período de cicatrização dos, 179
Suporte ósseo, guias cirúrgicos com, 44
Sutura, materiais para, 157-158, 179
Sutura, técnicas de, 168-170
   colchoeiro horizontal, 169-170
   contínua, 157
   de não travamento, 157
   de travamento, 157-158
   mais comumente utilizadas, 157-158
   materiais não reabsorvíveis para, 157-158
   materiais reabsorvíveis para, 157-158
Sutura convencional *vs. overdentures* sobre implantes, 21
SynCone, cicatrizador, 218-220
SynCone, conceito, 213-222
SynCone, pilar, 222
   e *overdenture* reforçada com armação metálica, 222

Tapa-implante, 152-153, 166, 184-186
   abscesso ao redor do, 166
   exposto, 166
TC. *Ver* Tomografia computadorizada (TC)
Tecido
   circundante, sucesso da integração do implante ao, 158-159
   de granulação, ao redor da cabeça do implante, 166
   peri-implantar, ideal, características do, 229
Técnica de coroa telescópica, vantagens da, 213-214
Técnica de *punch* tecidual, cirurgia maxilar e, 155-156
Técnica sem retalho, acessando a crista alveolar e, 191, 201-202

Tecnologia med3D, componentes e vantagens da, 45
Teste de Sheffield, 104
    erosão por descarga elétrica e, 104-105
Texturização por Jateamento Reabsorvível (RBT), 187-189
Titânio, barra de, pré-fabricada, vantagens da, 96-97
Tomografia computadorizada (TC), 30-33, 44-46, 166, 191, 201-202
TPS. *Ver Spray* de Plasma de Titânio (TPS)
Trabecular, osso, núcleo de, classificação do rebordo edêntulo quanto ao, 35-36
Trajetória do implante, alinhamento da, implante Maximus OS para *overdenture* e, 187-188
Transferência, parafuso de, dificuldade na inserção, 166
Transitórios, implantes, durante a fase de cicatrização, implantes para *overdenture*, 187-188
Translação, seleção dos encaixes e, 49
Tratamento
    comparação de, para *overdentures* sobre implantes, 123-126
    planejamento do, diagnóstico e. *Ver* Diagnóstico e plano de tratamento
Trígono retromolar, 143

Utilização em consultório, procedimentos de. *Ver* Consultório, procedimentos de utilização em,

Valores emocionais, ouvir os, sucesso da clínica de implantodontia e, 240-241
Varfarina (Coumadina), efeito sobre o processo de coagulação, 151
Vario Ball-Snap-OC, 63
Vendas, sucesso da clínica de implantodontia e, 235, 239-240
Verificação do assentamento passivo da barra, 101
Vertical, movimento, seleção do encaixe e, 49
Vertical, relação entre a barra e a crista do rebordo, encaixes tipo barra e, 85
Vestibulolingual, posição, dentes inferiores e, 143
Vídeo, redução da ansiedade e, 242-243, 249-251
Visão, sucesso da clínica de implantodontia e, 235
Visão de ponto central, sucesso da clínica de implantodontia e, 235-236

Website, sucesso da clínica de implantodontia e, 247-248
Wieland Dental-Technik Alemanha, 111-112
Wilson, curva de, 144

X1, posicionador, 47
Xanax, 151-152